重订古今名医临证金鉴

胁痛卷

单书健 ◎ 编著

中国健康传媒集团

中国医药科技出版社

内 容 提 要

古今名医之临床实践经验，乃中医学术精华之最重要部分。本书选取了古今名医对胁痛的临床经验、医案、医论之精华，旨在为临床中医诊治胁痛提供借鉴。全书内容丰富，资料翔实，具有极高的临床应用价值和文献参考价值，以帮助读者开阔视野，增进学识。

图书在版编目（CIP）数据

重订古今名医临证金鉴．胁痛卷／单书健编著．—北京：中国医药科技出版社，2017.8

ISBN 978-7-5067-9223-3

Ⅰ．①重… Ⅱ．①单… Ⅲ．①胁痛—中医临床—经验—中国 Ⅳ．① R249.1

中国版本图书馆 CIP 数据核字（2017）第 071470 号

美术编辑　陈君杞
版式设计　也　在

出版　**中国健康传媒集团** | 中国医药科技出版社
地址　北京市海淀区文慧园北路甲 22 号
邮编　100082
电话　发行：010－62227427　邮购：010－62236938
网址　www.cmstp.com
规格　710×1000mm $\frac{1}{16}$
印张　24
字数　271 千字
版次　2017 年 8 月第 1 版
印次　2023 年 3 月第 2 次印刷
印刷　三河市百盛印装有限公司
经销　全国各地新华书店
书号　ISBN 978-7-5067-9223-3
定价　**48.00 元**

获取新书信息、投稿、为图书纠错，请扫码联系我们。

困惑与抉择

——代前言

单书健

从1979年当编辑起，我就开始并一直在思考中医学术该如何发展？总是处于被证明、被廓清、被拷问的中医学，在现代科学如此昌明的境遇下，还能不能独立发展？该以什么形态发展？

一、科学主义——中医西化百年之困

（一）浑沌之死

百年中医的历史，就是一部中医西化的历史……

百年来西医快速崛起，中医快速萎缩，临床范围窄化，临床阵地缩小，信仰人群迁移，有真才实学、经验丰富的中医寥若晨星……

科研指导思想的偏差。全部采用西医的思路、方法、评价标准。科研成果大部分脱离了中医药学的最基本特点，以药为主，医药背离，皮之不存，毛将焉附？

中医教育亦不尽人意。学生无法建立起中医的思维方式，不能掌握中医学的精髓，不能用中医的思维方式去认识疾病，这是中医教育亟待解决的问题。中医学术后继乏人，绝非危言耸听，而是严酷的现实。

傅景华先生认为，科学主义首先将科学等同于绝对真理，把近代以来形成的科学体系奉为不可动摇的真理，那么一切理论与实践都要符合"科学"，并必须接受"科学"的验证。一个明显错误的观念，却变成不可抗衡的共识。事实上，这种认识一旦确立，中医已是死路一条。再用笼罩在现代科学光环之下的西医来检验中医则是顺理成章。"用现代科学方法研究中医，实现中医现代化"的方针应运而生，并通过行政手段，使之成为中医事业发展的惟一途径。中医走上了科学化、现代化、实证化、实验化、分析化、还原化、客观化、标准化、规范化、定量化的艰巨而漫长的征程，中医被验证、被曲解、被改造、被消化的命运已经注定。在"现代化"的迷途上，历尽艰辛而长途跋涉，费尽心机地寻找中医概念范畴和理论的"物质基础"与"科学内涵"，最高奢望不过是为了求人承认自己也有符合西医的"科学"成分。努力去其与西医学不相容的"糟粕"，取其西医学能够接受的"精华"，直至完全化入西医，以彻底消亡而告终。

中国科学院自然科学史研究所研究员宋正海先生认为科学是人类社会结构中的一个基本要素。从古至今，任何民族和国家，均存在科学这个要素，所不同的只是体系有类型不同、水平有高低之分。并非如科学主义者所认为的，只有西方体系的近代科学才算是"科学"。[1]

近代科学为西方科学体系所独霸，它的科学观、方法论所形成的科学主义，无限度发展，逐渐在全球形成强势文化，取得了话语权，致使各国民族的科学和文化越来越被扼杀乃至被完全取代。近百年来以科学主义评价中医科学性、以西医规范中医，正促使中医走上一条消亡之路。要真正振兴中医，首先要彻底批判科学主义，让中医先从束缚中走出来。

《庄子·应帝王》中浑沌之死十分深刻，发人深省……

南海之帝为儵，北海之帝为忽，中央之帝为浑沌。儵与忽时相与遇于浑沌之地，浑沌待之甚善。儵与忽谋报浑沌之德，曰："人皆有七

---

[1] 宋正海. 要振兴中医首先要彻底批判科学主义. 中国中医药报社. 哲眼看中医. 北京科学技术出版社, 2005, 71-78.

窍以视听食息，此独无有，尝试凿之。"日凿一窍，七日浑沌死。

《经典释文》："倏忽取神速之名，浑沌以合和为貌。"成玄英疏："夫运四肢以滞境，凿七窍以染尘，乖浑沌之至淳，顺有无之取舍，是以不终天年，中途夭折。""浑沌"象征本真的生命世界，他的一切原本如此，自然而然，无假安排，无须人为地给定它以任何秩序条理。道的根源性在于浑沌。在浩渺的时空中按人的模式去凿破天然，以分析去破毁混融，在自然主义的宇宙观看来，乃是对道的整体性和生命的整体性的斫丧。把自己的价值观强加给中医学，加给多样性的生命世界，中医西化无疑是重演"浑沌"的悲剧！

（二）中医是不为狭义科学见容的复杂性科学

2015 年 10 月 5 日，中国科学家屠呦呦凭发现青蒿素的治疟作用而获得 2015 年诺贝尔生理学与医学奖，这是中国科学家获得的第一个科学类诺贝尔奖。2011 年，屠呦呦获得拉斯克奖（Lasker Award）时曾表示，青蒿素的发现，是团队共同努力的成果，这也是中医走向世界的荣誉。

围绕屠呦呦的获奖，关于中医科学性的争论再次喧嚣一时。然而不管如何争议，中医跨越几千年历史为中华民族乃至全世界的生存做出了不可磨灭的贡献。

朱清时院士认为中医药是科学，是复杂性科学。只是当前流行的狭义的"科学"还不接受。

发源于西方的现代主流科学总是把复杂事物分解为基本组成单元来研究（即以还原论为基础）；以中医为代表的中国传统科学总是把复杂事物看作整体来研究，他们认为，若把事件简化成最基本的单元，就要把许多重要信息都去除掉，如单元之间的连接和组合方式等等，这样做就把复杂事物变样了。

朱清时院士指出，解剖学发现不了经络和气，气实际上是大量细胞和器官相互配合和集体组装形成的一种态势。这种态势正如战争中兵家的部署，士兵组织好了，战斗力就会大增，这种增量就是气。或者像放在山顶上蓄势待下的石头。总之，是一个复杂系统各个部分之间的关系、组装方式决定了它能产生巨大的作用。

英国《自然》杂志主编坎贝尔博士就世界科技发展趋势发表看法说：目前对生命科学的研究仍然局限在局部细节上，尚没有从整个生命系统角度去研究，未来对生命科学的研究应当上升到一个整体的、系统的高度，因为生命是一个整体。

著有《东方科学文化的复兴》的姜岩博士曾著文指出：混沌理论推动了复杂科学的诞生。而复杂科学的问世彻底动摇了还原论——能用还原论近似描述的仅仅是我们世界的很小的一部分。哥德尔不完备性定理断言，不仅仅是数学的全部，甚至任何一个系统，都不可能用类似哥德尔使用的能算术化的数学和逻辑公理系统加以概括。哥德尔的结果是对内涵公理化一个致命的打击。

著名生物学家、生命科学哲学家迈尔强调科学的多元性。他认为，由于近代物理学的进步，"仿佛世界上并没有活生生的有机世界。因此，必须建立一种新的哲学，这种哲学主要的任务是摆脱物理主义的影响"。他指出生物学中还原是徒劳的、没有意义的……生物学领域重要的不是本质而是个体。

诺贝尔奖获得者、杰出现代科学家普利高津说过："物理学正处于结束现实世界简单性信念的阶段，人们应当在各个单元的相互作用中了解整体，要了解在相当长的时间内，在宏观的尺度上组成整体的小单元怎样表现出一致的运动。"而这些观念与中医的学术思想更为接近。美国物理学家卡普拉把现代物理学与中国传统思想作了对比，认为两者在许多地方极其一致。哈肯提出"协同学和中国古代思想在整体性观念上有深刻的联系"，他创立协同学是受到中医等东方思维的启发。以中国古代整体论思想为基础的中医将大大促进医学和科学的发展。

（三）哲学家的洞见

曾深入研究过中医的哲学家刘长林先生指出，当前困扰中医学的不是中医药学术本身，而是哲学。一些流行的认识论观念必须突破、更新，这样才能树立正确的科学观，破除对西方和现代科学的迷信，正确理解中医学的科学价值，划清中医与西医的界限，此乃发展中医学的关键。

刘先生认为：科学多元的客观依据是宇宙的无限性，宇宙和任一具体事物都具有无限多的方面和层面……任何认识方法都是对世界的一种选择，都是主客体的一种特殊的耦合关系。你的方法选择认识这一方面，就不能同时认识那一方面；你建立的耦合关系进入这一层面，就不能同时进入那一层面，因为世界是由各种对立互补的方面、层面所组成的。这就形成了不同的认识方法，而认识方法的不同，导致了认识的结果也就不同，所获规律的形态也不一样，从而形成不同的科学模型，但却都是对这一事物的正确认识。于是形成形态各异的科学体系，这就是科学的多元性。[1]

恩格斯说：一切存在的基本形式是空间和时间。孟庆云先生认为，《内经》的思想主旨是从时间结构的不同内容阐发有机论人体观，提出了关于阴阳始终、藏象经络、四时气化、诊法治则等学说中时间要素的生命特征，具有独特的科学价值。

刘先生指出：西方科学体系以空间为主。空间性实，其特性在于广延和并列。空间可以分割，可以占有。空间关系的特点是相互排斥，突显差别。对空间的深入认识以分解为条件。在空间中，人与物

---

[1] 刘长林. 关于中国象科学的思考——兼谈中医学的认识论实质. 杭州师范大学学报（社会科学版），2009, 31（2）：4-11.

是不平等的，人居主位，对物持征服和主宰的态度。因此，主体与客体采取对立的形式……以空间为本位，就会着重研究事物的有形实体和物质构成，这与主客对立的认识方式是统一的。认识空间性质主要靠分析、抽象和有控制条件的实验。抽象的前提是在思维中将对象定格、与周围环境分割开，然后找出具有本质意义的共性。在控制的条件下做实验研究，是在有限的空间范围内（如实验室），在实际中将对象与周围环境分割开，然后寻找被分离出来的不同要素之间的规律性联系。

刘先生还认为：东方科学体系以时间为主。时间性虚，其特性在于持续和变异。时间不能分割，不能占有，只能共享。在时间里，人与人、人与万物是平等、共进的关系。主体与客体采取相融的方式……从时间的角度认识事物，着眼在自然的原本的整体，表现为现象和自然的流行。向宇宙彻底开放的状态，在"因""顺"对象的自然存在和流行中，寻找其本质和规律。用老子的话说，就是"道法自然"，这是总的原则。

"现象联系的本质是'气'，气是万物自然生化的根源。现象层面的规律体现为气的运动，通过气来实现。中医学研究的是现象层面的规律，在认识过程中，严格保持人和万物的自然整体状态，坚持整体决定和产生部分，部分受整体统摄，因而要从整体看部分，而不是从部分看整体。西医学研究的是现象背后的实体层面，把对象看作是合成的整体，因而认为部分决定整体，整体可以用部分来说明，故主要采取还原论的方法。"

"现象表达的是事物的波动性，是各种功能、信息的联系。现象论强调的是事物的运动变易，即时间方面。庄子说：'与物委蛇，而同其波。'（《庄子·庚桑楚》）'同其波'，就是因顺现象的自然流变，去发现并遵循其时间规律。所以中医学研究的是整体。而西医学以实体为支撑事物存在的本质，将生命活动归结为静态的物质形体元素，故西医学研究的是'粒子'的整体。"

"中医学认为：'器者，生化之宇。'（《素问·六微旨大论篇》）而生化之道，以气为本。'气始而生化，气散而有形，气布而蕃育，气终而象变，其致一也。'（《素问·五常政大论篇》）可见，中医学以无形的人体为主要对象，着意关注的是气化，把人看作是气的整体。而西医学则以有形的人体为对象，研究器官、细胞和分子对生命的意义，把人看作是实体的整体。"

刘先生进而指出：时间与空间是共存关系，不是因果关系。人无论依靠何种手段都不可能将时空两个方面同时准确测定，也不可能从其中的一个方面过渡到另一方面。量子力学的不确定性原理告诉我们，微观粒子的波动特性的关系也是这样。它们既相互补充，又相互排斥。

部分决定整体和整体决定部分，这两个反向的关系和过程同时存在。但是，观测前者时就看不清后者，观测后者时又看不清前者，所以我们只能肯定二者必定相互衔接，畅然联通，但却永远不能弄清其如何衔接，如何联通。这是认识的盲区，是认识不可逾越的局限。要承认这类盲区的存在，因为世界上有些不可分割的事物只是共存关系，而没有因果联系。

刘先生从哲学的高度对中西医把握客观事物认识论原理，燃犀烛微，深刻剖析，充满了哲学家的洞见，觉闻清钟，发人深省。

李约瑟曾经指出：中西医结合在技术层面是可以探讨的，理论层面是不可能的。刘长林先生也认为：人的自然整体（中医）与合成的整体（西医），这两个层面之间尽管没有因果联系，但却有某种程度的概率性的对应关系。寻求这种对应关系，有利于临床。我们永远做不到将两者真正沟通，就是说，无论用中医研究西医，还是用西医研究中医，永远不可能从一方走到另一方。

早在 20 世纪 80 年代，傅景华先生就形成了中医过程论思想。傅先生认为：中医不仅包括对有形世界的认识，而且具有对自然和生命本源以及发生演化过程的认识。中医的认识领域主要在生命过程与枢机，而不仅是人体结构与功能，中医是"天地人和通、神气形和通"的大道。傅先生认为中医五脏属于五行序列，分别代表五类最基本的生命活动方式。《素问·灵兰秘典论篇》喻以君主、相傅、将军、仓廪、作强之官，形象地反映出五类生命运动方式的特征。在生命信息的运行机制中，心、肺、肝、脾、肾恰似驱动、传递、反馈、演化、发生机制一样，立足于生命的动态过程，而非实体器官。针对实体层面探求中医脏腑经络实质已走入死胡同，傅景华先生以"中医过程论"诠释中医实质，空谷足音，振聋发聩，惜了无唱和。笔者曾多次和傅景华讨论，好像那时他并不知道怀特海的过程哲学，只是基于对《周易》等典籍中过程思想的理解，能提出如此深刻的见解，笔者十分敬佩他深邃的洞见。十几年后，怀特海的过程哲学已在中国传播，渐至大行其道了。

怀特海明确地说过，他的过程哲学与东方思想更加接近！而不是更接近于西方哲学。杨富斌教授指出，怀特海过程哲学的"生成"和"过程"思想，与中国哲学关于生成和变易的思想相接近。

怀特海的有机体概念，通常是指无限"绵延"（持续）的宇宙运动过程的某一点上包含了与其他点上的事物的相互关系，因而获得自身的具体现实规定性的事物。意在取代以牛顿物理学绝对时空观为基础的机械唯物论宇宙观中的"物质"或"实在"观，即宇宙观问题。在他看来，传统的机械论宇宙观中所说的"物质"或"实在"实际上都是处于过程之中的存在物或实有（entity），都是与其他存在物相互作用、相互影响、相互依赖的，并在此过程中获得自身的规定性，不是单纯的、永恒的、具有绝对意义的东西，而是具有过程性、可变性和相对性的复杂有机体；认识过程中的主体和客体也是同一运动（认识）过程中彼此相关、相互渗透和相互依赖的两个有机体，因而并没有完全自主、自足的"主体"，也没有绝对不受主体影响的、具有绝对意义的客体，因此对于主体与客体的关系，也应当从二者的相互作用、相互影响和相互渗透及其与周围的关系等方面来考察。而中国古代哲学追求超现象的本质、超感觉的概念、超个体性的普遍性（同一性）为哲学的最高任务。在中国哲学家看来，天地人相通，自然与社会相通，阴阳相通相合。《黄帝内经》通过揭示自然变化对人体生理的影响，自然变化与疾病、自然环境与治疗的关系，认为"人与天地相参也，与日月相应也。"（《灵枢·岁露论》）怀特海的有机体思想与中国哲学的天人合一确有相通之处。

（四）医学不是纯粹的科学

除了极少数的哲学家、科学家认为中医是科学，而中医不是科学几乎成为世人之共识。但医学哲学家同样拷问：西医学是科学吗？

西医学之父威廉姆·奥斯勒说，"医疗行为是植根于科学的一种艺术"，进而他解释道，"如果人和人都一样，那医学或许能成为一门科学，而不是艺术。"

1981 年 6 月密苏里大学哲学系的罗纳尔德·穆森在《医学与哲学》（The Journal of Medicine and Philosophy）发表了 25 页的长文"为什么医学不可能是一门科学"，医学圈里为之哗然，因为文章发表在暑月，因此常常被称为"暑月暴动"。依照穆森的观点，"医学是科学"缺乏有说服力的论证；从历史和哲学上可以论证医学"不是""不应该是"也"不可能是"（单一的、纯粹的）科学。在愿景、职业价值、终极关怀、职业目的与职业精神上，医学与科学之间是有冲突的；医学一旦成为科学，就会必然遮蔽偏离医学的职业愿景、价值、终极关怀、目的与精神。科学的基本目的是获得新知，以便理解这个世界和这个世界中的事物，医学的目的是通过预防或治疗疾病来增进人们的健康；科学的标准是获得真理，医学的标准是获得健康和疗效；科学的价值旨向为有知、有理（客观、实验、实证、还原）、有用、有利（效益最大化）；医学的价值旨向为有用、有理、有德、有情、有根、有灵，寻求科学性、人文性、社会性的统一。针对人的医学诉求和服务，科学存在严重的"缺损配置"。

穆森的结论是：尽管医学（知识）大部分是科学的，但它并不是、也不可能成为一门科学。

范瑞平先生指出，不能完全按照当代科学性与科学化的指标、方法与价值来衡量医学，裁判中西医之争，在当代科学万能和科学至上的意识形态中，技术乌托邦的期盼遮蔽了医学的独立价值，穆森的文章力矫时弊。

医学的原本是人学，这是众所周知的事实，其性质必须遵循人的属性而定。穆森和拥护者所做的，其实是站在我们所处的时代——医学有离科技更近、离人性更远，离具体更近、离整体更远的趋势——发出的"重拾医学人性"的呼吁。

我们还用为中医是不是科学而捶胸顿足地大声疾呼吗？

二、理论-实践脱节与"文字之医"

理论-实践脱节，即书本上的知识（包括教科书知识），并不能完全指导临床实践，这是中医学术发展未能解决的首要问题。形成理论-实践脱节的因素比较复杂，笔者认为欲分析解决这一问题，必须研究中医学术发展的历史，尤其是正确剖析文人治医对中医学术的影响。

追医巫分野后，随着文人治医的不断增多，中医人员的素质不断提高，因为大量儒医的出现，极大地提高了医生的基础文化水平。文人治医，繁荣了中医学，增进了学术争鸣，促进了学术发展。通医文人增加，对医学发展的直接作用是形成了以整理编次医学文献为主的学派。由于儒家济世利天下的人生观，促使各阶层高度重视医籍的校勘整理、编撰刊行，使之广为流传。

文人治医对中医学术的消极影响约有以下诸端：

（一）尊经崇古阻碍了中医学的创新发展

两汉后，在儒生墨客中逐渐形成以研究经学、弘扬经书和从经探讨古代圣贤思想规范的风气，后人称之为"经学风气"。

儒家"信而好古""述而不作"一直成为医学写作的指导思想，这种牢固的趋同心理，削磨、遏制了医家的进取和创新。尊经泥古带给医坛的是万马齐喑，见解深邃的医家亦不敢自标新见，极大地禁锢了人们的思想，导致了医学新思想的难以产生及产生后易受抑压，也导致了人们沿用陈旧的形式来容纳与之并不相称的新内容，从而限制了新内容的进一步发展，极大地延缓了中医学的发展。

（二）侈谈玄理，无谓争辩

一些医学家受理学方法影响，以思辨为主要方法，过分强调理性作用，心外无物，盲目夸大了尽心明性在医学研究中的地位，对医学事实进行随意的演绎推理，以至于在各家学说中掺杂了大量的主观臆测、似是而非的内容（宋代以前文献尚重实效，宋代以后则多矜夸偏颇、侈谈玄理、思辨攻讦之作）。

无谓争辩中的医家，所运用的思辨玄学的方法，使某些医学概念外延无限拓宽，无限循环，反而使内涵减少和贫乏，事实上思辨只是把人引入凝固的空洞理论之中。这种理论似乎能解释一切，实际上却一切都解释不清。它以自然哲学的普遍性和涵容性左右逢源，一切临床经验都可以成为它的诠注和衍化，阻碍和束缚了人们对问题继续深入的研究。理论僵化，学术惰于创新，通过思辨玄学方法构建的某些理论，不但没有激起后来医家的创新心理，反而把人们拉离临床实践的土壤。命门之争，玄而又玄，六味、八味何以包治百病？

（三）无病呻吟，附庸风雅的因袭之作

"立言"的观念在文人中根深蒂固，一些稍涉医籍的文人，也常附庸风雅，编撰方书，有的仅是零星经验，有的只是道听途说，因袭之作，俯拾皆是。

（四）重文献，轻实践

受经学的影响，中医学的研究方法大抵停留在医书的重新修订、编次、整理、汇纂，呈现出"滚雪球"的势态。文献虽多，而少科学含量。从传统意义上看，尚有可取之处，但在时间上付出的代价是沉重的，因为这样的思想延缓了中医学的发展。

伤寒系统，有人统计注释《伤寒》不下千余家，主要是编次、注释，但大都停留在理论上的发挥和争鸣，甚或在如何恢复仲景全书原貌等问题上大做文章，进而争论诋毁不休，站在临床角度上深入研究者太少了。马继兴先生对《伤寒论》版本的研究，证明"重订错简"几百年形成的流派竟属子虚乌有。

整个中医研究体系中重经典文献，轻临床实践是十分明显的。

一些医家先儒而后医，或弃仕途而业医，他们系统研究中医时多已年逾不惑，还要从事著述，真正从事临床的时间并不多，其著作之实践价值仍需推敲。

苏东坡曾荐圣散子方。某年大疫，苏轼用圣散子方而获效，逾时永嘉又逢大疫，又告知民众用圣散子方，而贻误病情者甚伙。陈无择《三因方》云：此药实治寒疫，因东坡作序，天下通行。辛未年，永嘉瘟疫，被害者不可胜数。盖当东坡时寒疫流行，其药偶中而便谓与三建散同类。一切不问，似太不近人情。夫寒疫亦自能发狂，盖阴能发燥，阳能发厥，物极则反，理之常然，不可不知。今录以备寒疫治疗用者，宜审究寒温二疫，无使偏奏也。

《冷庐医话》记载了苏东坡孟浪服药自误：士大夫不知医，遇疾每为庸工所误。又有喜谈医事，孟浪服药以自误。如苏文忠公事可惋叹焉……

文人治医，其写作素养，在其学问成就上起到举足轻重的作用。而不是其在临床上有多少真知灼见。在中医学发展史上占有重要地位的医学著作并非都是经验丰富的临床大家所为。

《温病条辨》全面总结了叶天士的卫气营血理论，成为温病学术发展的里程碑，至今仍有人奉为必读之经典著作。其实吴鞠通著《温病条辨》时，从事临床只有六年，还不能说是经验宏富的临床家。《温病条辨》确系演绎《临证指南》之作，对其纰谬，前哲今贤之驳辨批评，多为灼见。研究吴鞠通学术思想，必须研究其晚年之作《医医病书》及其晚年医案。因《温病条辨》成书于1798年，吴氏40岁，而《医医病书》成于道光辛卯（1831）年，吴氏时已73岁。仔细研究即可发现风格为之大变，如倡三元气候不同医要随时变化，斥用药轻描淡写，倡治温重用石膏，从主张扶正祛邪，到主张祛除邪气，从重养阴到重扶阳……

《证治准绳》全书总结了明代以前中医临床成就，临床医生多奉为圭臬，至今仍有十分重要的学术价值。但是王肯堂并不是职业医生、临床家。肯堂少因母病而读岐黄家言，曾起其妹于垂死，并为邻里治病。后为其父严戒，乃不复究。万历十七年进士，选翰林院庶吉士，三年后受翰林院检讨，后引疾归。家居十四年，僻居读书。丙午补南行人司副，迁南膳部郎，壬子转福建参政……独好著书，于经传多所发明，凡阴阳五行、历象……术数，无不造其精微。著《尚书要旨》《论语义府》《律例笺释》《郁冈斋笔尘》，雅工书法，又为藏书大家。曾辑《郁冈斋帖》数十卷，手自钩拓，为一时刻石冠。

林珮琴之《类证治裁》于叶天士内科心法多有总结，实为内科之集大成者，为不可不读之书，但林氏在自序中讲得清清楚楚：本不业医。

目尽数千年，学识渊博，两次应诏入京的徐灵胎，亦非以医为业，如《洄溪医案》多次提及：非行道之人。

王三尊曾提出"文字之医"的概念（《医权初编》上卷论石室秘录第二十八）：

夫《石室秘录》一书，乃从《医贯》中化出。观其专于补肾、补脾、疏肝，即《医贯》之好用地黄汤、补中益气汤、枳术丸、逍遥散之意也。彼则补脾肾而不杂，此又好脾肾兼补者也……此乃读书多而临证少，所谓文字之医是也。惟恐世人不信，枉以神道设教。吾惧其十中必杀人之二三也。何则？病之虚者，虽十中七八，而实者岂无二三，彼只有补无泻，虚者自可取效，实者即可立毙……医贵切中病情，最忌迂远牵扯。凡病毕竟直取者多，隔治者少，彼皆用隔治而弃直取，是以伐卫致楚为奇策，而仗义执言为无谋也……何舍近而求远，尚奇而弃正哉。予业医之初，亦执补正则邪去之理，与隔治玄妙之法，每多不应。后改为直治病本，但使无虚虚实实之误，标本缓急之差，则效如桴鼓矣……是书论理甚微，辨症辨脉则甚疏，是又不及《医贯》矣……终为纸上谈兵。

"文字之医"实际的临床实践比较少，偶而幸中，不足为凭。某些疾病属于自限性疾病，即使不治疗也会向愈康复。偶然取效，即以偏概全，实不足为法。

"文字之医"为数不少，他们的著作影响并左右着中医学术。

笔者认为理论与实践脱节，正是文人治医对中医学术负性影响的集中体现。

必须指出，古代医学文献临床实用价值的研究是十分艰巨的工作。笔者虽引用王三尊之论，却认为《石室秘录》《辨证录》诸书，独到之处颇多，同样对非以医为业的医家，如王肯堂、徐灵胎、林珮琴等之著作，亦推崇备至，以为不可不读。

三、辨病下的辨证论治

笔者师从洪哲明先生临诊时，先生已近八旬。尝见其恒用某方治某一病，而非分型辨治。小儿腹泻概以"治中散"（理中丸方以苍术易白术）治之，其效甚捷；产后缺乳概用双解散送服马钱子；疝气每用《金匮》蜘蛛散。辨病还是辨证？

中医是先辨病再辨证，即辨证居于第二层次。《伤寒论》"辨太阳病脉证并治""辨阳明病脉症论治"……已甚明了。后世注家妄以己意，曲加发挥，才演绎出林林总总的"六经辨证"，已背离仲师原旨。

1985 年，有一次拜谒张琪先生，以中医是辨病下的辨证论治为题就教，张老十分高兴地给我讲了一个多小时：同为中焦湿热，淋病、黄疸、湿温有何不同，先生毫分缕析，剀切详明。张老十分肯定中医是辨病下的辨证论治。

徐灵胎《兰台轨范》序：欲治病者，必先识病之名，能识病名，而后求其病之由生，知其所由生，又当辨其生之因各不同，而病状所由异，然后考其治之之法。一病必有主方，一方必有主药。或病名同而病因异，或病因同而病症异，则又各有主方，各有主药，千变万化之中，实有一定不移之法。

中医临床流派以经典杂病派为主流，张石顽、徐灵胎、尤在泾为其代表人物，《张氏医通》为其代表作。张石顽倡"一病有一病之祖方"，显系以辨病为纲领。细读《金匮要略》，自可发现仲景是努力建立辨病体系的，一如《伤寒论》。

外感热病中温病学派，临证每抓住疫疠之气外犯，热毒鸱盛这一基本病因病机，以祛邪为不易大法，一治到底，同样是以辨病为主导的。

　　《伤寒论》是由"三阴三阳"辨"病"与"八纲"辨"证"的两级构成诊断的。如"太阳病，桂枝证"（34 条）、"太阳病……表证仍在"（128 条）。首先是通过辨病，从整体上获得对该病的病性、病势、病位、发展变化规律以及转归预后等方面的全面了解，从而把握贯穿该病过程的始终，并明确其发生、发展的基本矛盾，然后才有可能对各个发展阶段和不同条件（如治疗、宿疾等）影响下所表现出来的症候现象做出正确的分析和估价，得出符合该阶段病理变化性质（即该阶段的主要矛盾）的"证"诊断，从而防止和克服单纯辨证的盲目性。只有首先明确"少阴病"的诊断，了解贯穿于少阴病整个发展过程中的主要矛盾是"心肾功能低下，水火阴阳俱不足"，才有可能在其"得之两三日"仅仅出现口燥咽干的情况下判断为"邪热亢盛，真阴被灼"，果断地用大承气汤急下存阴。正确的辨证分析，必须以明确的"病"诊断为前提，没有这个前提就难以对证候的表现意义做出应有的估价，势必影响辨证的准确性。

　　辨"病"诊断的意义在于揭示不同疾病的本质，掌握各病总体矛盾的特殊性；辨"证"诊断的意义在于认识每一疾病在不同阶段、不同条件下矛盾的个性和各病在一定时期内的共性矛盾，做到因时、因地、因人制宜。首先，辨病是准确诊断的基础和前提；结合辨证，则是对疾病认识的深入和补充。二者相辅相成，缺一不可。

　　"六经辨证"的说法之所以是错误的，就在于把仲景当时已经区分出的六个不同外感病种，看成了一种病的六个阶段，即所谓的太阳病是表证阶段，阳明病是里证阶段，少阳病是半表半里阶段等。这种认识混淆和抹杀了"病"与"证"概念区别，既与原文事实相违背，又与临床实际不相符合。按照这种说法去解释原文，就难免捉襟见肘，矛盾百出。"六经辨证"说认为太阳病即是表证，全不顾太阳病还有蓄血、蓄水的里证；认为阳明病是里证，却无视阳明病还有麻黄汤证和桂枝汤证。既为阳明病下了"里证"定义，却又有"阳明病兼表证"之说。试问阳明病既为里证，何以又能兼表证，则阳明病为里证之说又何以成立？

张正昭先生指出："六经辨证"说无端地给三阴三阳的名称加上一个"经"字，无形中把"三阴三阳"这六个抽象概念所包括的诸多含义变成了单一的经络含义，使人误认为"三阴三阳"病就是六条经络之病，违背了《伤寒论》以"三阴三阳"病名的原义。可见，把"三阴三阳"病说成"六经病"固属不妥，而称其为"六经证"就更是错误的了。

李心机先生鉴于《伤寒论》研究史上"注不破经，疏不破注"的顽固"误读传统"，就鲜明地指出"让伤寒论自己诠释自己"。

四、亚健康不是"未病"是"已病"

近年来，较多的中医学者把亚健康与中医治未病、欲病等同起来，亚健康不是中医的未病，机械的对应、简单的比附，不仅仅犯了逻辑上的错误，于全面继承中医学术精华并发扬光大十分不利。

（一）中医"未病"不能等同于亚健康

《素问·四气调神大论篇》："圣人不治已病，治未病，不治已乱，治未乱，此之谓也。夫病已成而后药之，乱已成而后治之，譬犹渴而穿井，斗而铸锥，不亦晚乎。"体现了治未病是中医对摄生保健的指导思想，强壮身体，防于未病之先。

"未病"是个体尚未患病，应注意未病先防。中医的"未病"和"已病"，是相对概念，健康属于未病，疾病属于已病。

《难经·七十七难》："上工治未病，中工治已病者，何谓也？然所谓治未病者，见肝之病，则知肝当传之与脾，故先实其脾气，无令得受肝之邪，故曰治未病焉。"此时，未病是以已病之脏腑为前提，以已病脏腑之转变趋向为依据，务先安未受邪之地。

《灵枢·官能》中有"正邪之中人也微，先见于色，不知于其身。"指出病邪初袭机体，首先见体表某部位颜色的变化，而身体并未感到任何不适，然机体的气血阴阳已出现失衡，仅表现一些细微病前征象的状态便为未病状态。由健康到出现机体症状，发生疾病，并非是卒然出现的，而是逐渐形成，由量变到质变的过程。

《灵枢·顺逆》也指出，"上工刺其未生者也；其次，刺其未盛者也……上工治未病，不治已病，此之谓也"。

《素问·八正神明论篇》："上工救其萌芽，必先见三部九候之气，尽调不败而救之，故曰上工。下工救其已成，救其已败。"显示早期诊断，把握时机，早期治疗，既病防变之意。

唐孙思邈的《千金方》中有"古之医者，上医治未病之病，中医治欲病之病，下医治已病之病"的论述，明确地将疾病分为"未病""欲病""已病"三个层次。未病指机体已有或无病理信息，未有任何临床表现的状态或不能明确诊断的一种状态，是病象未充分显露的隐潜阶段。

中医的治未病是一种原则和指导思想，既包涵未病先防的养生防病、预防保健思想，也包涵既病防变、早期治疗、控制病情的临床治疗原则。

亚健康无论如何都是有明显身体不适而又不能符合（西医的）某种疾病诊断标准的状态，把未病和亚健康等同起来，是毫无道理的。

（二）亚健康是中医的已病

作为"中间状态"的亚健康，应包括三条：首先，没有生物学意义上的疾病（尚未发现躯体构造方面的异常）及明确的精神心理障碍（属"疾病"）；其次，它涉及躯体上的不适（如虚弱、疲劳等非特异性的，尚无可明确躯体异常、却偏离健康的症状或体验，但还够不上西医的"疾病"）；再次，还可涉及精神心理上的不适（够不上精神医学诊断上的"障碍"），以及社会生存上的适应不良。以亚健康状态常见的头痛、头晕、失眠等为例，均已构成中医"病"的诊断。多数亚健康个体，其体内的病机已启动，已经出现了阴阳偏盛偏衰，或气血亏损，或气血瘀滞，或有某些病理性产物积聚等病机变化。

"亚健康状态"指机体正气不足或邪气侵犯时机体已具备疾病的一些病理条件或过程，已有一些或部分病症（证）存在，但是未具备西医学疾病的诊断标准。我们不能采取把中医的"病"的概念与西医"疾病"的概念等同起来的思考和研究方式。

笔者认为全部中医的"病"只要还不具备西医学疾病诊断的证据，均属亚健康范畴。

中医生存和发展有一最关键的因素，就是临床范围日益窄化，中医文化基础日渐式微，信仰人群的迁移，观念的转变，后继乏人。很多研究都表明，人群中健康状态占10%，疾病状态占15%，75%属于亚健康状态。西医还没有明确的方法和药物治疗亚健康。中医学在亚健康状态方面的潜在优势，不仅可拓展中医学术新的生存空间，而且必将促进整个世界医学的进化与发展，从而为全人类的健康做出新的贡献。

闫希军先生所著《大健康观》中提出了大健康医学模式。在大健康医学模式中，中医被赋予十分重要的地位，而拥有了更加广阔的空间。中医理论与系统生物学及大数据方法契合，并将与系统生物学和生态医学等领域取得的成果相互交通，水乳交融，这是未来西方医学和中医学发展必然的走向。

五、正本清源，重建中医范式

范式是某一科学共同体在某一专业或学科中所具有的共同信念，这种信念规定了它们的共同的基本观点、基本理论和基本方法，为它们提供了共同的理论模式和解决问题的框架，从而成为该学科的一种共同的传统，并为该学科的发展规定了共同的方向。

库恩认为"范式"是成熟科学的标志，由于"范式"的存在，科学家们一方面可以在特定领域里进行更有效率的研究，从而使他们的研究更加深入；而另一方面，"范式"也意味着该领域里"更严格的规定"，"如果有谁不肯或不能同它协调起来，就会陷于孤立，或者依附到别的集团那里去"。因此，同一范式内部，研究者拥有相同的世界观、研究方法、理论、仪器和交流方法，但在不同"范式"之间却是不可通约的。不同"范式"下的研究者对同一领域的看法就像是两个世界那样完全不同。这也是造成"一条定律对一组科学家甚至不能说明，而对另一组科学家有时好像直观那样显而易见"的原因。

李致重等学者从具体研究对象、研究方法及基础理论等方面论述了中西医范式的不可通约性。而且，中、西医关系的特殊之处还在于，它们不只是同一领域的两个不同"学派"，更是基于两种完全不同的文化而发展起来的，这也使得二者之间的不可通约性表现得尤其明显和强烈。正是由于这种不可通约性导致了中西医之争。屈于特定历史条件下"科学主义"的强势地位，中医最终被迫部分接受了西医"范式"。"范式丢失"是近现代中医举步维艰、发展停滞、甚至后退的根本原因。

任何一门科学的重大发展，都表现在基本概念的更新和范式的变革上……变革范式，是现时代中医理论发展的必经之路。

如何正本清源，重建范式？

正本清源是中医范式或重建的基础，这是一项十分艰巨浩大的工程。正本首先是建立传统范式。必须从经典著作入手，梳理还原，删汰芜杂，尽呈精华。

（一）解释学·语言能力与重建

东汉许慎在《说文解字·叙》中说："盖文字者，经艺之本，王政之始，前人所以垂后，后人所以识古。故曰：本立而道生。"给予中国古典解释学以崇高的地位。

解释学把生命哲学、现象学、存在主义分析哲学、语言哲学、心理学、符号学等理论融合在一起，强调语言的本体论地位，认为我们所能认识的世界只能是语言的世界，人与世界的关系的本质是语言的关系，不仅把解释当作人文科学的方法论基础，而且是哲学的普遍方法。

狭义解释学特指现代西方哲学领域中的解释学理论，它经过狄尔泰、海德格尔、伽达默尔、利科、哈贝马斯等思想巨匠在理论上的构建和推动，形成了哲学释义学；广义解释学则不限于西方哲学领域，一切关于文本的说明、注解、解读、校勘、训诂、修订、引申及阐释的工作都属于解释活动，都要依靠相应的解释方法和解释理论来完成，因而都可以称作解释学。中医书籍中只有少部分是经典原著，而其余大部分都属于关于经典原著的解释性著作。

从当代解释学观点看，任何现代理论或现代文化都发轫于传统，传统文化的生命力则在于不断的解释和再解释之中。传统文化和现代文化并不是对立的，而是统一的，确切地说，是对立统一。人类文化是一条河流，它从传统走来，向未来走去，亦如黑格尔所说，离开其源头愈远，它就膨胀得愈大。

拉法格相信：《老子》在其产生之初，在它的著者与当时的读者之间存在着一种共识，这种共识便是《老子》的初始意义，《老子》著者传达的是它，当时的读者从中读懂的也是它。那么，这种共识又是从何而来的呢？拉法格认为：处于同一时代同一环境中的人可能会在词义的联想、语言结构的使用、社会问题的关注上具有共同之处，所以他们之间能够彼此理解。拉法格采用语言学家乔姆斯基的"语言能力"一词来指代这种基于共有的语言与社会背景的理解能力。在他看来，这种"语言能力"是历史解释学的关键，是发现历史文本原始意义的途径。他建议读者利用多种传统方法增强自己理解《老子》的语言能力，如古汉语字词含义的研究、历史事件与古代社会结构的分析，其他古代思想家思想的讨论等。也就是说，旨在发现《老子》原始意义的现代读者应尽可能地将自己置于《老子》所处的时代，将当时的社会背景、语言现象等历史的事物内化为自己的"语言能力"。

历史的解释者的任务是利用历史的证据重新将《道德经》与它产生的背景联结起来，在该背景下对其进行分析研究。解释者首先必须去掉成见，不可以将我们现代的思想强加于古人，或用现代思想批判古人。

历史解释学方法是中医经典著作、传统理论研究的基本方法。其要旨在于忠实细密地根据经典话语资料和现代方法对原典重新解读。旧有的词语和概念通过词语组合方式和语境组件方式的特殊安排，突显出原典文本固有的基本意义结构。通过意义结构分析，探询其原始涵义、历史作用和现代意义。

（二）解构与重建

理解分析就是"解构"，而"解构"旨在重建，使新的理论概念或理论结构因此建立。自然科学家就是依循这一程序不断地改弦更张，发展其理论系统的……解构和重建与科恩所说的"范式变革"有所类同。何裕民先生认为：对原有理论概念或规则的重新理解和分析，对传统中医理论体系进行解构和重建，是现阶段中医理论发展的切实可行的最佳选择。

事实的确认和概念的重建是重建的途径与环节。

严肃的科学研究应以经验事实为基础，而不仅仅是古书古人的描述，古人的认识充其量只是帮助人们寻找经验事实，并在研究中给予一定的启示。

概念的重建与事实的确认可以说是互为因果的两大环节。梳理每个名词术语的历史演变和沿革情况、分析它们眼下使用情况及混乱原因，这两者有助于旧术语的解构；组织专家集体研讨以期相对清晰、合理地约定每一概念（名词术语）的特征和实质。

阴阳五行学说对传统中医理论之建构，具有决定性的作用。它们作为主导性观念和认识方法渗入中医学，有的又与具体的学术内容融合成一体，衍生出众多层次低得多的理论概念。藏象、经络、气血津液等可视作中医理论体系的第二层次，第三层次的是众多较为具体的概念或术语，其大多与病因病机、治法及"证"相关联。最低层次的是一些带有经验陈述性质的论述。形成这些概念，司外揣内、援物比类等起着主要作用，不少是从表象信息直接跳跃到理论概念的，许多概念与实体并不存在明确的对应关系，其内涵和外延有时也颇难作出清晰的界定。

一些学者主张：与学术内容融合在一起的阴阳五行术语，应通过概念的清晰化、实体化和可经验化而清理出去。亦即使哲学的阴阳五行与具体（中医）的科学理论分离……愚意以为不可，以其广泛渗透而不可剥离，阴阳五行已成为不可或缺的纲领框架，当以中医学理视之，而不仅仅视为居于指导地位的古典哲学思想。

（三）方法

正本清源，重建范式，必须有良好的方法。我们反对科学主义，但我们崇尚科学精神，我们必须学习运用科学方法，尤其是科学思维方法，科学观察方法，科学实证方法（不仅仅是实验室方法）。

"医林改错，越改越错"，《医林改错》中提出的"心无血，脉藏气"之说，显然是错误的。为什么导致错误的结论？主要是他不知道，观察是有其一定条件，一定范围的。离开原来的条件、时间、地点，观察结果会有很大差异。运用观察结论做超出原条件、原范围的外推时，必须十分审慎。他所观察的都是尸体，由于动脉弹力大，把血驱入静脉系统。这是尸体的条件，不可外推到活着的人体。对观察结果进行理解和处理时，必须注意其条件性、相对性和可变性。

在广泛占有资料的基础上，还必须要有正确的思维方法。对于马王堆汉墓出土的缣帛及竹木简医书成书年代的推定和对该批资料的运用，我国的有关专家认为："如果从《黄帝内经》成书于战国时期来推定，那么两部灸经的成书年代至少可以上溯到春秋战国之际甚至更早。"而日本山田庆儿先生认为，这种"推论的方法是错误的。不管我们最后会达到什么样的结论，我都不应该根据所谓《黄帝内经》是战国时期的著作这个还没有确证的假定，去推断帛书医书的成书年代，而必须相反地从关于后者已经确证了的事实出发，来推断前者成书的过程和年代"。山田庆儿先生基于"借助马王堆医书之光，可以逐渐看清中国医学的起源及其形成过程"。

吴坤安认为：喻嘉言、吴又可、张景岳辈，治疫可谓论切治详，发前人所未发。但景岳宜于汗，又可宜于下，嘉言又宜于芳香逐秽，三子皆名家，其治法之所以悬绝若此，以其所治之疫各有不同。景岳所论之疫，即六淫之邪，非时之气，其感同于伤寒，故每以伤寒并提，而以汗为主，欲尽汗法之妙，景岳书精切无遗。又可所论之疫，是热淫之气，从口鼻吸入，伏于募原，募原为半表半里之界，其邪非汗所能达，故有不可强汗、峻汗之戒；附胃最近，入里尤速，故有急下、屡下之法。欲究疫邪传变之情，惟又可之论最为详尽，然又可所论之疫，即四时之常疫，即俗名时气症也。若嘉言所论之疫，乃由于兵荒之后，因病致病，病气、尸气混合天地不正之气，更兼春夏温热暑湿之邪交结互蒸，人在气交中，无隙可避，由是沿门阖境，传染无休，而为两间之大疫，其秽恶之气，都从口鼻吸入，直行中道，流布三焦，非表非里，汗之不解，下之仍留，故以芳香逐秽为主，而以解毒兼之。是三子之治，各合其宜，不得执此而议彼。

学术研究中，所设置的讨论的问题必须同一，必须是一个总体，这是比较研究的基本原则。执此而议彼，古代医家多有此弊，六经辨证与卫气营血辨证、三焦辨证之争论，概源于方法之偏颇。

六、提高疗效是中医学术发展的关键

中医药学历数千年而不衰，并不断发展，主要依靠历代医学家临床经验的积累、整理提高。历代名医辈出，多得自家传师授。《周礼》有"医不三世，不服其药"，可见在很早人们即已重视了老中医经验。

以文献形式保留在中医典籍之中的中医学术精华仅仅是中医学术精华的一部分。为什么这样说？这是因为中医学术精华更为宝贵的部分是以经验的形式保留在老中医手中的。这是必须予以充分肯定、高度重视的问题。临床家，尤其是临床经验丰富、疗效卓著者，每每忙于诊务，无暇著述，其临床宝贵经验，留下来甚少。叶天士是临床大家，《外感温热篇》乃于舟中口述，弟子记录整理而成。《临证指南医案》，亦弟子侍诊笔录而成，真正是叶天士自己写的东西又有什么？

老中医经验，或禀家学，或承师传，通过几代人，或十几代或数百年的长期临床实践，反复验证，不断发展补充，这种经验比一般书本中所记述的知识要宝贵得多。老中医经验是中医学术精华的重要组成部分，舍全面继承，无法提高疗效。

书中的知识要通过自己的实践，不断摸索不断体会，有了一些感受，才能真正为自己所利用。真正达到积累一些经验，不消说对某些疾病能形成一些真知灼见，就是能准确地把握一些疾病的转归，亦属相当困难，没有十年二十年的长期摸索，是不可能的。很显然，通过看书把老中医经验学到手，等于间接地积累了经验，很快增加了几十

年的临床功力，这是中青年医生提高临床能力的必由之路。全面提高中医队伍的临床水平，必将对中医学术发展产生极大的推动作用。

老中医经验中不乏个人的真知灼见，尤其是独具特色的理论见解、自成体系的治疗规律都将为中医理论体系的发展提供重要的素材。尤其是传统的临床理论并不能完全满足临床需要时，理论与临床脱节时，老中医的自成规律的独特经验理论价值更大。

在强大的西医学冲击下，中医仍然能在某些领域卓然自立，是因为其临床实效，西医学尚不能取而代之。这是中医学赖以存在的基础，中医学的发展亦系之于此。无论如何，提高临床疗效都是中医学术发展的战略起点和关键所在。

中医以其疗效，被全世界越来越多的人认可，仅在英国就有3000多家中医诊所（这已是多年前的数字）。在美国有超过30%的人群，崇尚包括中医在内的替代医学自然疗法。在医学界也认为有一些疾病，西医学是束手无策的，应从中医学中寻求解决的办法。美国医学会在1997年出版的通用医疗程序编码中特别增加两个针灸专用编码，对没有解剖结构，没有物质基础的中医针灸学予以承认；在2015年实施的"国际疾病分类"ICD-11，辟专章将中医纳入其中。我们应客观地对待百年中医西化历史，襟怀大度地包容对中医的批评，矜平躁释，心态平和，目标清晰，化压力为动力，寓继承于创新，与时俱进。展望未来，我们对中医事业发展充满了信心。

单书健

2016年12月

序

十年前出版之《当代名医临证精华》丛书，由于素材搜罗之宏富，编辑剪裁之精当，一经问世，即纸贵洛阳，一版再版，被医林同仁赞为当代中医临床学最切实用、最为新颖之百科全书。一卷在手，得益匪浅，如名师之亲炙，若醍醐之灌顶，沁人心脾，开慧迪智，予人以钥，深入堂奥，提高辨治之水平，顿获解难之捷径，乃近世不可多得之巨著，振兴中医之辉煌乐章也，厥功伟矣，令人颂赞！

名老中医之实践经验，乃中医学术精华之最重要部分，系砺炼卓识，心传秘诀，可谓珍贵至极。今杏林耆宿贤达，破除"传子不传女，传内不传外"之旧规，以仁者之心，和盘托出；又经书健同志广为征集，精心编选，画龙点睛，引人入胜。熟谙某一专辑，即可成为某病专家，此绝非虚夸。愚在各地讲学，曾多次向同道推荐，读者咸谓得益极大。

由于本丛书问世迄已十载，近年来各地之新经验、新创获，如雨后春笋，需加补充；而各省市名老中医珍贵之实践经验，未能整理入编者，亦复不少，更应广搜博采，而有重订《当代名医临证精华》之议，以期进一步充实提高，为振兴中医学术，继承当代临床大家之实践经验，提高中青年中医辨治之水平，促进新一代名医更多涌现，发展中医学术，作出卓越贡献。

与书健同志神交多年，常有鱼雁往还，愚对其长期埋首发掘整

1

理老中医学术经验，采撷精华，指点迷津，详析底蕴，精心编辑，一心为振兴中医事业而勤奋笔耕，其淡泊之心志，崇高之精神，实令人钦佩。所写《继承老中医经验是中医学术发展的关键》一文，可谓切中时弊，力挽狂澜，为抢救老中医经验而呼吁，为振兴中医事业而献策，愚完全赞同，愿有识之士，共襄盛举。

顷接书健来函，出版社嘱加古代医家经验，颜曰：古今名医临证金鉴。愚以为熔冶古今，荟为一帙，览一编于某病即无遗蕴，学术发展之脉络了然于胸，如此巨构，实令人兴奋不已。

书健为人谦诚，善读书，且有悟性，编辑工作之余，能选择系之于中医学术如何发展之研究方向，足证其识见与功力，治学已臻成熟，远非浅尝浮躁者可比。欣慰之余，聊弁数语以为序。

八二叟朱良春谨识
时在一九九八年夏月

凡　例

1. 明清之季中医临床体系方臻于成熟，故古代文献之选辑，以明清文献为主。

2. 文献来源及整理者，均列入文后。未列整理者，多为老先生自撰。或所寄资料未列，或转抄遗漏，间亦有之，于兹恳请见谅。

3. 古代文献，间有体例欠明晰者，则略作条理，少数文献乃原著之删节摘录，皆着眼实用，意在避免重复，简而有要。

4. 古代文献中计量单位，悉遵古制，当代医家文献则改为法定计量单位。一书两制，实有所因。药名多遵原貌，不予划一。

5. 曾请一些老先生对文章进行修改或重新整理素材，使主旨鲜明，识邃意新；或理纷治乱，重新组构，俾叶剪花明，云净月出。

6. 各文章之题目多为编纂者所拟，或对仗不工，或平仄欠谐，或失雅训，或难概全貌，实为避免文题重复，勉强而为之，敬请读者鉴谅。

7. 凡入药成分涉及国家禁猎和保护动物的（如犀角、虎骨等），为保持方剂原貌，原则上不改。但在临床运用时，应使用相关的替代品。

8. 因涉及中医辨证论治，故对于普通读者而言，请务必在医生的指导下使用，切不可盲目选方，自行使用。

目　录

述 要

《内经》始创胁痛之名。并揭示胁痛之发生与寒、热、瘀等因素有关,《内经》明确指出胁痛之发病脏腑责之于肝胆,还描述了胁痛证的其他临床表现。

如《素问·举痛论》曰:"寒气客于厥阴之脉,厥阴之脉者,络阴器,系于肝,寒气客于脉中,则血泣脉急,故胁肋与少腹相引痛矣。"血泣脉急,乃血涩不利,脉道紧急不畅之意。《素问·刺热》亦说:"肝热病者……胁满痛,手足躁,不得安卧。"《灵枢·五邪》指出:"邪在肝,则两胁中痛……恶血在内。"恶血,指溢于脉外,积存于体内的死血。明确指出胁痛的发生与寒、热、瘀等因素有关。

《素问·脏气法时论》说:"肝病者,两胁下痛引少腹,令人善怒。"《灵枢·五邪》还提出肝脏形态和位置的变异对胁痛的发生有着密切的关系,其曰:"肝小则脏安,无胁下之痛肝大则逼胃迫咽,迫咽则苦膈中,则胁下痛……肝端正则和利难伤,肝偏倾则胁下痛也。"明确指出胁痛的发病脏腑主要责于肝胆。

《难经·四十九难》说:"恚怒气逆,上而不下则伤肝。"明确了情志因素与胁痛之关系。

张仲景提出了治疗胁痛的具体措施。如《金匮要略·腹满寒疝宿食病脉证治》第一条说:"趺阳脉微弦,法当腹满,不满者必便难,两胠疼痛，此虚寒从下上也，当以温药服之。"第五条又说："寸口脉弦者，即胁下拘急而痛，其人洒洒恶寒也。"本篇第十五条亦说："胁下偏痛发热，其脉紧弦，此寒也；以温药之下，宜大黄附子汤。"《金匮要略·痰饮咳嗽病脉证并治》有："留饮者，胁下痛引缺盆，咳嗽则辄已。"对胁痛的病因病机也作了较深刻的阐述。肝经表寒，从外而受，故胁痛恶寒。两者虽同为肝寒，但有表里虚实之不同。《伤寒论》第一百二十三条曰："太阳病，十日已去……设胸满胁痛者，与小柴胡汤。"

在《金匮要略·五脏风寒积聚病脉证并治第十一》篇中，仲景又提出："肝著，其人常欲蹈其胸上，先未苦时，但欲饮热，旋覆花汤主之。"邪气侵袭于肝，肝之经脉气血凝滞，着而不行。以旋覆花汤行气活血、通阳散血。叶天士据此，创辛润通络一法，旋覆花汤加入归须、桃仁泥、柏子仁等，或借虫蚁血中搜逐，以攻邪结。

《诸病源候论》于胁痛之病因病机、发病脏腑、辨证治则、预后转归，均作较详细的论述，颇多可取之处。

唐代，孙思邈《备急千金要方·肝脏》，专述胁痛。如《备急千金要方·肝脏》肝脏脉论第一中曰："凡肝病之状，必两胁下痛引小腹，令人善怒，虚则目䀮䀮无所见，耳无所闻，善恐如人将捕之，若欲治之，当取其经足厥阴与少阳。""春当刺大敦，夏刺行间，冬刺曲泉，皆补之；季夏刺太冲，秋刺郄，皆泻之。又当灸期门百壮，背第九椎五十壮。"

《千金方》提出肝虚寒"病苦胁下坚，寒热、腹满不欲饮食，腹胀悒悒不乐，妇人月经不利腰腹痛，名曰肝虚寒也。"以温经散寒为治。

迨至宋元，对胁痛之认识，从理论到实践均有较大发展。

至宋代严用和在《济生方·胁痛评治》中说："夫胁痛之病……多因疲极嗔怒，悲哀烦恼，谋虑惊忧，致伤肝脏。肝脏既伤，积气攻注，攻于左，则左胁痛；攻于右，则右胁痛；移逆两胁，则两胁俱痛。"强调情志因素致病的重要性。书中共列有治疗胁痛的有效方剂五张，其中有著名的枳芎散、推气散等。

元代，朱丹溪在《脉因证治》中对胁痛的病因病机、治则用药则更为明确。《脉因证治·胁痛篇》指出："肝木气实火盛，或因怒气大逆，肝气郁甚，谋虑不决，风中于肝，皆使木气大实生火，火盛则肝急，瘀血恶血，停留于肝，归于胁下而痛。"在治则用药上还提出："木火盛，宜以辛散之，以苦泻之，当归龙荟丸、泻青丸主之；死血，宜以破血为主，润血为佐，复元活血、当归导痰等主之；痰积，宜以去痰行气，二陈汤加南星、青皮、香附、青黛等主之。"这些治则和方药，至今仍被临床广泛运用。

《景岳全书·杂证谟·胁痛》曰："胁痛之病，本属肝胆二经，以二经之脉皆循胁肋故也，然而心肺脾胃肾与膀胱亦皆有胁痛之病，此非诸经皆有此证，但以邪在诸经，气逆不解，必以次相传，延及少阳、厥阴，乃致胁肋疼痛。""凡以焦劳忧虑而致胁痛者，此心肺之所传也；以饮食劳倦而致胁痛者，此脾胃之所传也，以色欲内伤水道壅闭而致胁痛者，此肾与膀胱之所传也。""胁痛有内伤外感之辨，凡寒邪在少阳经，乃病为胁痛、耳聋而呕，然必有寒热表证者方是外感，如无表证，悉属内伤，但内伤胁痛者十居八九，外感胁痛则间有之耳。"内伤胁痛的发病机制归纳为郁结伤肝、肝火内郁、肝肾阴亏、痰饮停伏、外伤血瘀等。治疗方面，疏肝理气、清肝利胆、温化痰饮、活血化瘀、健脾和胃、调和肝脾、养血柔肝等治法，疏方45首。

龚信在《古今医鉴》卷十"若因暴怒伤触，悲哀气结，饮食过度，冷热失调，颠仆伤形，或痰积流注于血，与血相搏，皆能为痛，此内因也；若伤寒少阳，耳聋胁痛，风寒所袭而为胁痛，此外因也。""治之当以散结顺气，化痰和血为主，平其肝而导其气，则无有不愈矣。"

根据此法，书中记载有效方剂十张。并对熨法治疗胁痛亦作了介绍，方法为"韭菜根捣烂醋伴炒，绢包熨痛处"。

清代，于胁痛之病因李用粹补充了湿热郁火。《证治汇补·胁痛》："至于湿热郁火，劳役房色而病者，间亦有之。""治宜伐肝泻火为要，不可骤用补气之剂，虽因于气虚者，亦宜补泻兼施……故凡木郁不舒，而气无所泄，火无所越，胀甚按者，又当疏散升发以达之，不可过用降气，致木愈郁而痛愈甚也。"筛选方剂十张，运用于临床，每获良效。

慢性肝炎以胁痛为主症。证诸临床，中医诊治之胁痛，慢性肝炎，为数不少。故卷中汇集了临床大家之于慢性肝炎、慢性胆囊炎的诊治经验。

匡萃璋教授从伏气学说，探讨慢性肝炎之机制，探析病位及证治方药，见解深刻，洵为佳构。

陈继明先生主张慢性肝病之治，必须持重应机入细入微，如疏肝解郁，宜通络而避辛燥，疏之不应，濡润脾胃升降之机；运化中州，甘淡为宜；病邪深伏，通络宜用搜剔。功夫老到，非学验俱富者，不能臻此境地。

朱良春先生体会病之在气在血，必须细审，妥施攻补疏养。

汪承柏先生体会，舌苔黄腻，不仅湿热，其于湿困阴虚束手之局，进退有法，应付裕如。

岳美中先生亦主张慢性肝炎临证需极细极微，每用经方斡旋救误。

印会河先生治疗腹胀，每用利肺疏肝，宣畅三焦；焦树德先生则又主张推陈致新，宣畅气机，和中运脾，治之以自拟燮枢汤。

顾丕荣先生治疗慢性肝病每重用白术，大剂每在百克以上。随证化裁有得心应手之妙。汪承柏先生治疗顽固之黄疸重急，每重用赤芍，亦擅用茜草、豨莶草自有心得，均资师法。

于慢性胆道疾病，李鸣真教授体会通泄乃不易大法，擅用巴豆，守关泻实；傅再希先生则又擅用虎杖，体会小陷胸汤乃通降良方。张志雄先生之二金茵枳黄汤，俞慎初先生之加味五金汤，魏长春先生之金钱开郁方，刘启庭先生之托里排毒汤，均得之于数十年临床验证，弥足可珍。

方 谷

胁 痛 绳 墨

方谷（1508~1600），钱塘人，明代医家

《脉经》曰：胁痛多气，或肝火盛，或有死血，或痰流注，由其气郁生痰，气郁动火之谓也。《内经》曰：肝者，将军之官，谋虑出焉。又曰：恚怒，气逆，逆则伤肝，其候在于胁也。殆见怒气太甚，谋虑不决，心中不快，以致气郁于肝，而生痰动火，攻击于胁，而作痛者多矣。痛则不得屈伸，或咳嗽有痰，相引胁肋而痛，其脉沉紧而滑，左右动彻不定者是也。宜以清气化痰之剂，兼以伐肝可也，用二陈汤加黄连、胆草、青皮、柴胡、山楂之类。又谓丹溪所云死血者，其说似是而非也。盖肝虽藏纳其血，而肝病则不藏不纳者有之，何期血瘀血积而两胁作痛者焉？若因跌仆损伤，瘀积而不行者有矣，必因其伤处而作痛者也。如青、红、紫、黑色见，肿起坚硬一处，作痛而不流动者，是其候也。治法须用行血破血可矣，如二陈汤加干姜、大黄、乌药、红花、丹皮、白芷等类，与前方清气豁痰，大不相同也。遇此当深究之。

愚按胁痛之症，当左右分而治之。左胁痛者，气与火也；右胁痛者，痰与食也。气痛则在左，胁肋相吸而痛；火痛则时作时止，而痛发无常；痰痛则胸胁作痛，而咳嗽不利；食痛则逆害饮食，而中气不清。治法俱宜二陈汤，气加枳、桔，火加栀、连，痰加星、半，食加

楂、曲，此治胁痛之大法也。

治法注意左胁疼者肝火也，右胁疼者脾火也，肝火多气，脾火多痰。

（《医林绳墨》）

秦昌遇

胁痛症因脉治

秦昌遇（1547~1629），字景明，明代医家

秦子曰：胁痛者，左右两胁痛也。胁之下尽处名季胁。若痛在胁之上，名腋痛；痛在季胁之后，名腰痛。二者皆非胁痛也。夫腋痛者，肺症也。腰痛者，肾与膀胱症也。凡胁痛多火，皆肝胆症也。上胁痛属肝，下胁痛属胆，或有肺气怫郁，金邪乘木，亦令胁痛，名肺胁痛，最利害，金乘木为贼邪，故重。

感冒胁痛

感冒胁痛之症，并无时行传染，因自冒风寒，先见恶寒发热，胁痛耳聋，呕而口苦，此伤寒少阳经胁痛症也。若寒热已除，后乃胁痛干呕，此表解里未和，热邪痰饮之症，二者皆非天灾流行，乃人自感冒之症也。

感冒胁痛之因，起居不慎，感冒外邪，或初感即中少阳，或传变而入少阳，则邪居半表半里，而成胁痛之症也。

感冒胁痛之脉，脉来多弦，弦紧宜汗，弦细宜和，弦数为热，弦促为结。

感冒胁痛之治，风邪在表，柴胡羌活汤；热邪在半表半里，小柴胡汤；热邪在里，小柴胡加山栀、青皮、枳壳。表已散，里气不和作痛，审知是燥痰结饮，轻则瓜蒌仁汤，重则十枣汤，若肝胆郁火成

痰,《家秘》胆星汤主之。

柴胡羌活汤

柴胡　羌活　防风　枳壳　桔梗　青皮　苏梗

小柴胡汤

柴胡　黄芩　广皮　甘草　山栀　青皮　桔梗　枳壳

瓜蒌仁汤

瓜蒌仁　枳壳　青皮　苏梗　桔梗

十枣汤

芫花　甘遂　大戟

上三味,以水先煮肥枣三十枚,取枣汁入药末一钱调服。瘦弱人五六分,得利即止。

《家秘》胆星汤　治胆火成痰,胁肋作痛。

陈胆星　柴胡　黄芩　广皮　甘草　青黛　海石

内伤胁痛(痰饮、郁火、死血、肝肾虚)

内伤胁痛之症,并无外感之邪,或左或右,胁肋作痛,或左右皆痛,或左右攻冲,或时痛时止,或常痛不休,此内伤胁痛也。

内伤胁痛之因,或痰饮悬饮,凝结两胁;或死血停滞胁肋;或恼怒郁结,肝火攻冲;或肾水不足,龙雷之火上冲;或肾阳不足,虚阳上浮。皆成胁肋之痛矣。

内伤胁痛之脉,右关滑数,胃家痰实。右寸沉弦,肺家悬饮。两关芤涩,乃是死血。左关数大,肝胆火冲。尺脉沉数,肾水不足。尺脉浮大,虚阳上越。

内伤胁痛之治,痰饮聚于中脘,攻注两胁者,导痰汤加竹沥;悬饮凝结,咳逆胁痛,十枣汤;死血作痛,红花桃仁汤;恼怒伤肝,肝经郁火者,柴胡清肝饮、栀连柴胡汤;肝血不足,肝气不调,《家秘》补肝汤;肝肾真阴不足,龙雷之火上冲,《家秘》肝肾丸;若肝肾真阳不足，无根之火，失守上炎，八味丸治之。

导痰汤

南星　橘红　白茯苓　半夏　甘草　枳壳

热者，冲竹沥一盏；寒者，加白芥子。

红花桃仁汤

大黄　枳壳　厚朴　桃仁　红花　赤芍药　当归尾

柴胡清肝饮

柴胡　黄芩　山栀　白芍药　青皮　枳壳

栀连柴胡汤

柴胡　黄芩　广皮　甘草　山栀　川黄连

《家秘》补肝汤

当归　白芍药　生地　川芎　青皮　香附　木通　苏梗　钩藤

《家秘》肝肾丸　治肝肾真阴不足，龙雷之火上炎，当滋阴降火。

天门冬　生地　当归　白芍药　黄柏　知母

八味肾气丸治肝肾真阳不足。无根之火，失守上炎，法当引火归源。

即六味地黄丸加肉桂、附子。

（《症因脉治》）

龚居中

胁痛点雪

龚居中，字应圆，江西金溪人，明代医家

　　夫左胁者，肝之部位也。窃见患痰火者，往往多左胁痛，此盖由性躁暴而多怒，怒伤肝，故作患也。丹溪云：左胁痛，肝火盛，有气实，有死血；右胁痛者，有痰流注。盖右胁者，乃肺之部位也。肝急气实，须用苍术、川芎、青皮、当归之类。痛甚者，肺火盛，以当归龙荟丸，姜汤下，是泻火之要药。死血用桃仁、红花、川芎，加之以辛凉之剂以治之。余治吾儒病痰火者，多见此症，由作文写字，多以左胁伏桌，倦启尽力倚靠，暂不见伤，久则胁痛，乃胸前死血作梗也。于主方中加红花一钱，其效如神；再于熟药内，掺入童便、韭汁各少许，搅匀温服更效。右胁痛微者，即是痰流注并食积，每用盐煎散、顺气丸，辛温之剂以治之也。又尝论左胁痛、胃脘疼，妇人多有之。盖以忧思忿怒之气，不得条达，故作痛也。治妇人诸疾，必以行气开郁为主，兼以破结散火，庶得机矣。语云：香附、缩砂，女人之至宝；山药、苁蓉，男子之佳珍。此之谓也。

（《痰火点雪》）

王肯堂

胁痛要览

王肯堂（1549~1613），字宇泰，明代医家

《九灵山房集》云：昔钟姓者一男子，病胁痛，众医以为痃也，投诸香、姜、桂之属，益甚。项彦章诊其脉，告曰：此肾邪病，法当先温利而后补之。投神保丸，下黑溲，痛止，即令更服神芎丸。若疑其太过，彦章曰：向用神保丸，以肾邪透膜，非全蝎不能导引；然巴豆性热，非得芒硝、大黄荡涤之，后遇热必再作。乃大泄数次，病已。项彦章所以知男子之病，以阳脉弦，阴脉微涩，弦者痛也，涩者，肾邪有余也。肾邪上薄于胁不能下，且肾恶燥，热方发之，非得利不愈。经曰：痛随利减，殆谓此也。房劳过度，肾虚羸怯之人，胸胁之间，每有隐隐微痛，此肾虚不能约，气虚不能生血之故。气与血犹水也，盛则流畅，少则壅滞，故气血不虚则不滞，既虚则鲜有不滞者，所以作痛。宜用破故纸之类补肾，芎、归之类和血，若作寻常胁痛治，则殆矣。

当辨左右、气血而施治。痛在左，肝火挟气也；痛在右，脾火挟痰食也。治从润肺柔肝，而得捷效，乃肝移邪于肺之明证也。

（《灵兰要览》）

孙一奎

气郁胁痛论

孙一奎（1522~1619），字文垣，明代医家

或问治气郁胁痛，有谓达之者，有谓泻之者，于达、泻二字还有说否？

生生子曰：胁者，肝之部分，又足少阳经所行之地，此经多有余，经曰东方实，丹溪曰气有余便是火。《内经》曰："肝者，将军之官，谋虑出焉。胆者，中正之官，决断出焉。"盖人于日用之间，不能恬澹虚无，而纯合乎天和；惟不能恬澹虚无而合乎天和，是以七情一有不遂则生郁，郁久则生火，壅遏经隧，充塞清道，而作痛。至于痛极而涌吐酸水者，犹《洪范》所谓曲直作酸，乃肝胆之咎征也。

经曰："木郁则达之。"启玄子谓吐之令其条达，此固一说也。然于达之之义犹有所未尽焉，达是通达之达，非独止于吐也。木郁于下，以柴胡、川芎之类升而发之，以顺其挺然之性，正所谓因曲而为之直，又谓从其性而升之，皆达之之义也。仲景小柴胡汤治少阳胁痛，以柴胡为君，得其旨矣。经曰有余者泻之，今肝实而胁痛，固宜泻之矣。本草列青皮、香附、黄连、白芍、柴胡、川芎之类，均为泻肝之剂，苟不择而用之，吾未见得志也。何者？夫青皮、香附，泻气之冲逆者也；黄连、白芍，泻血之沸腾者也。经曰上者抑之，为其当下不下，故用此辛酸苦寒之剂以泄其冲逆沸腾之势，使之降下，以致

于平而已，此正治法也，群皆识其为泻也。至若柴胡、川芎之所以为泻者，则异乎是也。盖柴胡、川芎，升发肝胆之清气者也，经曰下者举之，为其当升而不升，故用此辛甘苦平之味于阴中提阳，以扶其直遂不屈之性，使之上升以复其常，是清阳升而浊阴降也，正前所谓"木郁则达之"之意，此从治法也，群皆未识其所以为泻也。

经曰："轻者正治，重者从治。"又曰："轻者可降，重者从其性而升之。"又曰："过者折之，以其畏也，所谓泻之。"过者谓郁实而为火也，折之者为裁之也，畏者如木郁之病用辛散属金之药，而排阏其纷伙剪伐其猖獗，以致于中和，乃拨乱反正之意也。此皆识阴阳升降之理，顺逆之势有如是耳。噫！苟为医而不明阴阳升降之理顺逆之势，则用药安能识其正哉！且夫人与天地相流通者也，即举肝而言之，在天为雷，在方为东，在时为春，在五行为木，在人为肝，运动之气皆相参焉。故张子和曰"胆与三焦寻火治，肝与包络都无异。"丹溪曰："此指龙雷之火而言也，在人以肝胆应之。"凡物不得其平则鸣，彼阳气久伏，壅遏于丸地之下，则品物为之潜藏，当其升发之际，必轰烈迅烈，大发声震，惊于天关之外，然后品物咸亨，此势也，理也。今木郁之病亦近之，木郁于下则春升之令不行，以故痛而猛，猛而吐，吐而愈者，亦均此势也，均此理也知夫此，则凡造物之所以有升降顺逆者，皆得以遂其正矣，于用药乎何有。

（《医旨绪余》）

张景岳

胁 痛 论 治

张景岳（1564~1640），名介宾，明代医家

胁痛之病，本属肝胆二经，以二经之脉皆循胁肋故也。然而心肺脾胃肾与膀胱亦皆有胁痛之病。此非诸经皆有此证，但以邪在诸经，气逆不解，必以次相传，延及少阳厥阴，乃致胁肋疼痛。故凡以焦劳忧虚而致胁痛者，此心肺之所传也；以饮食劳倦而致胁痛者，此脾胃之所传也；以色欲内伤，水道壅闭而致胁痛者，此肾与膀胱之所传也。传至本经，则无非肝胆之病矣。至于忿怒疲劳，伤血，伤气，伤筋，或寒邪在半表半里之间，此自本经之病。病在本经者，直取本经，传自他经者，必拔其所病之本，辨得其真，自无不愈矣。

胁痛有内伤外感之辨，凡寒邪在少阳经，乃病为胁痛耳聋而呕，然必有寒热表证者，是外感，如无表证，悉属内伤。但内伤胁痛者十居八九，外感胁痛则间有之耳。

胁痛有左右血气之辨，其在诸家之说，有谓肝位于左而藏血，肺位于右而藏气，故病在左者为血积，病在右者为气郁，脾气亦系于右，故混痰流注者，亦在右。若执此说，则左岂无气，右岂无血？食积痰饮，岂必无涉于左乎？

古无是说，此实后世之谬谈，不足凭也。然则，在气在血，何以辨之？但察其有形无形可知之矣。盖血积有形而不移，或坚硬而拒

安，气痛流行而无迹，或条聚而条散。若食积痰饮，皆属有形之证，第详察所因，自可辨识。且凡属有形之证，亦无非由气之滞，但得气行，则何聚不散？是以凡治此者，无论是血是痰，必皆兼气为主，而后随宜佐使以治之，庶得肯綮之法，无不善矣。

外感证，邪在少阳，身发寒热而胁痛不止者，宜小柴胡汤、三柴胡饮，或河间葛根汤之类酌宜用之。若外邪未解而兼气逆胁痛者，宜柴胡疏肝散主之。若元气本虚，阴寒外闭，邪不能解而胁痛畏寒者，非大温中饮不可。

内伤肝胆，气逆不顺而胁痛者，宜排气饮、推气散、沉香降气散、木香调气散之类主之。若郁结伤肝，中脘不快，痛连两胁，或多痰者，宜香桔汤。若暴怒伤肝，气逆胀满，胸胁疼痛者，宜解肝煎。若怒气伤肝，因而动火，胁痛、胀满、烦热，或动血者，宜化肝煎。若气滞胸胁，痛而兼喘者，宜分气紫苏饮。若男子忧郁伤肝，两胁疼痛者，宜枳实散。若男妇肝肾气滞，自下而上，痛连两胁者，宜木通散。若悲哀烦恼，肝气受伤，脉紧胁痛者，枳壳煮散。若因惊气逆，胁痛不已者，桂枝散。若食积作痛，但痛有一条杠起者是也，大和中饮，或用保和丸。若痰饮停伏胸胁疼痛者，导痰汤加芥子。若肝火内郁，二便不利，两胁痛甚者，当归龙荟丸或左金丸。若从高跌坠，血流胁下作痛者，复元活血汤。若妇人血滞，胁腹连痛者，芍药散、决津煎。若肝脾血虚，或郁怒伤肝，寒热胁痛者，逍遥散。若肝肾亏损，胁肋作痛，头眩心跳身痛，或妇人经水不调，经后作痛者，补肝散。

内伤虚损，胁肋疼痛者，凡房劳过度，肾虚羸弱之人，多有胸胁间隐隐作痛，此肝肾精虚，不能化气，气虚不能生血而然。凡人之气血，犹源泉也，盛则流畅，少则壅滞，故气血不虚则不滞，虚则无有不滞者。倘于此证，不知培气血而但知行滞通经，则愈行愈虚，鲜不殆矣。惟宜左归饮、小营煎及大补元煎之类主之。或有微滞者，用补肝散亦可。若忧思过度，耗伤心脾气血，病有如前者，宜逍遥饮、三阴煎、七福饮之类主之，或归脾汤亦可。若以劳倦，过伤肝脾气血而病如前者，宜大营煎、大补元煎之类主之。

（《景岳全书》）

张璐

胁痛证治

张璐（1617~1699），字路玉，号石顽，清初医家

经云：肝病者，两胁下痛引小腹，令人善怒。肝病内舍胸胁。邪在肝，则两胁下痛。肝热病者，胁满痛。胆动，病人心胁痛，不可反侧。肝所生病，腋下肿胁痛，肺病传肝，胁痛出食。

肝舍于胠胁，故胁痛多属于肝。然经筋所过挟邪而痛者，自有多端，不可执一，且左右者，阴阳之道路，故肝主阴血而属于左胁，脾主阳气而隶于右胁，左胁多怒伤或留血作痛，右胁多痰积或气郁作痛。其间七情六郁之犯，饮食劳动之伤，皆足以致痰凝气聚，血蓄成积。虽然，痰气亦有流于左胁者，然必与血相持而痛，血积亦有伤于右胁者，然必因脾气衰而致，其间虚实治法，可默悟矣。

伤寒少阳胁痛，用小柴胡汤；硬满，加薄桂，不大便，加枳壳；兼胸胁满痛，加枳、桔。若不因伤寒而胁痛，身体微热，枳壳煮散，盖枳壳为治胁痛专药，诸方皆用之。寒气引胁下痛，枳实理中汤。戴复庵云：腹内诸般冷痛，枳实理中汤加减，作无限用。胁痛而气喘，分气紫苏饮、增损流气饮选用。有胁痛而吐血者，此热伤肝也，小柴胡去半夏、黄芩，加丹皮、鳖甲。两胁肿痛，或腹痛，或小便涩滞者，属湿热，龙胆泻肝汤。脉弦痛在左属肝火，宜柴胡、山栀、当归、青皮、芍药；不已，加吴茱萸炒川连，甚则加酒炒龙胆草，如果

肝气实，当归龙荟丸。因怒伤肝，肝气郁甚，柴胡疏肝散。气滞作痛，两手脉沉伏或弦，痛引胸胁，不得俯仰屈伸，二陈加枳壳、香附、木香。左胁痛者，木气实也，抑青丸；火盛者，左金丸从治之；有蓄血偏著左胁而痛者，复元活血汤。右胁痛，乃悲伤肺气所致，推气散加桔梗，或只用川芎、枳壳二味作汤服之。胁下偏痛发热，其脉紧弦，此寒也，以温药下之，宜《金匮》大黄附子汤。两胁走痛，脉沉弦而滑，乃湿痰流注在胁下，导痰汤加白芥子、枳壳、香附、木香，甚则控涎丹导而下之。食积寒痰，流于胁下，痛若锥刺，手不可近，诸药不效者，神保丸。食积胁痛发寒热，痛引心下，恶心恶食，必有一条扛起，有脉必滑，二陈加香、砂、枳、术、曲、朴、楂、芽，甚则加吴茱萸制川连。结积痰癖冷痛，煮黄丸。气弱人胁下痛，脉弦细或紧，多从劳役怒气得之，六君子加木香、芎、归、桂心。肥白人气虚发热而胁痛，用参、芪、柴胡、黄芩、枳壳、木香之类，甚则加桂。瘦弱人阴虚寒热，胁下痛多怒，必有瘀血，宜桃仁、红花、柴胡、青皮、丹皮、鳖甲之类，甚则加大黄。咳嗽引胁下痛，为水饮停蓄，小青龙汤。胁下硬满引痛，干呕短气，汗出不恶寒，有时头痛心下痞者，十枣汤。干咳引胁下痛，发寒热，为郁结所致，逍遥散；若胁下有块痛，乃过饱劳力所致，逍遥散加木香、丹皮、青皮。死血作痛，日轻夜重，或午后热，脉短涩，桃核承气汤，易肉桂，加穿山甲、鳖甲、青皮。不应，加熟附子一片；如跌仆胁痛，亦宜上方。凡内伤胁痛不止者，生香油一盏，生蜜一杯，和匀服，一二次即止。房劳肾虚之人，胸膈胁肋多隐隐微痛，乃肾虚不能纳气，气虚不能生血之故，宜补骨脂、杜仲、牛膝补肾，当归、熟地和血，及七味丸调理。

季胁痛

经云：冬脉不及，则令人心悬如病饥，眇中清，脊中痛，少腹满，小便变。又足少阳之筋，引胁外转筋，膝不可屈伸，腘筋急，前引髀后引尻，即上乘䏚，季胁痛。按季胁痛，无不因肾虚者，加减八味丸、肾气丸选用。

腋下肿痛

少阳湿热留搏，则腋下肿痛，小柴胡加抚芎、枳壳。实人，去参加草龙胆。体肥痰盛，加白芥子。有痰饮搏聚而痛者，加味导痰汤加柴胡为向导。

诊：脉双弦者，肝气有余，两胁作痛。弦数有力，为肝盛有余；弦数无力，为肝虚有火。弦小而细为饮，脉沉为气，浮弦为风，弦小而弱者为阳虚，沉细为阴虚。

刘默生治诸葛子立，胁痛连腰脊不能转侧，服六味丸加杜仲、续断，不效。或者以为不能转侧，必因闪挫，与推气散转剧。刘诊之曰：脉得弦细乏力，虚寒可知。与生料八味加茴香，四剂而安。

（《张氏医通》）

李用粹

胁 痛 汇 补

李用粹（1662~1722），字修之，号惺庵，清代医家

大意

足厥阴肝经之络，令人胁痛。(《内经》)然亦有少阳胆经病者，亦有肝乘脾经者，有肝侮肺经者，有肝肾同治者，当推原之。(《汇补》)

内因

因暴怒伤触，悲哀气结，饮食过度，风冷外侵，跌仆伤形，叫呼伤气，或痰积流注，或瘀血相搏，皆能为痛。(《医鉴》)至于湿热郁火，劳役房色而病者，间亦有之。(《汇补》)

外候

胁痛宜分左右，辨虚实。左胁痛者，肝受邪也；右胁痛者，肝邪入肺也。左右胁胀痛者，气滞也；左右胁注痛有声者，痰饮也。左胁下有块作痛，夜甚者，死血也；右胁下有块作痛，饱闷者，食积也。咳嗽引痛，喘急发热者，痰结也；时作时止，暴发痛甚者，火郁也。满闷惧按，烦躁多怒者，肝实也；耳目䀮聩，爪枯善恐者，肝虚也；隐隐微痛，连及腰胯，空软喜按者，肾虚也。胁痛，咳嗽腥臭，面赤唾痰者，肺气伤也；胁内支满，目眩，前后下血者，肝血伤也。两胁搐急，腰腿疼痛，不能转侧者，湿热郁也；胸右近胁一点刺痛，内热咳嗽者，肺痈也，当须防之。(《汇补》)

危候

虚甚成损，胁下常有一点痛不止者，此因酒色太过，名干胁痛，大危。(《入门》)

胁痛成积

凡胁痛年久不已者，乃痰瘀结成积块，肝积肥气在左，肺积息贲在右，发作有时。虽皆肝木有余，肺积腈郁，不可峻攻。(《汇补》)

脉法

脉双弦者，肝气有余，两胁作痛。(《脉经》)弦而紧细者，怒气也；弦而沉涩者，郁滞也。大抵弦涩者顺，洪大者逆。若弦急欲绝，胁下如刀刺，状如飞尸者，不治。(《汇补》)

治法

治宜伐肝泻火为要，不可骤用补气之剂。虽因于气虚者，亦宜补泻兼施。(《玉策》)胁者，肝胆之区。肝为尽阴，喜条达而恶凝滞；胆无别窍，喜升发而恶抑郁。故凡木郁不舒，而气无所泄，火无所越，胀甚惧按者，又当疏散升发以达之。不可过用降气，致木愈郁而痛愈甚也。(《汇补》)

用药

主以二陈汤，加柴胡，青皮。气，加香附、枳壳。火，加胆草、芍药。痰，加南星、苍术。食，加枳实、山楂。瘀，加桃仁、红花。肝火旺者，左金丸。木气盛者，当归龙荟丸。如气血俱虚，脉细紧，或弦大，多从劳役怒气得者，用八珍汤，加木香、青皮、桂心少许。劳役太过，肝伤乘者，补中益气汤加芍药，或建中汤与六君子合用。房色太过，肾肝两伤者，地黄汤加芍药、当归。有膈间停痰宿食，或挟恚怒，抑其肝气，不得上达，两胁大痛，面青或黑，脉代者，用盐汤探吐，得吐则生，不吐则死。(《汇补》)

选方

柴胡疏肝散（《统旨》）

柴胡　陈皮　枳壳各一钱　芍药　川芎各八分　香附三钱二分　甘草四分　生姜一片

水煎。

左金丸　治肝火作痛。

黄连六两　吴茱萸一两

为末，水丸。

加味柴胡汤（《良方》）　治伤寒少阳证胁痛。

柴胡　黄芩各二钱　牡蛎　半夏　枳壳　甘草各一钱

姜、枣，水煎服。

枳壳煮散（《本事》）　治悲怒内郁，风寒外束，肝气受伤，两胁肋疼，筋脉急，腰脚重，两股筋急酸痛，渐至脊背，腰急，此方主之。

枳壳麸炒，先煎，四两　细辛　川芎　桔梗　防风各二两　葛根一两半　甘草一两

为粗末，每服四钱，姜、枣、水同煎，空心服。

控涎丹　治痰痛。

甘遂　大戟　白芥子

香橘汤（《良方》）　治七情气滞，中脘不快，腹胁胀痛。

香附炒　橘红　半夏各三钱　炙甘草一钱　生姜三片　红枣三枚

水煎，食远服。

推气散（《济生》）　治气痛。

枳壳　桂心　姜黄各五分　甘草三分　姜、枣，水煎。

桃仁承气汤　治血瘀。

当归龙荟丸　泻肝火痛。

当归　胆草　山栀　黄连　黄芩　黄柏各一两　大黄　芦荟　青

黛各五钱　木香二钱半　麝香五分

一方有青皮、柴胡。痛甚者，以姜汁吞下。

八珍汤　治虚证胁痛。

外治法

或用白芥子，水研，敷患处；或用吴茱萸，研细，醋调敷；或用韭菜，打烂，醋拌，放在痛处，以熨斗火熨之。

（《证治汇补》）

一妇向患左胁疼痛，服行气逐血之剂，反加呕吐，甚至勺水难容，脉左沉右洪，明系怒动肝木，来侮脾阴，过投峻药，转伤胃气，致三阴失职，仓廪无由而化，二阳衰惫，传导何由而行？所以下脘不通，食泛上涌，斯理之自然，无庸议也。方以异功散加白芍、肉桂，于土中泻木，并禁与饮食。用黄芪五钱，陈仓米百余粒，陈皮、生姜三片，用伏龙肝水三碗，约煎一半，饥时略进数口。三两日后，方进稀粥，庶胃气和而食自不呕也。依法而行，果获奇效。

（《清代名医医话精华·李修之》）

程国彭

胁 痛 心 悟

程国彭（1662~1735），字钟龄，清代医家

伤寒胁痛，属少阳经受邪，用小柴胡汤。杂证胁痛，左为肝气不和，用柴胡疏肝。七情郁结，用逍遥散。若兼肝火、痰饮、食积、瘀血、随证加药。右为肝移邪于肺，用推气散。凡治实证胁痛，左用枳壳，右用郁金，皆为的剂。然亦有虚寒作痛，得温则散，按之则止者，又宜温补，不可拘执也。

柴胡疏肝散 治左胁痛。

柴胡 陈皮各一钱二分 川芎 赤芍 枳壳麸炒 香附醋炒，各一钱 甘草炙，五分

水煎服。

唇焦口渴，乍痛乍止者，火也，加山栀、黄芩。肝经一条扛起者，食积也，加青皮、麦芽、山查。痛有定处而不移，日轻夜重者，瘀血也，加归尾、红花、桃仁、牡丹皮。干呕，咳引胁下痛者，停饮也，加半夏、茯苓。喜热畏寒，欲得热手按者，寒气也，加肉桂、吴茱萸。

推气散 治右胁痛。

枳壳一钱 郁金一钱 桂心 甘草炙，各五分 桔梗 陈皮各八分姜二片 枣二枚

水煎服。

瓜蒌散 治肝气躁急而胁痛，或发水疱。

大瓜蒌连皮捣烂，一枚 粉甘草二钱 红花七分

水煎服。

按：郁火日久，肝气躁急，不得发越，故皮肤起疱，转为胀痛。经云：损其肝者，缓其中。瓜蒌为物，甘缓而润，于郁不逆，又如油之洗物，滑而不滞，此其所以奏功也。

（《医学心悟》）

叶天士

胁 痛 案 绎

叶天士（1667~1746），名桂，号香岩，清代医家

叶天士在《叶案存真》中曾说："古人治胁痛法有五，或犯寒血滞，或血虚络痛，或血着不通，或肝火抑郁，或暴怒气逆，皆可致痛。"此外，在案中所见还有湿壅、饮停等，其大法基本完备，因而徐灵胎评说："案中用药，颇能变通，心思有不可及处。"

从胁痛案中所见，叶氏对络病的认识，并非局限于活血通络一法。首先，络病由经病而来，他在《临证指南医案》中说："此非脏腑之病，乃由经脉，继及络脉，大凡经主气，络主血……诸家不分经络，但忽寒忽热，宜乎无效。"第二，络脉有脏腑部位之分，在案中提到者，即有肝络，少阳之络、胃络等不同。第三，络病有虚实之分。实证有血瘀入络、寒入络脉等，前者宜辛泄宣瘀（如旋覆花汤、桃仁牡蛎方），后者宜辛香温通（如荜茇半夏方）。其中他最推崇旋覆花汤，如一方用桃仁、青葱管、桂枝、生鹿角、归尾，他说："此旋覆花汤之变制也，去覆花之咸降，加鹿角之上升，方中惟有葱管通下，余俱辛散横行，则络中无处不到矣"。他对久痛实证主张用丸药攻邪，在《叶案存真》中说："攻法必用丸以缓之，非比骤攻暴邪之治，当用稳法。"但在《临证指南》中又告诫说："久病已入血络，兼之神怯瘦损，辛香刚燥决不可用（宜用旋覆花汤）。"他对虚证有营络虚寒、肝风内震入

络等，前者宜辛温通络（如当归桂枝汤加肉桂），后者宜甘缓润补（如生地阿胶方）。他在《临证指南》中指出："症固属虚，但参、术、归、芪补方，未能治及络病，《内经》肝病不越三法，辛散以理肝，酸泄以体肝，甘缓以益肝，宜辛甘润温之补，盖肝为刚脏，必柔以济之，自臻效验耳"，"《内经》肝病三法，治虚亦主甘缓。"他还说："络虚则痛，有年色脉衰夺，原非香、蔻劫散可效，医不明治络之法，则愈治愈穷矣。"由此可见，他的络病功夫甚深，并非仅以活血通络一法可以概治。

辨 治 规 律

一、气郁

1. 肝气郁结

七情致伤，肝气郁结，症见胁胀夜甚，响动则降，治宜疏肝理气为主，兼以降胃，用橘叶香附方（橘叶、香附、川楝子、半夏、茯苓、姜渣）。如肝气拂郁，胁痛绕及胸背，治宜木郁达之，用钩藤桑叶方（钩藤、桑叶、郁金、橘红、茯苓、瓜蒌皮）。如寒着气阻，右胁痹痛，用桂枝汤加减（杏仁、桂枝、茯苓、生姜、瓜蒌、苡仁）。

2. 气郁化火

劳怒阳动，气郁化火，症见气热攻冲、扰脘入胁，或左胁闪闪，腹中微满，脉弦搏左甚，治宜苦辛，用牡蛎夏枯草方（川连、牡蛎、夏枯草、炒半夏、香附、炒白芥子），或用郁金降香方（郁金、山栀、半夏曲、降香末、橘红、金石斛），或首乌钩藤方（生首乌、归须、胡麻、丹皮、黑山栀、桑叶、钩藤），或川贝山栀方（川贝、山栀、丹皮、郁金、钩藤、瓜蒌皮、茯苓、橘红）。

3. 肺气不降

肺气不降，金不制木，症见气逆、咳嗽、胁疼，治宜宣肺降气，用降香杏仁方（降香汁、川贝、鲜枇杷叶、白蔻仁、杏仁、橘红），或栀豉汤加味（香豉、瓜蒌皮、山栀、郁金、竹茹、半夏曲、杏仁）。如咳嗽失血、右胁痛引，先理络痹，用千金苇茎汤加减（苏子、桃仁、枇杷叶、冬瓜子、茜草、苡仁）。

二、湿邪壅滞

1. 湿热壅滞

症见由胸部虚里穴痛起，左胁下坚满，胀及脐右，大便涩滞不爽，治宜缓攻湿热，用小温中丸吞服（白术、茯苓、陈皮、半夏、甘草、神曲、香附、苦参、黄连、针砂）。

2. 寒湿痹阻

症见胁痛吐食，《内经》称谓肝痹，治宜祛风化湿，用柴胡萆薢方（柴胡、防风、当归、白芍、萆薢、米仁、甘草、茯苓）。

三、痰饮阻滞

1. 痰饮搏击

症见胁痛，治宜化痰祛饮，用二陈汤加味（半夏、茯苓、广皮、甘草、白芥子、白蒺藜、钩藤）。如湿痰阻气，络脉窒塞，症见胸胁闪烁而痛，治宜轻扬宣气，用千金苇茎汤合威喜丸（桑叶、芦根、冬瓜子、米仁、桃仁、威喜丸）。如支脉结饮，阻其气机，症见胁中痛胀、入夜更甚、仅仅仰卧、不可转侧、饮食如常、形充脉弦，治宜化痰通络，用海蛤丸加减（半夏、青黛、土贝母、白芥子、昆布、海藻、海浮石、土瓜蒌仁、蛤蜊壳粉、竹沥，姜汁泛丸，或钩藤、香附、风化硝、炒半夏、茯苓、生白蒺藜、竹沥，姜汁泛丸）。

2. 寒饮入络

症见痛必右胁中有形攻心、呕吐清涎、周身寒凛、痛止寂然无踪，治宜辛香温通法，用荜茇半夏方（荜茇、半夏、川楝子、延胡、吴萸、良姜、蒲黄、茯苓）。

四、血络瘀阻

1. 胆络血滞

病在少阳之络，症见胁下痛犯中焦，初起上吐下泻，春深寒热不止，治宜清胆活血，用青蒿归须方（青蒿、归须、泽兰、丹皮、红花、郁金）。如病在少阳、阳明之络，症见胁痛游走不一，渐至痰多、手足少力，治宜通少阳、阳明之络，用泽兰山甲方（归须、桃仁、泽兰、柏子仁、香附、丹皮、山甲、乳香、没药，水泛丸）。

2. 肝络凝瘀

嗔怒动肝，劳怒致伤气血，肝着，症见寒热旬日，胁痛板着、难以舒转、甚则及腹背，进食痛胀，大便燥结，治宜辛泄宣瘀。用旋覆花汤加味（旋覆花、新绛、青葱管、桃仁、归须、柏子仁）或金铃子散加味（川楝、延胡、归须、桃仁、生牡蛎、桂枝），或当归红花方（当归、红花、茯苓、五加皮、秦艽、桂木、松节、寄生）。夹热者用桃仁桑叶方（桃仁、归须、丹皮、桑叶、川楝子、黑山栀）。夹寒者用桃仁茴香方（桃仁、归须、延胡、片姜黄、五加皮、桂枝、橘红、炒小茴）。如闪挫胁痛，久则呛血，为络血气热内迫，用鲜生地、藕节、生桃仁、新绛。

3. 血络痞积

症见左胁痞积攻疼，或左前后胁板着、食后痛胀，治宜辛香缓痛消积，用牡蛎山楂方（牡蛎、山楂、延胡、川楝、桃仁、归须、丹皮、桂枝），或用桃仁牡蛎方（桃仁、归须、小茴、川楝子、半夏、生牡蛎、橘红、降香、白芥子泛丸）。如症见胁痛、咳则更甚、渐次腹大坚满、倚左不能卧右、便溏溺利，属肝郁脾湿，治宜旋覆花汤加味（桂枝、厚朴、新绛、生牡蛎、旋覆花、青葱管、香附、内金）。如络痹癖积，左胁胀痛，治宜通泄，用阿魏丸（阿魏、鳖甲、黄芪、广皮、枳实、柴胡、白术、青皮、草果、黄芩、当归、茯苓、白蔻仁、山楂、神曲、延胡，水丸）。

4. 血瘀液耗

症见胁痛，得食稍安，嗌干舌燥心悸，脉动而虚、左小弱，治宜辛宣甘缓，用桃仁柏子仁方（桃仁、柏子仁、新绛、归尾、橘红、琥珀），痛缓后再服养阴息风方。如症见痛缓而便难，为液耗风动为秘，治宜李东垣通幽法，用五仁丸加味（当归、桃仁、柏子仁、火麻仁、郁李仁、松子肉、红花）。

五、肝肾阴虚

肝肾阴亏，肝风内震入络，症见暮夜五心烦热、嗌干心悸、胁痛、心嘈易饥、呕涎、便燥，治宜甘缓柔润理虚，用三才汤加味（人参、生地、天冬、麦冬、柏子仁、生白芍），或炙甘草汤去姜、桂，或生地阿胶方（生地、阿胶、枸杞、柏子仁、天冬、白蒺藜、茯神、菊花，为丸；或生地、天冬、枸杞、桂圆、桃仁、柏子仁、阿胶，熬膏），可酌加丹皮、桑枝、泽兰。如兼有梦寐纷纭、脉右弦左小弱涩，积劳伤阳，治宜甘缓为主，少佐摄镇，用人参丸加减（人参、枣仁、茯神、炙草、柏子仁、当归、龙骨、金箔）。如血虚络松，症见左胁喜按、难以名状，治宜辛润理虚，用枸杞柏子仁方（枸杞、柏子仁、枣仁、茯神、桂圆、胡麻）。如血虚火郁，症见胁痛、脉细弦数不舒，治宜清润通络，用瓜蒌归身方（瓜蒌、炒桃仁、归身、新绛、炒白芍、炙甘草）。如水亏阳升，症见两胁漐漐如热、火升面赤、遇烦劳为甚，治宜养阴和阳，用首乌桑叶方（首乌、桑叶、芝麻、料豆衣、巨胜子、天冬、北沙参、柏子仁、茯神、女贞子，青果汁泛丸）。

六、营络虚寒

阴络虚寒作痛，症见胁下痛、食入则安，或重按得热少缓、每痛发常在下午黄昏阳气渐衰之时，治宜辛温通络，用当归桂枝汤加肉桂（当归、茯苓、炮姜、肉桂、炙草、大枣），可酌加小茴、丁香。如营气受困，症见胁痛绕脐、得食则缓、脉弦，治宜辛甘，用桂枝、川椒、白蜜、煨姜。如虚寒夹瘀，症见胁稍隐痛、卧起咳甚、冷汗、背有微寒、两足带冷、身体仰卧稍安、左右不堪转侧，治在血分，通络补虚，用枸杞苁蓉方（枸杞、苁蓉、茴香炒当归、炒桃仁、炙山甲）。

方 案 选 析

一、橘叶香附方

张，胁胀夜甚，响动则降，七情致伤之病。

橘叶　香附子　川楝子　半夏　茯苓　姜渣（《临证指南医案·胁痛》）

主治　七情致伤，肝气郁结，夹有痰饮，胁胀夜甚，响动则降。

方中以橘叶、香附、川楝子疏肝理气，半夏、茯苓、姜渣温化痰饮。全方有疏肝和胃，理气化痰之功，对肝胃不和，气郁作痛有效。

加减：如气郁化火，去姜渣，加入夏枯草、山栀、郁金、降香、牡蛎等。

二、海蛤丸

形充脉弦，饮食如常，述左胁久胀，上年肿突肌溃，收结已束，胁中痛胀仍发，入夜更甚，仅仅仰卧，不可转侧，此支脉结饮，阻其周行气机，病根非外非内，宣通其脉络为是。

天冬　瓜蒌霜　海浮石　蛤粉　风化硝　桔梗　橘红　香附　竹沥　姜汁蜜丸。（《叶案存真类编·胁痛》）

主治　支脉结饮，胁中痛胀，入夜更甚，仅仅仰卧，不可转侧，饮食如常，形充脉弦。

本方录自《临证指南医案·附录》，与《洁古家珍》海蛤丸不同。方中以瓜蒌、海浮石、蛤粉、竹沥、姜汁化痰软坚，桔梗、橘红、香附理气，风化硝逐饮，天冬养阴扶正。全方有逐饮软坚之功，还可治悬饮、支饮等证。

加减：清热通络，可加青黛、钩藤、白蒺藜；化痰软坚，可加半夏、茯苓、土贝母、白芥子、昆布、海藻。

三、荜茇半夏方

郭，痛必右胁中有形攻心，呕吐清涎，周身寒凛，痛止寂然无踪，此乃寒入络脉，气乘填塞阻逆，以辛香温通法。

荜茇　半夏　川楝子　延胡　吴萸　良姜　蒲黄　茯苓（《临证指南医案·胁痛》）

主治　寒饮入络，胁痛攻心，呕吐清涎，周身寒凛，痛止则寂然无踪。

方中以荜茇、吴萸、良姜温胃散寒，半夏、茯苓化饮止呕，川楝子、延胡、蒲黄理气活血止痛。全方以辛香温通为主，对寒邪犯胃，肝络不舒者有效。

四、桃仁茴香方

蒋，宿伤，左胁腹背痛。

炒桃仁 归须 炒延胡 片姜黄 五加皮 桂枝木 橘红 炒小茴（《临证指南医案·胁痛》）

主治 宿伤寒瘀阻滞，左胁腹背痛。

方中以桃仁、归须、延胡、姜黄、五加皮、橘红活血理气止痛，桂枝、小茴香温通经络。全方有温通瘀血之功对寒瘀阻滞、宿伤等造成胁痛、胃痛者有效。

五、桃仁牡蛎方

王，左前后胁板着，食后痛胀，今三年矣。久病在络，气血皆窒，当辛香缓通。

桃仁 归须 小茴 川楝子 半夏 生牡蛎 橘红 紫降香 白芥子 水泛丸（《临证指南医案·胁痛》）

主治 久病在络，气血阻窒，胁痛板着，食后痛胀。

食后痛胀与得食痛缓，有虚实不同之分。本方以辛香缓通为主，以治实痛。方中以桃仁、归须化瘀通络，佐以降香、茴香温通，川楝子、牡蛎入肝理气软坚，半夏、橘红、白芥子化痰祛饮。全方为丸，从气、血、痰、寒着手，以缓通取效。

六、桃仁柏子仁方

程，诊脉动而虚，左部小弱，左胁疼痛，痛热上引，得食稍安，此皆操持太甚，损及营络，五志之阳，动扰不息，嗌干舌燥心悸，久痛津液致伤也。症固属虚，但参、术、归、芪补方，未能治及络病。《内经》肝病，不越三法，辛散以理肝，酸泄以体肝，甘缓以益肝，宜辛甘润温之补。盖肝为刚脏，必柔以济之，自臻效验耳。

炒桃仁　柏子仁　新绛　归尾　橘红　琥珀(《临证指南医案·胁痛》)

主治　营损血瘀，胁痛，得食稍安，嗌干舌燥心悸，脉动而虚，左部小弱。

营络受损，但又兼血瘀，治宜辛散甘润并施。方中以桃仁、新绛、归尾、琥珀辛散血瘀，以柏子仁甘润缓肝，橘红理气和胃。所选化瘀药物，以活血和血为主，都非峻品，再配以柏子仁、琥珀养心宁神，使全方辛散甘润，用药组方颇有分寸。

七、生地阿胶方

黄又，肝胃络虚，心嘈如饥，左胁痛，便燥少血。

生地　天冬　枸杞　桂圆　桃仁　柏仁　熬膏，加阿胶收。(《临证指南医案·胁痛》)

主治　肝肾阴虚，肝风内震入络，胁痛，得食则安，心嘈易饥，嗌干心悸，暮夜五心烦热，脉小弱。

方中以阿胶、生地、枸杞、天冬滋养肝肾之阴，柏子仁、茯神养心安神，菊花、白蒺藜清息肝风。全方有养阴息风补络之功，治阴虚风动的络虚证，不论汤、丸均可，为叶氏常用方之一。

加减：养血络，加桂圆。清肝息风，加丹皮、白芍。通络，加泽兰、桑枝。便燥，加桃仁。

八、枸杞柏子仁方

此血虚络松，气失其护，左胁喜按，难以名状，宜辛润理虚，切勿乱投药饵。

杞子　柏子仁　酸枣仁　茯神　桂圆肉　大胡麻(《未刻本叶氏医案》)

主治 血虚络松，左胁喜按，难以名状。

方中以枸杞、柏子仁、桂圆、胡麻养肝补血，枣仁、茯神养心宁神。全方以辛润理虚，养心滋液立法，对阴血虚、络脉空虚之胁痛、胃痛均宜。

（陈克正主编《叶天士诊治大全》）

汪文琦

胁痛会心录

汪文琦，字蕴谷，清代医家

今夫古书论胁痛一症，不徒责在肝胆，而他经亦累及之，有寒热虚实不同，痰积瘀血之各异。支离繁碎，使后学漫无适从，而投剂不验，无怪乎变证多端，伤人性命者多多矣，尝考经旨，谓肝脉挟胃络胆，上贯膈，布胁肋。胆脉贯胆络肝，循胁里，其直者循胸过季胁，是两胁之痛，皆属肝胆为病。内伤者，不外气血两端，外感者，责在少阳一经而已。

盖肝为将军之官，其性暴怒，非怫意交加，则忧郁莫解，非酒色耗扰，则风寒外袭，痛之所由生也。使其人而虚寒也者，则内脏亏而痛矣。使其人而虚热也者，则隧道塞而痛矣。使其人而实热也者，或邪气入而痛，或郁火发而痛矣。痛在气分者，治在气。寒者温之，虚者补之，热者清之，实者泄之，血药不宜用也。使其人而血虚也者，则肝少血养而痛矣。使其人而血热也者，是木火内灼而痛矣。使其人而血分实热也者，或邪在半表半里而痛，或满闷拒按多怒而痛矣。痛在血分者，治在血。血虚者以血药补之，血热者以阴药滋之，血实者以苦药通之，气药不宜用也。

更有瘀血内蓄，痰饮内聚及肥气、痞气，皆属有形之积，非益血则邪不退。即今气寒而得此，亦宜补阳在先，补阴在后，阴阳两补，痰瘀除而积聚消，胁痛岂有不愈者哉。虽然，操心者常有此症，房劳者每有此患，人多委之莫救，而药投罔效者何也。医家不明肝肾同源，精髓内空，相火易上之理也。故其用方，一味辛香行气，冀其奏功，不知辛能通窍，香能耗血，肝病不已，复传于肺，而咳嗽喘促，甚至血动，斯时有莫可如何者矣。是以初起确认为肝肾之病，宜乙癸合治，用六味加人乳、河车之属，以人补人，以血补血，俾水生而木荣，母实而子安，正治之法也。倘气因精虚，宜用八味加人参、河车之属，阴中求阳，坎中生火，从治之法也。

或者谓内伤胁痛，逍遥散乃不易之方；外感胁痛，小柴胡为必用之药，有此二者，可以尽病之情乎，而犹未也，诚以法之运用无穷，方之变化无尽。通因通用者，治肝邪之有余。塞因塞用者，治肝脏之不足。而其间必以拒按、喜按，探虚实之消息，喜温、喜冷，验寒热之假真，更以脉之大小、迟数，有力无力为辨，是在医者神而明之，勿泥古法而不化也。

且胁痛而及他脏者，亦有之矣。咳唾腥臭者，肺痈也；痛连胃脘，呕吐酸味者，木凌脾也；痛而寒热、谵语，如见鬼状者，妇人热入血室也。

舍气血而何所补救哉。盖甘可缓中，则木气调达，自然右降而左升，和能平怒，则疏泄令行。渐次气充而血润，胁痛云乎哉。

（《杂症会心录》）

程文囿

瓜蒌红花愈胁痛案

程文囿（1736~1820），字杏轩，清代医家

蔚兄来诊云："病初右胁刺痛，皮肤如烙，渐致大便闭结，坐卧不安，每便努挣，痛剧难耐。理气清火，养血润肠，药皆不应。"切脉弦急欠柔。谓曰："易治耳，一剂可愈。"蔚兄云："吾病日久，诸药无灵，何言易治？"予曰"此乃燥证。肺苦燥，其脉行于右，与大肠相表里。方书论胁痛，以左属肝，右属肺，今痛在右胁，而便闭结，肺病显然。但肝虽位于左而其脉萦于两胁，《内经》言：'邪在肝则两胁中痛。'今痛虽在右胁，不得谓其专属肺病已也。夫金制木，忧伤肺，金失其刚，转而为柔，致令木失其柔，转而为刚，辛香益助其刚，苦寒愈资其燥，润肠养血，缓不济急。"订方用瓜蒌一枚，甘草二钱，红花五分。蔚兄见方称奇，乃询所以。予曰："方出《赤水玄珠》。夫瓜蒌柔而润下，能治插胁之痛，合之甘草，缓中濡燥。稍入红花，流通血脉，肝柔肺润，效可必矣。"服药便通痛减，能以安卧，随服复渣，微溏两次，其痛如失。

（《杏轩医案》）

吴 麓

胁痛医案笔记

吴麓（1751~1837），字渭泉，江苏如皋人，清代医家

道长姚子方，缘酷嗜火酒，能饮三斤，患胁肋疼痛，气逆眩晕，口苦耳鸣，胸膈胀满，诊脉洪弦数。皆由纵饮无度，口腹不慎，湿热之邪壅滞中焦，气逆不解，延及少阳、厥阴，以致肝胆火盛，盖胁者肝胆之部，肝火盛，故作痛也。即用龙胆泻肝汤，七剂，痛减过半。易用五苓散及葛花解酲汤，以补脾利湿，服药月余，诸证悉瘳。

福，形体羸弱，胸胁间隐隐作痛，脉虚细数。此内伤亏损，肝肾精虚不能化气，气虚不能生血所致。凡人之气血，犹源泉也，盛则流畅，少则壅滞，故气血不虚则不滞，虚则无有不滞者。当用左归丸加杜仲、当归，以培左肾之元阴，而精血自充矣。

吴笏山孝廉，胁下、环跳穴作痛，上连左腹，下至左腿，眠卧只右半身着席，稍转侧即痛彻，心烦，呻吟不已，困顿弥甚，诊脉迟细涩。由于气血亏损，风寒湿三气乘虚内侵而成痹痛。宜投独活寄生汤甘温辛散，兼补气血。

常，右胁疼痛，恶心呕吐，胀满不食，脉弦沉滑。系脾胃虚寒，饮食劳倦，痰滞气逆，阻遏胸膈所致。当服和胃二陈煎加厚朴、藿香、白芥子、乌药，以疏利中焦。

杨，脉虚弦急，此肝肾阴亏，忿怒疲劳，气逆不解，寒滞在经，

气血不能流通，是以胁腹腰膝作痛也。宜投大营煎加制附子，以补气血虚寒，而诸痛自已。

冯，脉弦劲滑，系郁结伤肝，痰气阻滞胸膈，以致痛连胁肋。即用香橘汤，以舒气化痰。

制香附　橘红　制半夏各钱半　炙甘草八分

水一盅半，姜五片，枣二枚，煎八分，食远服。

邱，脉浮弦数，此感冒寒邪，延及少阳经，致胁肋疼痛，身发寒热，心烦喜呕。宜用小柴胡汤加青皮、乌药、白芥子，以和解舒气。

徐晴圃中丞，任闽藩时，如君抵署即胁肋痛胀，寒热骨蒸，烦渴吐酸。诊脉虚弦数，此系血虚肝燥，经脉阻滞，气逆不调，火郁肝经，非受客邪也。凡胁痛之病，本属肝胆二经，以二经之脉皆循胁肋故也。宜进八味逍遥散加白芥子、乌药，以抑肝气，兼以调经养血。遂服三帖，甚效。继用小营煎加制香附、枣仁、茯神，服数帖而安。

石氏，月事刚来，适饮冷茶，即心腹胁肋作痛，诊脉沉迟小。系营卫虚寒，气凝血滞使然。当服手拈散加芎、归、官桂，以温中行气活血。

延胡索　醋炙　草果　川芎　当归　五灵脂醋炒　没药　官桂各等份

为细末，每服三钱，热酒调下。

梁氏，脉滑弦劲，此因悲哀烦恼，内伤肝胆，气逆不顺，结成痰饮也。当用局方四七汤加延胡，以涤痰舒气、解郁止痛。

曹氏，诊左关弦数而劲，此忧怒伤肝，肝火内郁，故致两胁作痛，吞酸吐酸，二便不利也。宜用左金丸以泻心清火、行气解郁，使金令得行于左，则平肝而痛自已。

英氏，体质素弱，月信杳然，左胁疼痛，久而结成痞块，发则痛如刀刺，不能转侧俯仰，诊脉虚软无神。乃营卫不足，八脉空竭，气血亏损所致。即用人参养荣汤大补气血，外用熨痞诸法，可冀渐效。若再投辛燥泄气耗血之药，恐病势日增也。

灸法：治卒胁痛不可忍者。用蜡绳横度两乳中，半屈绳，从乳斜趋痛胁下，绳尽处灸三十壮，更灸章门七壮，丘墟三壮。

胁痛诸剂

左归丸　熟地　枸杞　山茱萸　菟丝子　山药　鹿胶　川牛膝　龟胶

先将熟地蒸烂杵膏，蜜丸桐子大，每食前用开水或盐汤送下百余丸。

小营煎　治血少阴虚，此性味平和之方也。

当归　芍药　枸杞　炙甘草　熟地　山药

水煎，温服。

和胃二陈煎　治胃寒生痰，恶心呕吐，胸膈满闷嗳气。

干姜　砂仁　陈皮　半夏　茯苓　甘草

水煎，温服。

（《临证医案笔记》）

林珮琴

胁痛临证治裁

林珮琴（1772~1839），号羲桐，清代医家

肝脉布胁，胆脉循胁。肩下曰膊，膊下曰臑，臑对腋，腋下曰胠，胠下曰胁，胁后曰肋，肋下曰季肋，俗名肋梢，季肋下为腰。故胁痛皆肝胆为病，而胆附于肝。凡气血食痰风寒之滞于肝者，皆足致痛。气郁者，大怒气逆，或谋虑不遂，皆令肝火动甚。清肝汤、小龙荟丸。血瘀者，跌仆闪挫，恶血停留，按之痛甚。复元活血汤。痰痛者，痰饮流注其经，嗽则气急。控涎丹，以二陈汤下，或白芥子汤。食积者，食滞胁下，有一条扛起。消食丸。风寒者，外感之邪，留着胁下，小柴胡汤加桔梗、枳壳。左痛多留血，右痛为肝邪入肺，为气，痰食亦在右。风寒则不论左右，胁痛多实，不可轻用补肝，致令肝胀。亦有虚痛者，补肝散。怒伤者，香附汤。郁伤者，逍遥散。初痛在经，久必入络。经主气，络主血，有营络虚寒，得食痛缓者。辛温通络，甘缓补虚。当归桂枝汤。有肝阴虚者，热痛嗌干，宜凉润滋液。三才汤加柏子仁、白芍。有液虚风动者，胁气动跃，宜滋液息风。复脉汤去桂、姜。有郁热胀痛者，宜苦辛泄降。川楝子、黄连、山栀、郁金、降香末。有因怒劳，致气血皆伤，肝络瘀痹者，宜辛温通络。旋覆花汤加归须、小茴、新绛、延胡、青葱管。有痞积攻痛者，宜辛散通瘀。桃仁、鲮鲤甲、乳香、没药、丹皮、归须、牡蛎

粉、泽兰。有气逆呕涎，由胁攻胃者，用酸泄和肝。木瓜、白芍、金橘皮、枣仁、橘叶、代赭石。按《内经》治肝，不外甘缓、辛散、酸泻三法。凡胁痛，药忌刚燥，以肝为刚脏，必以柔济之，乃安也。

丹溪曰：肝苦急，是木气有余，急食辛以散之。用川芎、青皮醋炒。又曰，肝火盛，两胁痛，不得伸舒。先以琥珀膏贴患处，以姜汤下当归龙荟丸，最妙。咳引胁痛，宜疏肝气。用青皮、枳壳、香附、白芥子之类。两胁走痛，控涎丹。

《正传》曰：凡胁痛，皆肝木有余。小柴胡汤加川芎、青皮、芍药、龙胆草，甚者加青黛、麝香。凡性急多怒之人，常患腹胁痛。小柴胡汤加川芎、青皮、白芍，下龙荟丸甚效。

（《类证治裁》）

曹存心

辛散温养治胁痛

曹存心（1767~1834），字仁伯，号乐山，清代名医

男子中年之后，思虑过度，右胁下作痛，似块非块，呕逆吐痰，饮食不下，或朝食晚吐，或随食随吐，六脉弦紧，颜色黑瘦，肌体日削。历用逍遥散、六君子汤等类而不见效；又用半夏泻心汤、归脾汤及大健脾汤、六味丸亦不效。

此症系思虑伤脾，脾土不运，故有呕逆、吐痰等症，诸病俱见。所用扶土平肝之药，似中窾窍，但右胁作疼，似块非块，恐是气与凝滞不化，相结而成。宜于补气补血之药，兼用行气行血之品。始则破多于补，后乃补多于破，方得法。最宜叮嘱病人宽心调养，不可动怒动欲为要。

（《琉球问答奇病论》）

王西汇　营行脉中，卫行脉外，脉为血脉，血脉盛则营卫流行，血脉衰则营卫阻塞。流行者，通也，通则不痛。阻塞者，不通也，不通则痛。痛之为日已久，病必在络，不独气之为患可知。然则通其络，破其气以使营卫渐和，不至有窒碍之弊，岂非快事。而不知五脏内亏，气血不充，阴阳之道路久已难宣，急急补之，还恐精神不旺，气滞血凝而痛，焉能受得攻方。夫营即血，卫即气，气者肺所主也，其用在右。右胁部痛，肺之治节不出，相傅无权，必得培土生金，补

火生土，则真火上腾，肺气自旺，旺则燥金当令，金不自病矣。

制香附，附子理中汤 归须、白芍、高良姜、取旋覆花、青葱、新绛、瓦楞子煎汤代水。

次诊 火土合德，肺金自旺，右胁部痛所以向安也。夫肺为五脏华盖，其用在右，隔一隔二以补其体，以使其用，体用兼全，痛固不作。但秋刑官也，肃杀令行，宜旺而不宜衰，宜通而不宜塞。肺若独虚，一交秋令，痛自除矣，何反秋深而更痛耶。细察病情，起于血后大补肺金，右胁便痛，显系肺络之中必有一点瘀血，阻其清肃，所以当旺不旺，当通而反不通，漫无止期，不独壮年时形寒饮冷伤肺而已。仍宜培补，佐以宣通，以使肺金日旺，瘀积消磨为要。

照原方加九香虫、陈皮、延胡、薤白

三诊 胁部不疼，背脊生胀，两腿作酸，无一而非三阴之界也。三阴之阴气内旺，阳气必衰，衰则浊阴用事，为胀为酸，以昭火土不能合德，气息自短，脉形软弱，嗽痰少寐。浊阴之气已加阳位，无怪乎中下两焦自病矣。若非温通阳气，窃恐白露横江，宿疾复发。

附子理中 当归 白芍药 新会皮 金毛脊 薤白 九香虫 五加皮

四诊 温通后痛已不作，诸恙大愈，药之力耶？魔之退耶？故置勿论。且论脉为血脉，五至为平，六至为数，三至为迟，诊得脉来四至，既不为数，亦难为迟，使以平脉断，似未熨帖，何也？盖以未至太息不见五至者，亦属迟脉，迟则为寒，又属阳虚。若不以阳和之品，日进一日，还恐真火难生，浊阴窃发。

附子理中汤 河车 当归 白芍 九香虫 鹿角霜 金毛脊 陈皮 五加皮

仍取肝着汤、瓦楞子煎汤代水。

五诊 脉已五至，气血之平也可知。平则营卫调和，阴阳和谐，以免亢则为害之机，且有承则乃制之力焉。然皆药力偏见长也。而不知久而久之，药力又增气火，火宜少不仕，壮火食气，少火生气耳。

干河车　当归　白芍药　於术　鹿角霜　杜仲　九香虫　陈皮　潞党参　麋茸　大茴香　炙草　菟丝饼

取肝着汤、瓦楞子煎汤代水。

六诊　风邪从阳而亲上，上之为言肺也。肺为五脏华盖，燥风往往先伤，咳逆不爽，所谓秋伤于燥，上逆为咳是也。然观其咳逆之状，薄痰外出，咳则稍安，竟有嗽意，嗽则属脾，咳则属肺，咳而兼嗽，肺风引动脾湿，不言而喻。

川桂枝　茯苓　炙甘草　於术　白杏仁　前胡　杜苏子　桑皮　金沸草　桔梗

七诊　风痰咳嗽已除大半，脘胁之旧痛复发，加以背胀退酸。背为阳，腿为阴，阳部尚病，何况乎阴？前此肝胃两经未有不同患难也。究其由来，浊阴用事，阳气不宣。温养一法，宜继于辛散之后。

云茯苓　桂枝　野於术　炙草　金沸草　麦冬　鹿角霜　木瓜　金毛脊　当归

取肝着汤、瓦楞子煎汤代水。

十诊　营卫者，阴阳之道路也。营为阴，卫为阳，卫之为言护卫也，全在阳气以舒之。兹乃阳气久虚，护卫失职，凉风暴感，外从皮毛渐入于卫，以致形寒脉紧，苔白，背仍胀，腿仍酸，脘胁苦痛亦不肯罢。急须解表，以使凉风补达，不使郁久发热为要。

川桂枝　白芍　炙甘草　厚朴　白杏仁　葱白　缩砂仁　当归　瓦楞子　橘红

十一诊　营行脉中、卫行脉外，既得桂枝汤一调营卫，则脉之中外自得和谐，病有向安之处矣。然时病时安，还在正气之盛衰无定，所以新感之凉风，久积之阴寒，未能一时化尽。推其原，究属阳气内亏，不能敷布使然耳。

川桂枝　白芍　炙甘草　防风　绵黄芪　当归　云茯苓　干姜　白杏仁　陈皮　瓦楞子

十二诊　鼻为肺窍，肺寒则鼻流清涕，肺热则流浊涕。兹乃清涕转浊，肺之所感风寒已经化热，表邪解矣。不过尚有余邪留落于鼻间而已，姑置勿论。就胁痛复作，作于霜降始寒，寒则气凝，凝则阳气郁，郁则营卫不通，不通则痛，良有以也。因思秋分一节，大剂温通，其痛本愈，何不复之。

鹿角霜　当归　白芍药　陈皮　炙甘草　干姜　云茯苓

取肝着汤、瓦楞子煎汤代水。

十三诊　天降繁霜，归之燥政，金令大行矣。行则肝木受戕，气从内郁，血亦内凝。凝滞则疼，郁开则缓，所以痛无定所，总不外乎肝之部分，随气之开阖而盛衰也。现在手足心热，不比旧时苦冷，想是真阳暂通，肝气下郁。《经》云：木郁达之。逍遥一法，未始不可权行。

逍遥散

另取白芥子、水红花子、葱白、麸皮四味炒热，熨之。

十四诊　逍遥之下，胁上之痛暂止一夜，今又移入下胁，且及中脘连及背胀，显系肝郁暂开，而其浊阴之气归并中宫。中宫之阳气前不能通，后不能运，所以脉反弦也。斩关直入，开通阳气，驱逐浊阴，非雄烈之品不足以有为。

制川附　於术　潞党参　干姜　九香虫　炙草　白芍药　当归　新会皮

另：獭肝五分，开水磨服。

（《延陵弟子纪略》）

吴鞠通

两疏气血，苦辛宣络治肝着

吴鞠通（1758~1836），名瑭，清代医家

伊氏 二十岁，肝郁胁痛，病名肝着，亦妇科之常证，无足怪者。奈医者不识，见其有寒热也，误以为风寒而用风药。夫肝主风，同气相求，以风从风，致令肝风鸱张；肝主筋，致令一身筋胀；肝开窍于目，致令昼夜目不合、不得卧者七八日；肝主疏泄，肝病则有升无降，失其疏泄之职，故不大便，小溲仅通而短赤特甚。医者又不识，误以为肠胃之病，而以大黄通之，麻仁润之，致令不食不饥，不便不寐，六脉洪大无伦，身热，且坐不得卧，时时欲呕，烦躁欲怒，是两犯逆也。《金匮》论一逆尚引日，再逆促命期，不待智者而知其难愈也。议宣通经脉法，肝藏血，络主血故也，必加苦寒泄热，脉沉洪有力，且胆居肝内，肝病胆即相随故也。

旋覆花包，五钱　炒黄连二钱　桃仁四钱　归须四钱　郁金三钱　川楝皮五钱　新绛四钱　降香末四钱　苏子四钱　急流水八碗

又　服前方见小效，即于前方内加减川楝皮二钱，加丹皮三钱，炒黑、生香附二钱。

又　胁痛减其大半，但不得寐，时时欲呕，拟两和阳明、厥阴，仍兼宣络。

半夏醋炒，五钱　青皮钱半　降香末三钱　新绛三钱　归须三钱

苏子霜三钱　秫米一撮　桃仁三钱　川楝皮二钱　广郁金二钱　黄芩二钱

　　煮三碗，日二夜一。

　　又　昨方业已效，今日复苦药，即苦与辛合能降能通之意，即于前方内加古勇黄连（姜汁炒）二钱。

　　又　昨用苦辛法，脉减便通。今日腹中觉痛，将近经期，一以宣络为主。

　　新绛纱五钱　苏子霜二钱　丹皮炒，二钱　制香附二钱　两头尖二两　旋覆花五钱　延胡索二钱　条芩酒炒，钱半　桃仁泥四钱　降香末三钱　归须三钱　郁金三钱

　　水八碗，煮取三杯，日二夜一。

　　又　昨日一味通络，已得大便通利，腹中痛止，但不成寐；今日用胃不和则卧不安，饮以半夏汤，覆杯则寐法，仍兼宣络。此仲景先师所谓冲脉累及阳明，先治冲脉后治阳明也。

　　半夏一两　旋覆花五钱　降香末二钱　秫米二两　新绛四钱

　　水十杯，煮成四杯，日三夜一。

　　又　昨与半夏汤和胃，业已得寐，但脉沉数，溲赤短，拟加苦药，泄肝热而通小肠火腑。

　　半夏六钱　降香末三钱　黄柏盐水炒，二钱　秫米一两　新绛四钱　旋覆花五钱　生香附三钱　黄连炒，二钱

　　煎法如前。

　　又　昨日和胃宣络，兼用苦通火腑，今日得寐，溲色稍淡，口亦知味，是阳明有渐和之机矣。惟胸中微痛，背亦掣痛，按肝脉络胸，背则太阳经也。是由厥阴而累及少阳，肝胆为夫妻也；由少阳而累及太阳，少太为兄弟也。今日仍用前法，加通太阳络法。

　　半夏五钱　降香末三钱　黄柏盐水炒，钱半　旋覆花三钱　古勇黄连一钱　桂枝尖三钱　新绛三钱　秫米六钱　生香附三钱

煎法如前。

又 绕脐痛者，瘕也，亦冲脉、肝经之病。

桂枝尖三钱 新绛三钱 半夏五钱 炒云连一钱 当归炒，三钱 黑生香附三钱 淡吴萸炒，三钱 小茴香炒，三钱 黑秫米八钱 川楝子三钱

又 两和肝胃，兼治瘕痛。

半夏八钱 青皮二钱 吴萸炒，三钱 黑新绛纱三钱 小茴香炒，三钱 黑生香附三钱 旋覆花三钱 桂枝尖三钱 云连炒黑，钱半 淡干姜二钱 乌药三钱 秫米一两 降香末三钱 全当归炒黑，三钱

煮成四碗，日三夜一。

又 腹中拘急而痛，小便短赤，皆阴络阻塞，浊阴凝聚之象。与宣通阴络、降浊法。

桂枝尖三钱 降香末三钱 琥珀研细末，三分 小茴香炒，三钱 川楝皮三钱 麝香研冲，五分 新绛三钱 两头尖二钱 延胡索二钱 吴萸钱半 归须三钱 桃仁泥二钱

水六杯，煮成二杯，每服半杯，冲韭白汁两小茶匙，日二杯，夜一杯，明早一杯。

又 仍用前方，但昨日未用半夏，今彻夜不寐，酉刻再服《灵枢》半夏汤一帖。

又 因肝病不得疏泄，兼有痹痛，拟两疏气血法。

桂枝尖三钱 川楝子三钱 小茴香三钱 炒黑牛膝二钱 防己二钱 降香末三钱 新绛三钱 归须三钱 蚕沙三钱 桃仁泥三钱 黄连一钱吴萸汁炒

又 诸症悉减而未尽，左脉已和，右脉弦大，是土中有木，于两疏气血之中，兼泄木安土法。

桂枝尖三钱 牛膝二钱 郁金二钱 归须三钱 白芍酒炒，三钱

杏仁三钱　蚕沙三钱　降香末二钱　半夏五钱　青皮二钱　川楝子三钱
防己二钱　新绛三钱　小茴香三钱　茯苓皮三钱

又　右脉弦刚，土中木盛。

白芍酒炒，六钱　茯苓块四钱　郁金三钱　桂枝尖四钱　降香末三钱　新绛三钱　姜半夏六钱　归须三钱　广皮二钱　小茴香三钱　川楝子三钱

又　脉弦数，头痛时止时甚，向来时发时止，已非一日。此乃少阳络痛，虚风内动也。今日且与清胆络法，勿犯中焦。

桑叶二钱　甘菊花二钱　刺蒺藜一钱　丹皮钱半　羚羊角八分　苦桔梗一钱　炒白芍二钱　钩藤一钱　生甘草八分

又　治下焦络法。

桂枝尖二钱　泽兰钱半　新绛二钱　整当归五钱　生香附三钱　小茴香三钱　白芍酒炒，六钱　缩砂仁研细，二钱　郁金三钱

煮成三杯，日二夜一。

又　八脉隶属于肝肾，肝病久，未有不累及八脉者，用通补阴络，兼走八脉法。

桂枝尖一钱　杞子炒黑，二钱　小茴香二钱　杭白芍六钱　归身三钱　缩砂仁钱半　新绛钱半　桂圆肉二钱

又　法同前。

桂枝尖一钱　全当归三钱　桂圆肉二钱　广木香一钱　炒白芍六钱
降香末三钱　生香附三钱　新绛三钱　川芎二钱　泽兰一钱

尹氏　三十二岁，误服大辛大温，致伤心阳，使下焦浊阴来攻，过提致少阳无忌，有升无降，上愈盛，下愈虚。且与镇固法，非治病也，特医药耳。

新纱三钱　栀子炒黑，三钱　半夏六钱　旋覆花三钱　古勇黄连钱半　代赭石煅，一两　降香末五钱　焦白芍三钱　紫石英研细，一两　炙

龟甲五钱

煮成三大茶杯，分三次服，渣再煎一杯服。

又　镇冲脉，泄胆阳，业已得效，仍宗其法。其血络之郁痛未能卒治，盖事有缓急也。

紫石英一两　代赭石一两　焦白芍五钱　新绛纱四钱　古勇黄连一钱　山栀炒，三钱　炙龟甲八钱　旋覆花三钱　半夏六钱

苏氏　三十二岁，癸亥十月二十八日。脉弦数，左尺独大，瘕居右胁，发则攻心，痛跃不止，病名肝着，先宜宣络，后补八脉。

新绛纱三钱　归须二钱　广郁金二钱　旋覆花三钱　炒桃仁三钱　两头尖拣净两头圆，三钱　降香末三钱　丹皮炒，三钱　延胡索二钱

初二日　肝着用通络法，业已见效，仍宗前法。但必须用化癥回生丹间服为妙，取其治病而不伤正耳。

新绛纱三钱　归须二钱　延胡索二钱　旋覆花三钱　桃仁三钱　生香附三钱　苏子净霜三钱　降香末三钱　半夏三钱　广郁金三钱　乌药二钱

二帖。

初三日　于前方内加：两头尖三钱、丹皮炒三钱、白芍三钱、韭白汁三小匙。

初六日　药力不及，且用进法。

新绛纱三钱　桃仁泥三钱　藏红花二钱　旋覆花三钱　归须钱半　生香附三钱　焦白芍六钱　丹皮五钱　川楝子三钱

三帖。

十四日　仍宗前法。

新绛纱三钱　桃仁泥五钱　归须二钱　旋覆花三钱　藏红花三钱　降香末三钱　栀子炒黑，三钱　生香附三钱　延胡索二钱　广郁金二钱　苏子霜三钱　川楝子三钱

三帖。

十六日　业已见效，照前方日服半帖，丸药减三分之二。

甲子正月十九日经来五日，颜色已正，不得过行伤正。其瘕气，留为丸药化可也。兹拟宁心止汗。

白芍炒，六钱　粉丹皮三钱　洋参二钱　茯苓块五钱　制五味一钱
牡蛎五钱　整朱砂三钱　麦冬连心，五钱　大生地五钱　炙龟甲八钱
大枣去核，二枚　小麦三钱

水八碗，煮取三碗，分三次服。三帖。

恒妇　庚寅六月廿九日，十九岁。肝郁兼受燥金，胁痛二三年之久，与血相搏，发时痛不可忍，呕吐不食，行经不能按月，色黑且少，渐至经止不行，少腹痛胀。汤药先宣肝络，兼之和胃，再以丸药缓通阴络。

新绛纱三钱　桃仁三钱　川椒炭三钱　旋覆花包，三钱　归须三钱
苏子霜三钱　姜半夏五钱　青皮二钱　广橘皮三钱　降香末三钱　生姜
五钱

煮三杯，分三次服。十四帖。外以化癥回生丹，每日清晨服一钱，开水调服。

七月十四日：诸症俱减，照原方再服七帖，分十四日服。每日仍服化癥回生丹一钱。

廿八日：痛止胀除，饮食大进，惟经仍未行，六脉弦细，右更短紧，与建中合二陈汤以复其阳。

姜半夏四钱　桂枝四钱　生姜三大片　广橘皮三钱　白芍炒二钱　大
枣去核，二枚　炙甘草三钱　胶饴一两

去渣后化入，煮二杯，分二次服。每日服化癥回生丹一钱。

八月十七：服前方十数帖，兼服化癥回生丹十数丸。一切俱佳，经亦大行。

（《吴鞠通医案》）

陆以湉

漫 话 胁 痛

陆以湉（1802~1865），字薪安，号敬安，清代医家

胁痛当辨左右。有谓左为肝火或气，右为脾火或痰与食。（丹溪则谓左属瘀血，右属痰）有谓左属肝，右为肝移邪于肺。余观程杏轩治胁痛在右而便闭，仿黄古潭治左胁痛法：用瓜蒌一枚，甘草二钱，红花五分，神效。以瓜蒌滑而润下，能治插胁之痛，甘草缓中濡燥，红花流通血脉，肝柔肺润，其效可必，是肝移邪于肺之说为的也。又观薛立斋治右胁胀痛，喜手按者，谓是肝木克脾土，而脾土不能生肺金，则为脾为肺，固一以贯之矣。

今人所谓心痛、胃痛、胁痛，无非肝气为患。此有虚实之分，大率实者十之二，虚者十之八。余表兄周士熙，弱冠得肝病胃痛，医用疏肝之药即止。后痛屡发，服其药即止，而病发转甚。成婚后数月，痛又大发，医仍用香附、豆蔻、枳壳等药，遂加剧而卒。盖此症初起，即宜用高鼓峰滋水清肝饮、魏玉横一贯煎之类，稍加疏肝之味，如鳖血炒柴胡、四制香附之类，俾肾水涵濡肝木，肝气得舒，肝火渐息而痛自平。若专用疏泄，则肝阴愈耗，病安得痊？余尝治钮秬村学博福厘之室人肝痛，脉虚，得食稍缓。用北沙参、石斛、归须、白芍、木瓜、甘草、云苓、鳖血炒柴胡、橘红，二剂痛止；后用逍遥散，加参、归、石斛、木瓜，调理而愈。

（《冷庐医话》）

费伯雄

血虚气旺胁痛案

费伯雄（1800~1879），字晋卿，江苏武进人，清代医家

荣血不足，肝气太旺，犯胃克脾之胁痛案。

某 荣血不足，肝气太旺，犯胃克脾，胸闷不舒，胁肋作痛。宜养血柔肝，健脾和胃。

全当归二钱大　白芍一钱　炙甘草五分　茯苓二钱　川郁金二钱　青皮一钱　乌药一钱半　白蒺藜三钱　小川朴一钱　大砂仁一钱　玫瑰花五分　沉香四分　猩绛四分

按：方中有用"猩绛"一药者，亦称"新绛"，考此药最早见于《金匮要略》"肝着病"旋覆花汤，明《本草纲目》独遗此味，至有清一代，江南医家反喜用此药，至今日，因其原生药物有争议，药典已不复记载。目前一般用方时"新绛"可直书"茜草"，其具有凉血止血、活血化瘀之功。

血虚气旺，阻塞中宫之胁痛案。

某 血虚气旺，阻塞中宫，散走两胁，络痛难忍，坐卧不安，六脉沉涩。用温通、理气、平肝。

桂苏梗二钱　炒当归二钱　橘络一钱半　九香虫一钱　桂枝一分　老山朴六分　川楝子炒，三钱　川连吴萸二分拌炒，三分　公丁香二只　炒赤芍一钱　乌药一钱半　木香五分　川郁金二钱　白檀香一分　佛手花五分

（《费伯雄医案》）

柳宝诒

滋养营阴，息肝和络治疗胁痛

柳宝诒（1842~1901），字谷孙，晚清医家

方 肺胃络脉之气，升逆不降。两胁牵掣板痛，动作则愈甚，此属营络之病，仅与调气，尚无效也。

旋覆花红花同包　归须　橘络　细苏梗　桑白皮　广郁金　桃仁去皮尖　瓜蒌皮酒炒　丹参　枳实　紫菀蜜炙　枇杷叶

尤 右胁因伤瘀阻，血络不能，呼吸掣痛。当和血络，勿令久瘀为要。

旋覆花红花同包　粉前胡　桑白皮　紫丹参　广郁金　归须　橘络　南沙参　青蒿　香瓜子　紫菀茸　参三七磨　鲜藕煎汤代水

姜 阴虚不能涵木，木火升动，肺金受克，咳呛气逆，左胁板痛，悉由乎此。四肢不温，乃阳气内厥，阴气不承；阳气愈亢，则四肢愈清。脉象细数不静，亦属阳气不藏，营阴被烁之象。前方息肝和络，五大剂后，偏卧咳呛略减，余证仍然。兹拟滋养营阴，镇摄阳光。虽不专治肺肝，而阴气充，则肝自柔；阳气藏，则肺受荫，所谓治病必求其本也。录方拟与三才固本法，相间服之。

大生地　东白芍　白石英　左牡蛎　刺蒺藜　马料豆　炒丹皮　长牛膝秋石化水拌收　淡天冬　清阿胶黛蛤散拌炒　功劳子　元武板鲜藕煎汤代水

刘 胆火循经而上，耳后振动作痛，引及左胁。法当疏泄木火。

羚羊角 蒺藜 牡蛎 甘菊花 黑山栀 丹皮 白芍 郁金 象贝 首乌藤 丝瓜络 薄荷

二诊：左脉弦搏，右脉动数。左胁震动作痛，上引耳后。肝胆之火，内郁不化。当法疏泄清降。

川连 黑山栀 丹皮 生甘草 薄荷 牡蛎盐水炒 磁石 羚羊角 刺蒺藜 夜交藤 金器 竹二青

（《柳宝诒医案》）

马培之

胁痛医案举隅

马培之（1820~1903），清代名医

司马右

营阴不足，肝气太旺，中胃受其克制，气少下降，右胁下气痛，窜及脘中，心神不安，卧而不寐，魂梦不藏。法宜养阴，柔肝和胃。

丹参　柏子仁　合欢皮　郁金　茯神　全当归　陈皮　白蒺藜　冬瓜子　香附　橘叶　白梅瓣

又方痛时服：

延胡索　左金丸　郁金　台乌药　丹参　川楝子　青皮　苏合香丸　法半夏　合欢皮　粉甘草　芝麻穗

按：用药秩然有序，胸有成竹。

高左

肝木克脾，气滞于络，脐上脘下作痛，气窜腰胁，响动则气松而痛止，大便艰难，半年以来，谷少形神消瘦，脾土大伤，当扶土抑木，兼理气滞。

当归　白芍　桂枝　乌药　炙甘草　白术　青皮　茯苓　煨姜　荔枝核　饴糖

二诊　厥阴肝经之脉，希于两胁，胃脉系于胸中，肝乘于胃，脘痛气窜，右胁响动则安，谷少神羸，腑气不畅，中阳已馁，昨进建中尚合，宗前法。

台须　白术　当归　柏子仁　桔梗　炙甘草　青皮　乌药　云茯苓　荔枝核　煨姜　饴糖

三诊　气自少腹上攻胁肋即痛，气降则松而痛止。脉象虚弦带紧，谷食不香，精神疲乏，舌苔滑腻，中阳衰馁，浊阴聚于肝络，拟用吴萸汤加味。

吴茱萸　干姜　桂枝　小茴香　党参　乌药　归身　炙甘草　青皮　茯苓　降香　白术　姜

按：初、二诊扶土为主，三诊抑木为主。

潘左

营血不足，肝胃不和，痰气滞于脉络，右胸胁作痛，吞吐酸水清涎，痛彻背胁。拟温中养营，化痰理气。

法半夏　茯苓　白芥子　枳壳　台乌药　枇杷叶　川桂枝　陈皮　新降香　生姜　延胡索　旋覆花

按：上方为六安煎化裁。

孙寿二

肝木犯中，胁肋作痛，甚则作吐，胸脘不舒。拟抑木和中。

左金丸　陈皮　竹茹　枳壳　法半夏　郁金　白蒺藜　丹参　橘叶　茯苓　香附　姜

二诊：去左金丸、橘叶、竹茹，加当归、砂仁、佛手。

按：此胁痛兼吐之治。方取左金丸合温胆汤加味。

张聿青

痰湿胁痛，旋运中阳案

张聿青（1844~1905），名乃修，晚清医家

某左 烟体痰浊素盛，痰湿下注，发为泻痢，痢止而痰湿不行，升降开合之机，皆为之阻，以致右胁作痛，痛势甚剧，按之坚硬有形，中脘板滞，不时呃忒，气坠欲便，而登圊又不果行。苔白罩霉，脉形濡细，此痰湿气三者互聚，脾肺之道路，阻隔不通，以致流行之气，欲升不能，欲降不得，所以痛甚不止矣。气浊既阻，中阳安能旋运，挟浊上逆，此呃之所由来也。在法当控逐痰涎，使之宣畅。然脉见濡细，正气已虚，病实正虚，深恐呃甚发厥，而致汗脱。拟疏通痰气，旋运中阳，以希万一。即请明哲商进。

生香附研，二钱　真新绛七分　公丁香三分　橘红一钱　橘络一钱五分　磨刀豆子冲，四分　竹茹姜汁拌炒，一钱五分　炒枳壳一钱　旋覆花包磨，三钱　郁金冲，七分　青葱管三茎

改方：服一剂后痛势大减，去郁金。加苏子三钱，炒白芥子一钱，乳没药各二分，黑白丑各三分，六味研极细末，米饮为丸如绿豆大，烘干，开水先服。其内香附，旋覆花用一钱五分。

原注：服药后右胁不痛，但便泄不止，改用连理汤出入。

钟左 右胁作痛。脉象沉弦。饮悬胁下，脾肺之络在右也。

广郁金　赤白苓　广皮　旋覆花　生香附　制半夏　炒苏子　枳

壳　真新绛　青葱管

二诊：胁下之痛，仍然未定。左脉弦大，右关带滑。气郁湿阻不宣。再为宣通。

制半夏　制香附　杭白芍　川萆薢　川芎　橘皮络　旋覆花　真新绛　广郁金　葱管　醋炒柴胡

（《张聿青医案》）

曹南笙

损及营络，柔以济之

曹南笙（1876~1918），清代医家

某右 诊脉动而虚，左部小弱，左胁疼痛，痛势上行，得食稍安，此皆操持太甚，损及营络，五志之阳，动扰不息，嗌干，舌燥，心悸，久痛津液致伤也。证固属虚，但参术归芪补方未能治及络病，内经肝病不越三法：辛散以理肝，酸泄以体肝，甘缓以益肝。盖肝为刚脏，必柔以济之，自臻效验耳。

桃仁　柏子仁　新绛　归尾　橘红　琥珀

痛缓时用丸方：真阿胶　小生地　枸杞子　柏子仁　天冬　刺蒺藜　茯神　黄菊花

某左 痛在胸胁，游走不一，渐至痰多，手足少力，初病两年，寝食如常，今夏病甚，此非脏腑之病，乃由经脉继及络脉。大凡经主气、络主血，久病血瘀，治法不分经络，但忽寒忽热，宣其无效，试服新绛一方小效，乃络方耳。议通少阳阳明之络，以冀通则不痛。

归须　桃仁　泽兰叶　柏子仁　香附汁　丹皮　穿山甲　乳香　没药　水泛丸

（《吴门曹氏三代医验集》）

张锡纯

厥阴不治求诸阳明，温升疏肝药取桂枝

张锡纯（1860~1933），字寿甫，晚清民国医家

陈某 天津，年六旬，得胁下作疼证。

因操劳过度，遂得胁下作疼病。

其疼或在左胁，或在右胁，或有时两胁皆疼，医者治以平肝、疏肝、柔肝之法皆不效。迁延年余，病势浸增，疼剧之时。觉精神昏愦。其脉左部微细，按之即无，右脉似近和平，其搏动之力略失于弱。

人之肝居胁下，其性属木，原喜条达，此因肝气虚弱不能条达，故郁于胁下作疼也。其疼或在左或在右者，《难经》云：肝之为脏其治在左，其藏在右胁右肾之前并胃，著于胃之第九椎（《医宗金鉴》刺灸篇曾引此数语，今本《难经》不知被何人删去）。所谓藏者，肝脏所居之地也，谓治者肝气所行之地也。是知肝虽居右而其气化实先行于左。其疼在左者，肝气郁于所行之地也；其疼在右者，肝气郁于所居之地也；其疼剧时精神昏愦者，因肝经之病原与神经有涉也（肝主筋，脑髓神经为灰白色之筋，是以肝经之病与神经有涉）。治此证者，当以补助肝气为主。而以升肝化郁之药辅之。

生箭芪五钱　生杭芍四钱　玄参四钱　滴乳香炒，三钱　明没药不炒，三钱　生麦芽三钱　当归三钱　川芎二钱　甘草钱半

共煎汤一大盅，温服。

方书有谓肝虚无补法者，此非见道之言也。黄芪为补肝之主药，何则？黄芪之性温而能升，而脏腑之中秉温升之性者肝木也，是以各脏腑气虚，黄芪皆能补之。而以补肝经之气虚，实更有同气相求之妙，是以方中用之为主药。然因其性颇温，重用之虽善补肝气，恐并能助肝火，故以芍药、玄参之滋阴凉润者济之。用乳香、没药者以之融化肝气之郁也。用麦芽、川芎者以之升达肝气之郁也。究之，无论融化升达，皆通行其经络使之通则不痛也。用当归者以肝为藏血之脏，既补其气，又欲补其血也。且当归味甘多液，固善生血，而性温味又兼辛，实又能调和气分也。用甘草者以其能缓肝之急，而甘草与芍药并用，原又善治腹疼，当亦可善治胁疼也。

再诊　将药连服四剂，胁疼已愈强半，偶有疼时亦不甚剧。脉象左部重按有根，右部亦较前有力，惟从前因胁疼食量减少，至此仍未增加，拟即原方再加健胃消食之品。

生箭芪四钱　生杭芍四钱　玄参四钱　於白术三钱　滴乳香炒，三钱　明没药不炒，三钱　生麦芽三钱　当归三钱　生鸡内金黄色的捣，二钱　川芎二钱　甘草钱半

共煎汤一大盘，温服。

三诊　将药连服四剂，胁下已不作疼，饮食亦较前增加，脉象左右皆调和无病，惟自觉两腿筋骨软弱，此因病久使然也。拟再治以疏肝、健胃、强壮筋骨之剂。

生箭芪四钱　生怀山药四钱　天花粉四钱　胡桃仁四钱　於白术三钱　生明没药三钱　当归三钱　生麦芽三钱　寸麦冬三钱　生鸡内金黄色的捣，二钱　真鹿角胶三钱

药共十一味，将前十味煎汤一大盅，再将鹿角胶另用水炖化和匀，温服。

将药连服十剂，身体渐觉健壮，遂停服汤药，用生怀山药细末七八钱，或至一两，凉水调和煮作茶汤，调以蔗糖令其适口，当点心服之。服后再嚼服熟胡桃仁二三钱，如此调养，宿病可以永愈。

齐某 天津，年五旬，得胁下作疼，兼胃口疼病。

素有肝气不顺病，继因设买卖累赔，激动肝气，遂致胁下作疼，久之胃口亦疼。

其初次觉疼恒在申酉时，且不至每日疼，后浸至每日觉疼，又浸至无时不疼。屡次延医服药，过用开破之品伤及脾胃，饮食不能消化，至疼剧时恒连胃中亦疼。其脉左部沉弦微硬，右部则弦而无力，一息近五至。

其左脉弦硬而沉者，肝经血虚火盛而肝气又郁结也。其右脉弦而无力者，土为木伤，脾胃失其蠕动健运也。其胁疼之起点在申酉时者，因肝属木申酉属金，木遇金时其气化益遏抑不舒也。《内经》谓："厥阴不治，求之阳明。"夫厥阴为肝，阳明为胃，遵《内经》之微旨以治此证，果能健补脾胃，俾中焦之气化营运无滞，再少佐以理肝之品，则胃疼可愈，而胁下之疼亦即随之而愈矣。

生怀山药一两　大甘枸杞六钱　玄参五钱　寸麦冬带心，四钱　於白术三钱　生杭芍三钱　生麦芽三钱　桂枝尖二钱　龙胆草二钱　生鸡内金黄色的捣，二钱　厚朴钱半　甘草钱半

共煎汤一大盅，温服。

复诊 将药连服四剂，胃中已不作疼，胁下之疼亦大轻减，且不至每日作疼，即有疼时亦须臾自愈。脉象亦见和缓，遂即原方略为加减俾再服之。

生怀山药一两　大甘枸杞六钱　玄参四钱　寸麦冬带心，四钱　於白术三钱　生杭芍三钱　当归三钱　桂枝尖二钱　龙胆草二钱　生鸡内金黄色的捣，二钱　醋香附钱半　甘草钱半　生姜二钱

共煎汤一大盅，温服。

将药连服五剂，胁下之疼霍然痊愈，肝脉亦和平如常矣。遂停服汤药，俾日用生怀山药细末两许，水调煮作茶汤，调以蔗糖令适口，以之送服生鸡内金细末二分许，以善其后。

或问　理肝之药莫如柴胡，其善疏肝气之郁结也。今治胁疼两方中皆桂枝而不用柴胡，将毋另有取义？答曰：桂枝与柴胡虽皆善理肝，而其性实有不同之处。如此证之疼肇于胁下，是肝气郁结而不舒畅也，继之因胁疼累及胃中亦疼，是又肝木之横恣而其所能胜也。柴胡能疏肝气之郁，而不能平肝木之横恣，桂枝其气温升（温升为木气），能疏肝气之郁结则胁疼可愈，其味辛辣（辛辣为金味），更能平肝木横恣则胃疼亦可愈也。惟其性偏于温，与肝血虚损有热者不宜，故特加龙胆草以调剂之，俾其性归和平而后用之，有益无损也。不但此也，拙拟两方之要旨，不外升肝降胃，而桂枝之妙用，不但为升肝要药，实又为降胃要药。《金匮》桂枝加桂汤，治肾邪奔豚上干直透中焦，而方中以桂枝为主药，是其能降胃之明征也。再上溯《神农本草经》，谓桂枝主上气咳逆及吐吸（吸不归根即吐出，即后世所谓喘也），是桂枝原善降肺气，然必胃气息息下行，肺气始能下达无碍。细绎经旨，则桂枝降胃之功用，更可借善治上气咳逆吐吸而益显也。盖肝升胃降，原人身气化升降之常，顺人身自然之气化而调养之，则有病者自然无病，此两方之中所以不用柴胡皆用桂枝也。

李姓妇　年近四旬，得胁下疼证。

平素肝气不舒，继因暴怒，胁下陡然作疼。

两胁下掀疼甚剧，呻吟不止，其左胁之疼尤甚，请人以手按之则其疼稍愈，心中时觉发热，恶心欲作呕吐，脉左右两部皆弦硬。此肝气胆火相助横恣，欲上升而不能透膈，郁于胁下而作疼也。当平其肝气泻其胆火，其疼自愈。

川楝子捣碎，八钱　　生杭芍四钱　　生明没药四钱　　生麦芽三钱　　三棱三钱　　莪术三钱　　茵陈二钱　　龙胆草二钱　　连翘三钱

磨取生铁锈浓水，煎药取汤一大盅，温服。

方中川楝、芍药、龙胆，引气火下降者也。茵陈、生麦芽，引气火上散者也。三棱、莪术，开气火之凝结，连翘、没药，消气火之弥漫，用铁锈水煎药者，借金之余气，以镇肝胆之木也。

煎服一剂后其疼顿止，而仍觉气分不舒，遂将川楝、三棱、莪术各减半，再加柴胡二钱，一剂痊愈。

（《医学衷中参西录》）

赵文魁

滋补肝肾，和络开郁治疗胁痛

赵文魁（1873~1934），字友琴，绍兴人，晚清民国医家

血虚胁痛案

孙右 59岁。

血虚营阴不足，肝木失其涵养，络脉不和，胸胁胀痛，自觉气短乏力，面色萎黄不华，胁肋疼痛，按之则舒。养血柔肝，和络安神。

熟地黄八钱　炙鳖甲三钱　法半夏三钱　何首乌三钱　茯神三钱　木瓜三钱　沙苑子三钱　清阿胶烊化，三钱　赤白芍各三钱

胁痛一证与肝、胆、肾三脏的关系密切。《景岳全书·胁痛》从临床实际出发，根据病因的不同，分为外感与内伤两类，并提出以内伤者为多见。归纳内伤胁痛的发病原因，包括肝火内郁、郁结伤肝、痰饮停伏、外伤血瘀及肝肾亏损等。本案盖属血虚营阴不足，阴血亏虚，肝络失和，疏泄不利，故胁肋疼痛，按之则舒。究其病因，大抵由于久病体虚，或劳欲过度，精血亏损，肝肾不足，血虚不能养肝，肾虚不能藏精，络脉失其濡养而致胁痛，精血虚少，不能上荣于面，故面色萎黄不华。血虚不能充养全身，故自觉气短乏力。治当养血柔肝以治其本，和络安神，兼缓疼痛。

药用熟地黄养血滋阴，补精育髓，常用于阴亏血少之证，如眩晕、心悸、潮热、盗汗等。用白芍养血敛阴，柔肝止痛，加赤芍活血

化瘀，通络止痛，二药配合有敛有行，和肝而胁痛可止。用何首乌补益精血，滋补肝肾。用清阿胶补血滋阴，润燥生津。以上四药，养血滋阴以扶助正气。用鳖甲滋阴潜阳，善入络脉，止胁腹虚痛。用法半夏燥湿化痰，与茯神相配健脾化湿，清心安神。用沙苑子滋肾阴，潜肝阳，补肾固精，治虚劳腰胁痛。用木瓜柔筋活络，缓急止痛。从本方看，一则滋养阴血，二则健脾化痰，三则舒筋活络止其痛。故正复则邪退，邪去则正安。

孙右 31 岁。

久病之后，正气早衰，血虚络脉失养，四体麻木时作，左侧胁肋隐约微痛，得按则舒，过劳即重，心悸怔忡，夜寐不宁。养血柔筋以治其本，和络安神求其寐安。

熟地黄砂仁五分与熟地同拌炒，三钱　当归三钱　炙鳖甲三钱　首乌藤五钱　旱莲草三钱　女贞子三钱　杭芍三钱　沙苑子三钱　木瓜三钱

本病案与上一案病机、症状皆有相似之处，但此与上案临床表现更为突出。久病之后，体虚羸弱，肝失所养，诸症俱见。肝主藏血，是指肝脏具有贮藏血液和调节血量的功能，在生理状态下，人体各部分的血液流量，常随着人体的活动情况、情绪变化以及外界因素的影响而有所改变，当人在劳动工作或情绪激动时，机体各部分的需血量增加，循环血量也须相应增加，这时，肝脏就把贮藏的血液排出，以供机体活动需要。而当人在休息及情绪安定时，全身活动量减少，机体所需血量亦减少，部分血液便贮藏于肝脏。《素问·五脏生成》说："故人卧血归于肝，肝受血而能视，足受血而能步，掌受血而能握，指受血而能摄。"而在病理情况下，肝血不足（肝血虚）则出现各种异常表现，如不能濡养于筋，则筋肉拘急，屈伸不利；络脉失养，则四肢麻木时作。肝脉布胁肋，肝失所养，则左侧胁肋隐约微痛，得按则舒。过劳则耗血伤气，故病重。血虚不能养心，故心悸怔忡，夜寐不

宁。故养血柔筋以缓疼痛，和络安神求其寐安。

药用熟地黄养血滋阴，补精益髓；白芍养血敛阴，柔肝止痛；当归补血活血止痛，三药相配成四物汤去川芎之义，治血虚诸症，多依此化裁。肝血亏虚，络脉失养，故胁肋隐痛，精血充足，经脉调畅，则病自去。用旱莲草滋阴益肾，凉血清热，配女贞子补益肝肾，清其虚，二药相合，成二至丸之义，用于肝肾不足，骨蒸劳热，腰膝酸软等症。鳖甲咸寒，滋阴退蒸，沉降潜阳。用何首乌补肝肾，益精血，治疗血虚阴亏，心悸失眠，头晕耳鸣。沙苑子补肾固精，肾虚腰痛，单用本品也常获效。用木瓜疏肝柔筋，祛湿化浊，常用于筋脉拘急，腰腿痹痛。以上诸药，既有四物汤、二至丸等药填补肝肾精血，又有鳖甲、沙苑子、木瓜等味疏肝通络，可望阴阳调和而病愈。

气滞血瘀胁痛

施右 60岁。

胁下肋间络脉瘀滞，时或发为疼痛，病由肝气郁结而起，病延两年有余，仍须用王清任通络逐瘀方法。

紫苏梗二钱　紫降香一钱半　炙延胡索一钱　金铃子二钱　藕节三钱
炒僵蚕三钱　真新绛屑一钱半　炙鳖甲三钱　炙香附三钱　当归尾一钱半

肝居胁下，其经脉布于两胁，胆附于肝，其脉也循于胁，故胁痛之病，主要责于肝胆。肝主疏泄，性喜条达，若情怀不遂，肝失条达冲和之性，气机郁结，脉络阻滞，气不得通，则胁肋胀痛，气行时易时艰，故疼痛休作交替。气为血之帅，气行则血行，气止则血瘀，且肝又为藏血之脏，病程迁延，久治不愈，气病必及于血，病入血络，瘀滞不通，则痛势加重，固定不移，如割如刺，甚至形成癥瘕积聚，即叶天士所谓"久病在络，气血皆窒"（《临证指南医案·胁痛》）。治疗自当行气血、通络脉、逐瘀滞以止疼痛，宗王清任法。

方中紫苏梗理气和中；炙香附疏肝解郁，行气止痛，二者合用，以疏通气分之郁闭。金铃子苦寒性降，入肝胃，疏泄肝热，行气止痛；延胡索辛苦气温，苦能导郁而通经，辛能行散而宣滞，既能入肝经走血分，又能入脾肺走气分，有"行血中气滞，气中血滞"之功，为活血利血止痛之要药，二者相配即金铃子散，可使止痛之力倍增。藕节、当归尾、新绛，活瘀通络止痛，疏通血分之瘀滞。降香气香辛散，温通行滞，有活血散瘀、止血定痛之功。僵蚕、鳖甲，其味皆咸，能软坚散结，消癥破积。综观全方，以通散为主，气血并治，功专力宏，陈年痼疾，亦能克也。

曹颖甫

悬饮胁痛仗经方，逐饮荡涤十枣汤

曹颖甫（1866~1937），民国医家

张任夫　劳神父路仁兴里六号。

初诊：二十四年四月四日，水气凌心则悸，积于胁下则胁下痛，冒于上膈则胸中胀，脉来双弦，证属饮家，兼之干呕短气，其为十枣汤证无疑。

炙芫花五分　制甘遂五分　大戟五分

上研细末，分作两服。先用黑枣十枚煎烂，去渣，入药末，略煎和服。

张君任夫，余至友也。先患左颊部漫肿而痛，痛牵耳际，牙内外缝出脓甚多。余曰：此骨槽风也。余尝以阳和汤治愈骨槽风病多人，惟张君之状稍异，大便闭而舌尖起刺，当先投以生石膏、凉膈散各五钱，后予提托而愈。越日，张君又来告曰：请恕烦扰，我尚有宿恙乞诊。曰：请详陈之。曰：恙起于半载之前，平日喜运动蹴球，恒至汗出浃背，率不易衣。嗣觉两胁作胀，按之痛。有时心悸而善畏，入夜，室中无灯炬，则惴惴勿敢入，头亦晕，搭车时尤甚。嗳气则胸膈稍舒。夜间不能平卧，平卧则气促，辗转不宁。当夜深人静之时，每觉两胁之里有水声漉漉然，振荡于其间……余曰：请止辞，我知之矣。是证非十枣汤不治，药值甚廉，而药力则甚剧。君欲服者，尚须商诸吾师也。君曰：然则先试以轻剂可乎？曰：诺。当疏厚朴、柴胡、藿、佩、半夏、广皮、车前子、茯苓、清水豆卷、白术等燥湿行气之药与之。计药一剂，值银八角余。服之，其效渺然，张君曰：然则惟有遵命，偕谒尊师矣。

翌日，余径叩师门，则师诊视张君甫毕，并在立案矣。走笔疾书，方至"脉来双弦"之句。余问曰：先生，是何证也？曰：小柴胡也。予曰：不然，柴胡之力不胜，恐非十枣不效。先生搁笔沉思，急检《伤寒论》十枣汤条曰："太阳中风，下利呕逆，表解者，乃可攻之。其人漐漐汗出，发作有时，头痛，心下痞硬满。引胁下痛，干呕，短气，汗出，不恶寒者，此表解里未和也，十枣汤主之。"因问张君曰：君气短而干呕乎？曰：良然。师乃顾谓余曰：尔识证确，所言良是也。师乃续其案而书其方，即如上载者是。

又按《金匮》曰："脉沉而弦者，悬饮内痛。"又曰："病悬饮者，十枣汤主之。"余尝细按张君之脉，觉其滑之成分较多，弦则次之，沉则又次之。以三部言，则寸脉为尤显，与寸脉主上焦之说适合。以左右言，则左脉为较显，盖张君自言左胁之积水较右胁为剧也。

张君先购药，价仅八分，惊其值廉。乃煮大枣十枚，得汤去滓，分之为二。入药末一半，略煎，成浆状物。其夜七时许，未进夜饭，先服药浆，随觉喉中辛辣，甚于胡椒。张君素能食椒，犹尚畏之，则药性之剧可知。并觉口干，心中烦，若发热然。九时起，喉哑不能作声，急欲大便，不能顷刻停留，所下非便，直水耳。其臭颇甚。于是略停，稍进夜饭，竟得安眠，非复平日之转侧不宁矣。夜二时起，又欲大便，所下臭水更多，又安眠。六时，又大便，所下臭水益增多。又睡至十时起床，昨夜之喉哑者，今乃愈矣。且不料干呕、嗳气、心悸、头晕者羌均减，精神反佳。张君自知肋膜炎为难愈之疾，今竟得速效如此，乃不禁叹古方之神奇！

次日中午，喉间完全复原。下午七时，夜膳如常。九时半，进药，枣汤即前日所留下者。药后，胃脘甚觉难堪，胃壁似有翻转之状，颇欲吐，一面心烦，觉热，喉哑，悉如昨日，但略瘥可。至深夜一时，即泄水，较第一夜尤多。翌晨，呕出饭食少许，并带痰水，又泄臭水，但不多矣。至午，喉又复原，能进中膳如常，嗳气大除，两胁之胀大减。惟两胁之上（乳偏下）反觉比平日为胀。张君自曰：此胁上之胀，必平日已有，只因胁下剧胀，故反勿觉。今胁下之胀除，改胁上反彰明耳。而胆量仍小，眼目模糊，反有增无减，但绝无痛苦而已。

吾人既知服后经验，试更细阅十枣汤之煎服法，两相参研，乃知煎服法虽仅寥寥二三行，而其中所蕴蓄之精义甚多。煎服法曰："上三味，捣筛，以水一升五合，先煮肥大枣十枚，取八合；去滓，内药末，强人服一钱匕，羸人服半钱，平旦温服之，不下者，明日更加半钱，得快下后，糜粥自养。"观张君之第一日先药后饭而不呕，第二日之先饭后药而呕，可知也。先药后饭，较先饭后药为愈，亦安知平旦服之云者，不饭而服之也，较先药后饭为更愈乎。又云："快下后，糜粥自养。"则其未下以前，不能进食可知。实则下后糜粥自养，较先后俱不饭者为尤佳，此其第一义也。

曰："不下者，明日更加半钱。"而不言："不下，更作服。"可知"明日"二字，大有深意，即"明日平旦"之省文。盖平旦之时，胃腑在一夜休养之后，功能较为亢盛，故借其天时之利，以与此剧药周旋耳。且一日一服，不似其他汤药之可以多服，盖一以见药有大毒，不宜累进，一以为胃腑休养地步，此其第二义也。

强人一钱匕，羸人则改半钱，斤斤较其药量，倍显慎重之意。何者？其义与上述者正同，此其第三义也。

十枣汤以十枣为君，亦安知十枣之功用为何如乎？东人曰：大枣、甘草等药功用大同而小异，要为治挛急而已。说殊混统不可从。吾友吴君凝轩尝历考经方中大枣之功用，称其能保胃中之津液。今观十枣汤之下咽即起燥痛，则甘遂、大戟、芫花三者吸收水分之力巨可知，入胃之后，虽能逐水祛邪，然克伤津液，在所不免，故投十枣以卫之，方可正邪兼顾。又吴君谓十枣汤之服法，应每日用十枣煎汤，不可十枣分作两服，以弱保正之功，其说颇有见地。况旧说以枣为健脾之品，又曰脾能为胃行其津液。由此可知枣与胃液实有密切之关系。惟其语隐约，在可解不可解之间，今得吾友之说，乃益彰耳，此其第四义也。

甘遂、芫花、大戟为何作药末以加入，而不与大枣同煎，盖有深意，以余研究所得，凡药之欲其直接入肠胃起作用者，大都用散。薏苡附子败酱散，世人用之而不效，不知其所用者非散，乃药之汤耳。五苓散，世人用之又不效，谓其功不及车前子、通草远甚，不知其所用者非散，亦药之汤耳。至于承气亦直接在肠中起作用，所以不用散而用汤者，盖肠胃不能吸收硝黄，用汤无异散也。其他诸方，用散效、用汤而不效者甚多。虽然，甘遂等三药为末，入胃逐水，有此说在。又何能逐两胁间之积水乎？曰：水饮先既有道以入胁间，今自可循其道，追之使出，事实如此，理论当循事实行也，此其第五义也。

呜呼！仲圣之一方，寥寥二三行字，而其所蕴蓄之精义，竟至不可思议。凡此吾人所殚精竭虑，思议而后得之者，尚不知其是耶非耶？

二诊：四月六日。两进十枣汤，胁下水气减去大半，惟胸中尚觉胀濋，背酸，行步则两胁尚痛，脉沉弦，水象也。下后，不宜再下，当从温化。

姜半夏五钱　北细辛二钱　干姜三钱　熟附块三钱　炙甘草五钱　菟丝子四钱　杜仲五钱　椒目三钱　防己四钱

师谓十枣汤每用一剂已足，未可多进。所谓大毒治病，十去其四五是也。又谓甘遂、大戟皆性寒之品，故二诊例以温药和之。此方系从诸成方加减而得，不外从温化二字着想。惟据张君自言，服此方后，不甚适意。觉胁上反胀，背亦不舒，目中若受刺，大便亦闭结。按此或因张君本属热体，而药之温性太过欤？

三诊：四月八日。前因腰酸胁痛，用温化法，会天时阳气张发，腰胁虽定，而胸中胀懑，左胁微觉不舒。但脉之沉弦者渐转浮弦。病根渐除，惟大便颇艰，兼之热犯脑部，目脉为赤，当于胸胁着想，用大柴胡汤加厚朴、芒硝。

软柴胡三钱　淡黄芩三钱　制半夏三钱　生川军后下，三钱　枳实三钱　厚朴二钱　芒硝冲，钱半

张君言：服药后，夜间畅下四五次，次日觉胁背均松，胸中转适，精神爽利，诸恙霍然。观此方，知师转笔之处，锐利无比。前后不过三剂，药费不过三元，而竟能治愈半载宿恙之肋膜炎病。呜呼，其亦神矣！

曹颖甫曰：凡胸胁之病多系柴胡证，《伤寒·太阳篇》中累出，盖胸中属上焦，胁下则由中焦而达下焦，为下焦水道所从出，故胁下水道瘀塞即病悬饮内痛，而为十枣汤证。胸中水痰阻滞，上湿而下燥不和，则为大陷胸汤证。若胸中但有微薄水气，则宜小柴胡汤以汗之。胁下水气既除，转生燥热，则宜大柴胡汤以下之，可以观其通矣。

（《经方实验录》）

匡萃璋

阐发慢肝伏气机制，探析病位证治方药

匡萃璋（1943~　），南昌大学江西医学院第一附属医院主任医师

"慢肝"临床表现中的伏气特征

"慢肝"在证候表现上有许多与传统伏气理论极相吻合的特点。

1. 发病之初即见里证："慢肝"起病之初多见恶心、厌油、纳差、腹胀、大便不爽、小便黄或赤或浊等太阴、阳明证；或胁痛、口苦、烦冤、懊侬等少阳郁结证。而综合其舌脉，则可以发现其证候多为"血分瘀热"，或"阴虚血热"，或"湿毒内蕴"，或"火毒内伏"等里证，提示其邪毒入体已深，非寻常六淫新感可比。《伤寒论》云："此为瘀热在里，身必发黄，茵陈蒿汤主之。"可见仲景于其邪之伏郁已着慧眼。

2. 病程中虽有"表证"，但其"表证乃里证浮越于外"部分："通过"患者初起也可以有类似伤风、伤暑的"表证"，如发热、恶寒、头痛、身疼等，但此种表证亦非寻常"上感"可比。一般疏风、解暑之剂虽可改善症状，但不待表解是证即甚，或表自除而里证旋露。亦有部分患者在"慢肝"病程中出现"表样证候"，如自汗、恶风、身疼、骨节烦疼等，此时以相应方剂解表，而其原有的"慢肝"损害亦自此而

渐渐向愈，显示其"表证乃里浮越于外"，恰如何廉臣所说："不知伏邪之在表，其自汗者，邪热自里蒸出于表，非表虚也。""身体反疼者，伏邪自里而渐出于表，非比阳虚不任发表也。"

3. 病情缠绵难已："慢肝"病无论其为湿毒证或火毒证，无论其为实证或虚实夹杂证，无论其为气分证或血分证，治疗都难取捷效。往往是利其湿而湿难尽，清其火而火易伏，凉其血而血不清，行其瘀而瘀难消，或证虽已而化验检查指标未平，或检查指标暂平而小劳又复。种种缠绵情状也提示其邪入之深必有所伏。

4. 辨证治疗中有古人所云之"剥茧抽丝"的层次性："慢肝"患者按证施治，如湿内蕴者清利其湿邪而症减苔化，似药证已应，但方药未改而再诊苔复厚腻如初，再清则苔再化，清而苔又复。又如血分瘀热者凉血泻热而证减、舌绛转赤，似药已应病，续方再进而舌复绛如初。如此"层层抽剥"至再，至三四而渐平，亦示人以病邪深伏之机。

5. 清之易伏，泻而复聚：自从知道"慢肝"为乙肝病毒、丙肝病毒等特异性病原所致以来，同道中以大队苦寒解毒之品清泄之，企图"毕其功于一役"的经验屡见报道。但以笔者所见，此法往往令邪更深伏而正气反伤，虽舌赤转淡，苔黄转白而化验指标反更甚，而患者更形疲乏力食减。说明骤然清之反可使病邪伏匿更深。又如，"慢肝"有见痞满证者，苔黄便结，以小陷胸合小承气汤泻之，其痞见开，而再泻则其痞复聚而反甚，或更法（如越鞠丸）图之而再效，但续进而痞复聚。如此常需更法更三四而证始除，亦见其病邪曲匿之深。

6. 治疗以透达为上：传统伏气治法无非清、透二端。但千余年的临床实践证明，在真正能针对病原的药物（如抗生素）发明之前，中医所谓清邪法仅仅是针对邪正斗争所表现的"热""毒""火"等病理状态的。因此清法的实际疗效远不如理论中预期的那样理想。而相反，透法如所谓"透热转气""疏利三焦""宣达分消"，却可能拨"转病之机括"，开"战汗之门户"，使疾病向愈。是着眼于人体抗病的能力与邪正斗争的机枢关键而诱导调节。这种方法常不失为被动中之主动，往往可收意外之佳效。而在目前药物对肝炎病毒并无特异性作用的情况下，清、透两法的得失恰与历史的经验相符，即骤清之反易伏，透达之反渐开，欲清之则先应透之。这种透达为上的疗效反证或恰恰印证"慢肝"伏气内伏外发的病机。

7. 出入进退有径可循：传统伏气学说对于伏气的病机表现为伏、溃、发、传的理论。即辨析其伏于何处（肌肤、募原、少阴），溃于何地（少阳三焦），发为何证，传于何经。以此来把握伏气病的发生、发展、传变、转归的全过程。也就是伏气为病，其病机的出入进退是有径可循的，而"慢肝"伏气也正是如此。用伏、溃、发、传的理论来归纳"慢肝"出现的各种不同证候表现，就可以使以往分散的认识系统地贯穿起来，加深我们对"慢肝"病机的认识，以便"握机于病象之先"。

8. 伏而不发，发而邪清：传统伏邪理论的一种认识是"其邪伏而不发则医药无如之何，若待其发而为病并从而医药之，则可以使病愈邪清"。乙肝病毒感染在无症状携带状态下，其免疫标志物自然阴转率很低，而在发生乙型肝炎的人群中，阴转率却大为提高。这种现象恰与古人对伏气的认识相一致，而因势利导地清透其邪以提高治愈率，则正是医者追求的目标。

综合"慢肝"上述证候特点可以看出，将"慢肝"纳入传统伏气理论中来认识是具有充足的临床依据的。而从伏气学说形成的历史来看，其临床表现中种种内伏外发的特征也正是传统伏气学说立论的首要实践基础。

"慢肝"伏气的性质

今天，从病原学的角度对"慢肝"病因的认识已很明确，但从中医病因学的角度来观察，"慢肝"伏邪的性质似乎更接近何廉臣所创导的"伏火"。何氏说："凡伏气温热皆是伏火"。但他在辨证治疗时又将伏火分为"湿火""燥火"二类。同样，从"慢肝"临床症状出发来审证求因地推论，则"慢肝"之伏邪亦有火毒、湿毒两种性质。

火为阳邪，其性温热，耗津伤阴，灼血动血，入络留瘀，化毒化风。火毒出入于少阳、厥阴之间，清之易伏，泻之易匿。"慢肝"之症见面红目赤、口苦口干、心中烦冤、懊憹、嘈杂、心下如灼、手足心热、鼻衄齿衄、朱丝赤络、胭脂掌、便结尿赤、舌赤舌绛、苔黄苔黑、脉弦脉数等证，都是火毒的具体表现。或谓火毒是病毒伤于阴虚之体者从其阳化而成。但证之临床，火毒之盛未必先有阴虚，有育阴之法又不能制其火，所以笔者以为就其病邪之性质而言，归之于火毒仍较适宜。

湿为阴邪，其性黏滞，阻中焦而障升降，碍疏泄而淆清浊，滞气耗气，郁毒生风。湿毒浸淫于太阴，遏伏于阳明、少阳之间，清利透达而胶着不去，香燥苦泄而清浊难分。"慢肝"之症见面黄面垢、恶心干呕、厌油畏甘、胸闷脘痞、纳呆口甜、口中黏腻、腹胀腹满、便溏而不爽、尿黄而混、尿有沉淀、口臭龈糜、舌胖舌润、舌嫩而赤、苔腻苔腐、苔浊苔垢、脉濡细沉等证，都是湿毒的具体表现。或谓湿毒为病毒之伤于阴虚之体从其阴化而成。而证之临床，湿毒不必先有阳虚气虚，且益气温阳亦不能祛其湿，所以病邪的性质仍应归之为湿毒。

中医传统理论对于"毒"的认识是广泛而又很难界定的。大抵是以"毒"来涵盖许多非六淫性质所能概括的病邪特征。故"毒"往往附于六淫病邪之后用以补充六淫所不具备的特性。如"火毒"首先是有火淫的特征，但比如寻常肝火所致的目赤并不传染，也不引起眼睑肿赤，而"天行赤眼"却传染且焮肿，因此谓后者为"火毒"，这就是以"毒"来补充寻常火邪所没有的传染与腐血的特征。古代文献中所谓"湿毒"、"寒毒"其义也与此略同。而"肝"伏气之为"毒"其理也相同。落实到治疗上，中药的解毒特性也往往附之于清热、利湿等主要性质之后而称之，谓"清热解毒"、"利湿解毒"等。只是因为火毒、热毒之证最多，所以清热解毒之药也发展得最多。但"解毒"的功能却不是清泻火药所能独专。试比较：栀子、黄连－银花、连翘－苡仁、土茯苓－雄黄、硫黄－牛黄、蛇胆－犀角、玳瑁－赤小豆、绿豆－生甘草、升麻－白芷、南星－半边莲、小叶野鸡尾－红升丹、白降丹等等解毒药的性质就可以看出，解毒是一个复杂的概念，不能简单地把解毒与抗病毒或抗内毒素、外毒素相比附。

"慢肝"伏气的病位

笔者认为，"慢肝"伏气之病位应归之为太阴、厥阴二处为妥。即湿毒之邪伏于太阴，火毒之邪伏于厥阴。

足太阴脾经为三阴之表，乃阴中之至阴，"太阴之上，湿气治之，中见阳明"，故湿毒之邪易伏于此。"太阴之为病，腹满而吐，下之，自利益甚"。将"慢肝"腹满、干呕、纳差、便溏的主证兼赅无遗。而"慢肝"湿毒证虽可兼见太阳、少阳、阳明、少阴、厥阴等证，但多植根于太阴，或久滞太阴不移，太阴湿毒之本质常贯穿于全病足厥阴肝经为三阴之里，乃两阴交尽，一阳初生之地，"厥阴之上，风气治之，中见少阳""少阳之上，火气治之，中见厥阴。"故"慢肝"火毒之邪易伏于此，"出则少阳，入则厥阴"，口苦、咽干，目眩，胸胁苦满，消渴，气上撞心，心中疼热，饥而不欲食等证也皆"慢肝"所常见。"慢肝"火毒证虽可兼见少阳、太阳、阳明、太阴、少阴等证，而其厥阴瘀热之本质常贯穿于病程始末。

"慢肝"伏邪伏匿于太阴、厥阴，其外发于三阳经者，以少阳为最多，即以太阴、少阳兼病或厥阴、少阳兼病为最常见。其兼阳明者次之，厥阴兼阳明者多为火毒兼燥，而见胃阴不足之证，此时清肝不应而养胃获效，即所"厥阴不应取之阳明"之谓。太阴兼阳明者，多为脾湿胃热相合，此时泄腑为祛邪之通路。其兼太阳者亦不少见，或为初起，或为兼感，或为出表之契机，达表透邪之法不可坐失良机。

三阴之中，太阴为开，厥阴为合，少阴为枢。"慢肝"伏气其涉及少阴者，以厥阴而兼手少阴热化证者为多，而太阴之兼足少阴寒化证者多为传变之末路，四逆辈皆难以逞其功，偶有姜、附奏效者，必于太阴证时握其先机。

"慢肝"伏气以湿、火二气为本，其兼化不离风、燥。火毒化风可见厥阴之"风消"、"厥热下痢"、"循衣摸床，撮空理线"。火毒化燥可见烦渴、目干鼻燥、肌肤燥痒、脱屑甲错、黑疸。湿毒化风常见肝昏迷前期之神蒙手战、筋惕肉瞤。湿毒化燥可见舌胖而干裂、苔腻而燥、舌淡面齿衄等。此外，湿、火二气亦可兼化，如湿毒郁火而见懊侬、嘈杂、烦冤、不寐。火毒兼湿而舌绛苔垢，唇赤面垢等。

总之，"慢肝"伏邪匿太阴、厥阴之地，其气化不离风、火、燥、湿之胜复兼化，其传变多可用六经之出、入、合、并来统括。明乎其伏匿之地，洞悉其传变之径，预知其气化之变，则可以知常达变。

"慢肝"伏气的证候与治疗

"慢肝"伏气的证候表现是极为复杂的，若仍按传统方法中以主证或主证所命名的病（如黄疸、臌胀）来分别认识，则不仅不能揭示其内在规律，而且对主证的治疗也无法深入，疗效更难提高。如以"黄疸"为例，不但《金匮要略》的"五疸"分类方法难以切合临床实际，而且后世"阴黄""阳黄""湿热""寒湿"的分类方法也仅拘于病象而未深握其本质，守法治之仍有隔靴搔痒之感。因为在"慢肝"病程中，黄疸虽然是一个重要主证，但毕竟是果而非因；而"慢肝"之因又非仅仅一"湿邪"所能概括，其证候之阴阳也不仅仅靠黄色之晦明来判断。所以治黄之法也不能仅拘茵陈栀黄与茵陈姜附区区二法。因此笔者认为对"慢肝"伏气的辨治应抓住其病因、病位、病机的综合状态，把握其人、其时、其证的可调节趋势从而调节之，以顺应机体逐邪愈病的向愈机制。而能最深入地揭示"慢肝"伏气伏、溃、发、传的内在机制，并且能对其主证全面兼赅，对其治则能确切指导的，莫如六经辨证方法。而且其在治病之方亦可在六经的指导下兼收伤寒、杂病、温病、伏气温病的有效方剂与近世各家的经验药物而融汇之。实践证明这种六经分证方法与方药是切于临床而确有疗效的，兹简述于下。

一、湿毒太阳、少阳合病证

证候："慢肝"免疫标志物阳性而有肝功能损害，或黄疸或无黄疸、口苦、咽干、胁痛、胸满、易感冒、鼻鸣、自汗、恶风，或关节酸痛、食纳尚可、大便尚调、尿或黄或清，舌淡红或淡润或边有齿印、苔薄白而近常，脉濡或近常。

治法：透达伏邪和解太少二阳。

方剂：茵陈柴胡桂枝汤或茵陈柴胡五苓散。

柴胡 10g　黄芩 10g　法半夏 10g　秦艽 10g　白芍 10g　甘草 6g　茵陈 30g　苡仁 30g　蚕沙 30g

此方即柴胡桂枝汤以秦艽易桂枝，因秦艽能疏风祛湿利疸退黄而无桂枝之燥，另加茵陈、苡仁、蚕沙祛湿毒。

柴胡 10g　黄芩 10g　法夏 10g　桂枝 10g　白术 10g　茯苓 15g　猪苓 10g　泽泻 10g　茵陈 30g

"慢肝"太阳少阳合病证，舌淡而润，或舌淡胖有齿痕者宜此方。茵陈四苓散利其湿毒，桂枝通阳化气利尿和营卫，用之并无化燥之弊。

此种证候在"慢肝"中并不少见，可为"慢肝"复发者，或"慢肝"小劳即发，或介于"无症状携带状态"与肝炎之间（免疫标志阳性、转氨酶略高而消化道症状不著）。其特点是虽无太阴厥阴的典型与严重症状，而有太阳、少阳的临床表现。若患者表现较明显的暑湿偏盛的证，如自汗、畏风、发热、口渴、尿后凛寒、脘痞便溏、苔滑脉虚濡者。亦可用茵陈二香散（香薷饮合藿香正气散）或茵陈六和汤。在"慢肝"患者病程中，对表证的及时透发不但可使症状改善而且有利于伏邪透发，有些患者甚至可自此而步入坦途，因此不可因其证候之"不典型"而置之勿论。而从六经辨证的表里次第而言，则更应置之首位。

二、湿毒少阳、太阴合病证

证候："慢肝"免疫标志物阳性，肝功能明显损害。其临床表现为黄疸或无黄疸、口苦咽干、两胁不适、面垢、干呕、纳差、脘痞、便溏、尿或黄或清，舌淡红或胖、苔白或白滑或白腻，或淡黄厚腻，脉或弦或濡，或左弦右濡，或弦软或细。方法：燥湿利湿、宣达少阳。方剂：茵陈柴平汤加味。

药物：

柴胡 10g　黄芩 10g　法半夏 10g　苍术 10g　川厚朴 10g　陈皮 10g

甘草 6g　茵陈 30g　苡仁 30g　败酱草 15g　土茯苓 30g

此证可见于"慢肝"初起；或复发，或经西药久治虽向愈而难清彻者（转氨酶虽降而未正常，黄疸虽退而总不清）；或"慢肝"久治，消化道症状见轻而黄疸持续不退者。中医辨证着眼于其湿郁不开而无化火、伤阴、入络、致瘀等阴火毒之象。故治以苦辛宣达之剂，裨太阴之湿郁得开而少阳之升发得行。患者药后往往精神渐振，脘痞渐开，纳谷渐馨而诸证随之减轻。其病势缠绵久羁不解者亦常能因此而转向愈之势证。

三、火毒少阳郁滞证

证候："慢肝"免疫标志物阴性，肝功能明显损害。黄疸或无黄疸、面不垢浊、色不晦暗、口苦口干、唇燥渴饮、心烦不寐、心下如灼，或嘈杂似饥而纳差、便结或溏热而归、尿赤或黄赤或短、舌赤或边赤中绛、苔薄黄而干，脉弦或弦数或弦滑。治法：清泻火毒、宣达少阳。方药：茵陈四逆散加味。

药物：

柴胡 6g　枳实 10g　白芍 10g　甘草 6g　茵陈 30g　栀子 10g　龙胆草 10g　连翘 10g　木通 6g　车前草 15g　蚕沙 30g　苡仁 30g

此证为"慢肝"中之极常见证候，火毒之邪伏于厥阴发于少阳。四逆散透达少阳，开逐邪之门户，诸苦寒之药泻其火毒，佐以清利，为"慢肝"之正治法。何廉臣谓："湿热结邪在里，非苦辛开泻不足以解其里结，非分解夹邪不足以解其伏邪也……加减小柴胡汤、增损小柴胡汤、四逆散合白薇汤之分消瘀热，对症酌用，历验不爽。"笔者在临床中体会到，四逆散之治疗"慢肝"，不仅针对少阳证的临床表现，而且确有开泄、分消、透达、升降之殊功，实为治疗"慢肝"伏气，开逐邪之门户的锁钥之剂。开泄分消，透达升降，向为伏气学派立法制方的重要思路。杨栗山以升降散为治伏气之首选方，谓"是方不知始自何氏，《二分析义》改分量变服法，名曰赔赈散……余更其名曰升降散，盖取僵蚕、蝉蜕升阳中之清阳，姜黄、大黄降阴中之浊阴，一升一降，内外通和，而杂气之流毒顿消矣。"吴又可制达原饮，其立意也与此相类。但升降散、达原饮之于"慢肝"伏气，疗效均不够理想，而四逆散则功有独擅。开泻分消，透达升降等概念，在西医学领域中均难以找到相似的表达，因此常为医者所忽视，而"清热解毒"因易于用现代概念附会而往往为众所习用。然而笔者常见以大剂苦寒泄火解毒药治"慢肝"而邪匿正馁之弊立至，但若伍之以四逆散则虽苦寒久施亦不见败胃化燥，匿邪伤正之害，足见升降透达自有其真意存焉。

四、湿毒太阴久稽证

证候："慢肝"伏气湿毒伏匿太阴，久稽一经，迁延不愈，免疫标志物阳性，肝功能严重损伤。黄疸深而久稽不退、面垢浊、色晦滞，或有肝炎后肝硬化，腹水腹胀、纳差痞块、大便或泄泻或溏而不爽、尿黄或浑浊或黄短、跗肿或胫肿、纳差或知饥不能食、食则腹胀，或恶心、口苦或口甜、或口干不多饮、神疲体倦、四肢困重乏力，舌胖润嫩赤而裂、苔黄腻或黄滑或水黏，脉软或弱软或虚弦大。治法：升降分利、斡旋中焦、泻浊解毒。方剂：东垣清暑益气汤加减。

药物：

升麻 10g　柴胡 6g　粉葛根 20g　建曲 10g　黄柏 10g　茵陈 30g　苍术 6g　白术 15g　泽泻 10g　陈皮 10g　当归 10g　党参 15g　黄芪 25g　败酱草 15g　蚕沙 30g　土茯苓 30g　赤小豆 30g　栀子 10g

此证为"慢肝"伏气之棘手证型。肝炎反复发作，黄疸深而难退，或治之证轻而出院，不数月则复发而再入院，数次反复，病势日深，终至不治。综观其病史如有邪气深伏固匿，盘根错节，难以芟除。辨其病邪，总以湿毒为着，化火之证不显，血分症状不着。其病位不离太阴，少见传变。而寻常清热利湿、退疸之方药的投之无效。升降斡旋之法或见效验，亦未必皆中。或小有机转又复迟步不前。然其邪属湿毒，病滞太阴的特征始终不变，末路以脾土衰败，邪气独留，疾不可为，是"慢肝"伏气的一大证型。从辨证论治角度来看，此证的癥结在于湿毒浸淫至深至重，邪正混为一家，徒执祛邪或扶正之一端皆无补于病。故师东垣清暑益气汤意，于太阴至阴之地益其气、升其清，裨正气有斡旋之力。同时扩充原方用二妙散之意，加大其祛湿、泄浊、清利、解毒之力，以冀清浊发而邪正判，正邪各行其道而盘错之势得解。其见化风、化火、化燥诸象者，自应随证变方，但变证稍定则仍宜守此法治之。

五、火毒厥阴伏匿证

证候："慢肝"伏气反复发作，免疫标志物阳性，肝功能反复损害，初起或无黄疸、数发则黄疸出现，面赤、目赤（或目眦赤，或目中血络充滞），鼻端或颈、胸、手部赤络浮现，鼻衄或齿衄、口苦而干不多饮、咽燥唇干、纳差，或脘中嘈灼如饥、饥而能食、移时复嘈如"风消"状。腹胀胁痛或有癥积，或腹筋起、大便或结，或溏泄水泄，舌赤暗或绛、苔少或白黏，或薄腻而干，脉弦数或弦细数。治法：育阴凉血、行瘀通络、透达伏邪。方剂：三甲散（杨栗山方）合血府逐瘀汤加减。

鳖甲 20g　牡蛎 30g　甲珠 5g　柴胡 6g　枳实 10g　赤芍 20g　甘草 6g　红花 6g　茵陈 30g　丹参 15g　丹皮 10g　栀子 10g　龙胆草 10g　赤小豆 30g　蚕沙 30g　半边莲 10g　延胡索 10g　土鳖虫 10g

此证也是"慢肝"伏邪的常见证型，特征是火象较著，伤阴较甚，血分证明显，厥阴血分瘀热是其证候特点。厥阴为阖，其病机之透达必借少阳为出路，以厥阴、少阳相表里之故。清泻火毒，凉血行血，搜剔络脉等药，捣其伏邪于内。四逆散或除透达开少阳之门户于外，则伏邪可徐徐拔之使出，而不至遏伏厥阴而竭阴动风生变。如此则证情可望长期稳定，症状消除，生活状态改善。三甲散乃杨栗山治伏气"主客交病"之方。谓"人向有他病尪羸……此际一著温病……伏邪与血脉合为一致……主客交浑为难解……急用三甲散多有得生者"。而三甲散（鳖甲、龟甲、牡蛎、甲珠、僵蚕、蝉蜕、当归、白芍、甘草、土鳖虫）乃入厥阴行瘀透络之方，以之治火毒伏匿厥阴血分，瘀热痼结，正邪交争之"慢肝"伏气证甚为合拍。用四逆散取代僵蚕、蝉蜕，以增开达少阳之功。

总之，"慢肝"伏气临床表现甚为复杂，而藉六经分证以察其病位，以六气兼化以窥其病邪，以六经表里开阖升降以测其病机，则能对其证之阴阳虚实、标本缓急、出入进退了然于胸中。证虽多变而其伏、溃、发、传皆有迹可循、有经可据、有方可执，故利于疗效的提高。

"慢肝"伏气辨难

"慢肝"伏气临床表现之大体虽为上述，且执古人之方以治之也能获效，但其邪之伏匿深深者往往淹留难去，其证之重笃沉滞者往往屡发屡深，致成难治之证。从中医角度来究其难治之理，笔者有如下体会。

1. 难于"以物制气"

吴又可论伏邪乃杂气，谓其"非风非寒、非暑非湿"，"乃天地间别有一种异气"，"苟能以物制气，则一病只须一药之到而病自已，不劳君臣佐使品味之繁矣。"又可这一伟大的预测，随着磺胺药、青霉素等的发明而在细菌感染性疾病中已成为现实。最为难得的是，吴又可提出这一预测时细菌尚未被人类发现，他那深刻的观察力与邃密的思辨力至今仍令人叹服。然而在今天病毒久已被人类认识，肝炎病毒的研究更已取得发展，但对病毒的治疗却仍无"制气之物"可倚。究其原因，是因为在生命进化的历程中，病毒是一种比细菌更原始的非细胞结构的生命大分子组合形式，对于人类来说它是一种更接近进化原始状态的异己。从进化层次来说，病毒之中与人较之细菌其伏更深，其情更慝，所以要清除它也更为困难。

由于受病原认识的影响，中医同道也曾试图从中草药中寻找"制气之物"，即所谓"抗病毒中草药"，但这类工作仅仅是"病则试之以药"，所以具有很大的盲目性，成效并不显著。而且"清热解毒"，与"抗病毒"的曲意附会还易导致大量苦寒药的堆砌杂投，不唯无益反而有害。所以寻找"制气之物"这一思路在一般临床实践中是很难行得通的。这是"慢肝"伏气治疗之一难。

"制气之物"既然难求，那就只有辨证治之，而从辨证论治的思路来探讨，其难又在何处呢？笔者以为有如下几方面。

2. 湿毒之难去

古来治疗湿温即有"如油入面"、"其势难分"，"如剥茧抽丝"、"缠绵难已"的描述。因为这是湿邪黏滞、重浊的特性所致。"慢肝"伏气之表现为湿毒内蕴者亦具有这一特征。如其舌苔的黏腻垢滞常屡化而屡生，其大便之黏滞不爽者每每稍畅复滞，其中脘之痞满者多旋而复痞等等。治此证，大剂重剂并不能毕其功于一役，而宗湿温病芳化透达之法缓图之，对于症状缓解与肝功能改善、身体的恢复都具有肯定的疗效。因为古人所描述的湿邪在今天看来仍只是病原加之于人体后，正邪斗争的一种整体病理反应。"制气之物"既不可求，则顺应病理反应的趋势而调节之仍不失为有效疗法。因此，治疗"慢肝"湿毒伏气证常于湿温证中求之，这至少在目前是提高疗效的一大途径。

3. 火毒之难清

在传统理论中，火邪自宜苦寒直折以清之，而且清之则易去，不如湿邪之缠绵难已。但若火邪化毒则治疗就困难得多。"慢肝"火毒伏邪就具有这种清之易伏，泻之不除的特点。这还是因为苦寒直折的方药并不是"制气之物"。火毒的表现也是正邪斗争的综合产物。对于清之易伏的火毒只有"火郁发之"而后再清之。"发之"之法实寓有"醒其气机"之意，亦即调动人体的免疫抗病能力与病邪作斗争。"厥阴之上，风气治之，中见少阳"，"少阳之上，火气治之，中见厥阴"，这就是"发之"之途。因此对于难清之火毒应从厥阴、少阳中求之，这也是目前提高疗效的可取途径。

4. 瘀热之难透

《伤寒论》对于黄疸的病因即以"瘀热"称之，茵陈蒿汤之用大黄即寓泻瘀热之深意。"慢肝"伏气无论为湿毒或火毒皆有瘀滞血分的机转，因其深入血分故尔更难清泻。叶天士"入营犹可透热……入血就恐耗血动血，直须凉血散血"的法则，对于血分伏邪的透达清泄仍有重要的指导意义。70年代以来，"活血化瘀"之风盛极一时，其于"慢肝"的运用也屡见报道。但赅而言之，徒恃"活血化瘀"一法而治之其效不彰，即使是有明显肝脾肿大等瘀积形证的也是如此。化瘀通络之法应结合前述升降透达诸法中，作为一种"兼夹"证时使用方能达到较好的综合疗效。伏气温病中透热转气之方如升降散、三甲散均被杨栗山推崇为治伏气之专方，其效果仍不在"以物制气"而在因势利导，明乎此则瘀热之透达亦有法可鉴。

5. 无证之可辨

"慢肝"伏气患者，免疫标志物阳性、肝功损害而"无所苦"者，若试以通常有效之方药而不效，则治之颇难以措手。实际上化验有所伤而证情无所苦这种矛盾现象恰恰反映了病邪所伏之深与正气抗邪之无力，故治疗既苦无的放矢，方药也多隔靴搔痒而病家更转求多医、遍试诸药而徒增其损。

另有一类患者，初期症状明显，按法辨证治之而证大愈，但化验检查却反更见异常，也转成"有所伤而无所苦"的状态，治之难以措手。此类患者又往往家族中兄弟或父子同病，且历治不愈，似乎提示有某种更深层次的免疫缺陷或家族易感性等内在因素的作用。这种情况在传统中医辨证体系中甚至很难找到类似的描述与推测。既"不识其证"，故治之尤难。

陈继明

持重应机，入细入微

陈继明（1919~1990），南通市中医院主任医师

疏肝解郁，宜佐通络而避辛燥
疏之不应，濡润脾胃升降之机

肝主疏泄，性喜条达，肝脏受病，主要在于肝经气郁。胁为肝之分野，故胁痛为肝炎常见症状之一。"木郁达之"，为治疗肝病的主要治则，临床常用柴胡疏肝散加减，对病程尚短而气滞为主者，确有解郁止痛之效。但若肝郁日久，必致肝络瘀阻，其证胁痛持续，有时撑胀，肝大压痛明显，脉弦而细，苔薄根微腻，舌色暗红，或有瘀斑，此属肝郁血瘀，气滞络痹之征。治宜解郁通络，和营化瘀，若徒恃疏肝理气，反伤肝阴。在临床上以四逆散配合瓜蒌散为主方，佐以当归须、泽兰叶等，收效甚佳。

四逆散既有柴胡以升清阳，又取枳实以降浊阴，更配白芍柔肝敛阴，甘草缓中补虚，共奏疏肝解郁，调节气机升降之功。瓜蒌散用全瓜蒌清热润燥，疏肝缓急，正如王秉衡所云："瓜蒌荡热涤痰，夫人知之，而不知其疏肝郁、润肝燥、平肝逆、缓肝急之功有独擅也。"（见《重庆堂随笔》）伍以红花活血化瘀，甘草缓中润燥，确为治疗肝炎胁

痛之良方。两方同用，则疏肝解郁，和血通络之功相得益彰。或谓柴胡升阳，虑劫肝阴，慢性肝炎阴血亏耗者多，用之宜慎。临床体会疏肝解郁，柴胡当属首选，配伍得当，可无偏盛之虞，仲景四逆散中柴胡与白芍同用，薛己滋水生肝饮中柴胡与生地相伍，均是范例。或疑瓜蒌滑肠，便溏者非宜。临床所见，不少肝炎病人，虽然大便次数增多，但多溏滞不爽，与脾虚飧泄不能相提并论。慢性肝炎大便溏滞不爽者，药后多有腑行通畅，脘腹宽舒之感，并且认为全瓜蒌乃皮、子、瓤三者并用，功在通络，更无滑肠之弊，故可放胆用之。

肝为刚脏，宜柔而不宜伐，理气药物大多辛温香燥，不利肝体，如用量过大，或使用过久，或配伍不当，往往耗损阴血，甚至进一步化火动风，促使病情增剧。所以选用药物时，对于气滞初起，病情较轻，症见精神抑郁、胸闷不畅、胃纳不香者，一般用苏梗、郁金、陈皮、佛手、砂壳、枳壳、桔梗、白蒺藜等芳香舒气之品。若气滞较重，症见胸胁胀痛、气滞胃痛、气结腹痛，以及积滞、痞块者，则用香附、青皮、柴胡、木香、枳壳、枳实等辛宣破结之药。而在使用辛宣理气药物的同时，刻刻注意肝脏生理之特性。凡属气滞而兼阴血不足者，在疏肝解郁的前提下，必伍柔肝养阴之品，以防耗伤阴血。常喜用绿萼梅、玫瑰花、生麦芽、佛手、川楝子等，配合沙参、麦冬、白芍、杞子等养肝柔阴，多获佳效。

肝炎病位在肝，以肝经气郁为主要病机。肝气不舒，理应疏泄，但慢性肝炎，恒有疏之不应者。在疏之不应的情况下，必须注重调理脾胃，特别要注意调整脾胃升降功能，从肝脾、肝胃的关系来纠正升发之不及或降令之失和。升降之枢在脾胃，肝肾之阴升，心肺之阳降，有赖于脾胃气机之升降。若脾升失职，肝郁不达，势必导致"肝脾郁陷"之病机，其证腹胀胁痛，食后尤甚，情志恼郁，周身困倦，大便稀溏，小溲时黄，苔薄白根腻，边有齿痕，在妇女尚可见月经不调，带下频多等症。肝功能检查反复异常。此证应着眼于补脾升阳，以达郁邪。每以四逆散合异功散为主方，气滞甚者加木香，收效甚佳。四逆散本为疏肝理脾之要方，配合异功散，以增强运脾之力。方中之柴胡；取其升清阳、疏肝郁；枳实取其泄浊阴、散气滞；且与参、术同用，消补兼行，以助脾运。此乃源于"肝病治脾"之训，张仲景早就指出："见肝之病，知肝传脾，当先实脾。"所谓"实脾"，并非补脾药物之罗列，补中要寓疏通之意，尤须刻刻注意脾气之升发，方为实脾之道。

肝病治胃，主要在降阳明以制木横和益胃阴以抑肝强之不同。慢性肝炎缠绵不愈，邪踞中焦，降令失和，其证多见头晕且痛，胁胀脘痞，口苦泛恶，溲赤，少寐，舌苔黄腻，脉弦而滑，治当降胃气以制肝逆，选用黄连温胆汤加夏枯草、龙胆草、生赭石等，多数患者症情缓解，肝功能亦随之改善。至于养阴以抑肝强，主要适用于胃阴不足而肝体失柔者。胃阴亏虚，脾为胃无以行其津液，于是化源不足，肝无所养，从而肝虚久久不复，在慢性肝炎中最为常见。其证胁痛隐隐，嘈杂善饥而食入难消，口渴咽燥，大便干结，舌红少苔，脉细而弦。应着手充养阳明，兼以柔肝，临床常用北沙参、麦冬、石斛、玉竹、乌梅、木瓜、白芍、甘草、杞子、生大麦芽等酸甘化阴之品。如兼胃气虚者，加太子参、冬术益气养胃；肝功能检查谷丙转氨酶偏高者，加北五味子、生山楂，能收佳效。

运化中州甘淡为宜，滋柔肝阴着眼濡润

肝郁脾虚，以肝郁不达，脾升失职为主要病机，为慢性肝炎主要见证。其症倦怠乏力，食欲不振，右胁隐痛，脘痞腹胀，大便溏软，面色晦滞，脉虚弦或弦细，舌苔薄腻或边有齿印。其治要在运化

中州，故常用四君子汤加黄芪合四逆散为主方，气滞甚者加木香、陈皮。方中参、苓、术、草益气和脾，黄芪不但补脾肺之气，且为补肝助用之要药，合入四逆散，取柴胡升清阳，疏肝郁，枳实降浊阴，散气滞，且与参术同用，消补兼行，配合白芍敛肝和营，阴阳相济，符合"肝病实脾"之旨。另一方面，脾居中州，为运化水湿之枢纽，脾虚湿困之证，在慢性肝病中亦属多见，用药则不宜偏补，可选四苓散、平胃散之类随证加减，湿化气亦化，亦有助于肝气之疏泄。

脾胃学说应用于临床，一般重视脾阳胃阴的辨证，较少注意脾阴不足之论治。临床体会慢性肝病肝郁证中，表现为脾阴虚者不乏其例。其证纳少便难，食后腹胀，口燥咽干而不思多饮，倦怠乏力，肌肉消瘦，舌淡红少苔，脉细弦或弦细而数，乃缘脾津不足，化源匮乏，精微不布所致。其治法与脾阳气虚者有间，与胃阴亏耗者亦同中有异，在临床上不可不辨。

脾阴虚的治疗，应以甘淡为主，常用药物如怀山药、扁豆、莲子肉、芡实、苡仁、黄精、茯苓、甘草、糯稻根等。前人推崇著名成方"资生丸"为养脾阴之良方，该方用怀山药、莲子肉、苡仁、芡实、扁豆以滋脾阴；伍入人参、白术、甘草健脾益气；桔梗、麦芽升清助运，陈皮、山楂、神曲、砂仁、蔻仁、藿香理气和脾；并加少量黄连清脾和胃。全方养阴寓以通运，颇合补益脾阴之法度，所以罗谦甫评论本方："既无参苓白术散之补涩，又无香砂枳术丸之燥消，能补通运，臻于至和。"在临床上可去砂、蔻、藿香等，改丸为汤，用之有效。其他如慎柔"养真汤"，方以四君子汤加黄芪补益脾气，而伍以山药、麦冬、五味子、白芍、莲子肉等滋养脾阴，并用"煎去头煎，令服二三煎"的服药方法，意在"取其燥气尽去"，以达到甘淡补脾之目的，殊有巧思，亦堪效法。

慢性肝炎，肝郁脾虚之证颇为多见，其症脘腹胀满，食少纳呆，口淡乏味，胁痛隐隐，倦怠尽力，大便溏软，舌苔白腻，脉濡缓或弦缓。一般常用平胃散加味，重在化湿和脾，湿化脾运，肝郁可解。若病程日久，临床表现虽然脾虚湿困症状突出，但应考虑肝强侮脾。慢性肝炎出现上述见症而脉象虚弦、苔白而舌体胖大、边有齿印者，多属肝强失柔，中气虚馁，对此应疏泄燥湿太甚，反而更伤肝脾，宜缓肝健脾，常以六君子汤加柴、芪、姜、枣，并重用甘草，颇能应手。甘草祛邪扶正，补中寓通，是其专长，常用之，未见壅中之弊。

肝郁日久，其病机演变，一为肝络瘀阻，其证属实，宜在疏肝解郁的基础上佐以和营通络，前已论及。一为郁久自戕，木失濡润，症见胁痛隐隐，有时胀满，头目晕眩，腰酸膝弱，夜寐梦多，或齿龈渗血，或鼻衄时作，脉弦细或数，舌光红少苔，其证属虚。治宜滋濡阴血，着眼濡润，不可再用疏肝理气，耗其阴血。盖肝为藏血之脏，体阴用阳，肝郁日久，必致血燥阴亏，若疏泄太过，则愈疏愈燥，胀痛更甚，随之夜热虚烦，诸恙丛生。对此证，多用一贯煎，随证加入柏子仁、生白芍、绿萼梅等濡燥舒郁，并用大量生麦芽养胃疏肝，多获佳效。

温补脾肾肝阳，慎投刚燥
清泄肝经郁火，勿过苦寒

慢性肝炎，迁延失治，肝脾损伤，穷必及肾，故脾肾阳虚之证，亦为临床所常见。其证倦乏少神，面色晦暗，形寒怯冷，胁痛绵绵，腹胀便溏，腰膝酸软，男子可见遗精阳痿，女子往往月经失调，脉多沉弦而细，或濡迟无力，苔白舌淡而胖，或舌色淡紫。治疗常法，以温补脾肾为主，多用金匮肾气丸配合理中汤益火之源，温补脾肾。但方中桂附刚燥，只可暂用而不宜久服。因慢性肝炎损及肾气，必然精血亏耗，阳虽衰而阴亦虚，刚燥之剂自宜审慎，法取温养命火、扶阳配阴，最为稳当。黄芪补肝气的作用较强，且升清阳于肝气肝阳不足者，疗效甚佳。不必恣用刚燥之品。对此避用刚燥，治从温润，常用鹿角霜、鹿角胶、菟丝子、熟地、枸杞、淫羊藿、淡苁蓉、当归、巴戟天、红参须等出入为方，每可改善病情，缓图恢复。

肝寄相火，肝气郁结不解，久则蕴热化火。肝火虽为实证，但火能伤阴劫津，肝郁化火，多属标实本虚之候，对苦寒药的应用，极为审慎。凡肝火上炎之轻症，多从清肝、凉肝立法，选用夏枯草、丹皮、焦山栀、苦丁茶、决明子、黄芩、桑叶、菊花之类；肝火重症，则用大苦大寒泻肝方药，且多佐以甘寒养阴之品，以防耗伤肝阴。

消瘀散结，不忘正虚之本
病邪深伏，通络宜用搜剔

肝脾肿大，隶属于"癥积"范畴，是慢性肝炎常见之体征。根据肝脏瘀血的病理表现，活血化瘀为常规之治法，但每见用化瘀攻坚法而事与愿违者，乃缘囿于对症治疗，而未见病治源之故。癥块癖积，虽有形可征，而究其本，则源于正虚。脾虚则水谷运化失常，酿湿生痰，气虚则血运无力，瘀血阻滞，痰瘀胶阻，易成癥积。

从临床见证来分析，慢性肝炎之肝脾肿大，多接近早期肝硬化阶段，常伴见倦怠乏力，食少神疲，胁胀且痛，面色晦滞，舌上有紫气或见瘀斑，脉细而涩等一派本虚标实之症。临床多从扶正消瘀着手，以当归补血汤益气和血为主，重用黄芪（30~45g），伍以生鸡内金、焦楂曲、生大麦芽等运脾而磨积滞；莪术、紫丹参、石见穿等活血而行血瘀；更加煅瓦楞子化痰瘀而消癥积。阴虚加鳖甲、牡蛎，取其养阴兼能软坚；阳虚加桂枝、附子，取其温阳而能和营。如此消补兼施，则补而不滞，消而不伤，缓图效机，多能应手。

由于肝肾同源，脾肾相关，慢性肝炎日久，尤多伤肾之候。大凡病穷及肾，正气亏乏殊甚，攻伐之品，更宜慎用。对肝脾肿大而呈现肝肾阴虚证者，则用六味地黄汤合一贯煎为主方，药如：生地黄、白芍、丹皮、山药、泽泻、枸杞子、北沙参、当归等，伍以牡蛎、海藻咸寒软坚，而为养阴化瘀之法。至于肾阳亏虚，癥积久不消退，症见面色灰暗或黧黑，懈怠无力，怯冷形寒，纳谷不馨，大便稀溏，舌质色紫、苔薄或腻，脉细尺弱者，则着重温养阳气，常选用景岳右归丸意，取熟地（30~60g）、当归、鹿角霜、杜仲、山萸肉、淫羊藿、菟丝子、苁蓉、山药、茯苓等组合成方。虚寒证象显著者，更加附、桂，配合"复肝丸"（红参须、炮山甲、炙地鳖虫、广郁金、片姜黄、参三七、生鸡内金、紫河车研末水泛为丸，每服6g，1日2次）益气化瘀，俾气旺血行，瘀积潜消，守常调治，殊有裨益。

"初病在经在气，久病入络入血。"慢性肝炎病程较长，尤多入络之候。但是慢性肝炎之络病，较之杂症肝病之络病，病因有异，治法亦殊。简言之，慢性肝炎之络病，乃从外而入内者，系外入之邪毒导致肝脾功能失调，进而痰瘀留滞，邪毒夹痰瘀混入血络之中所致；而杂症肝病之入络，乃体内阴阳之变动，气血之逆乱，导致痰瘀阻滞，络脉不和之故。所以，慢性肝炎之络病，为病邪深伏之征，往往急切难除，肝功能难以骤复，即基因于此。治疗慢性肝炎络病，当注意搜邪；治疗杂症络病，则强调宣通，二者不可不辨。

慢性肝炎之络病，以胁痛为主症，其痛状如锥如刺，往往牵及腰背，伴见胸膺窒闷，欲嗳不爽，口干口苦，小溲色黄，苔腻舌紫，脉弦等症。对其治疗，借鉴吴又可、薛生白二家之法。吴又可治正虚疫邪陷入经脉，分营血相结之"主客交"，立"三甲散"，方由鳖甲、龟甲、穿山甲、蝉蜕、僵蚕、牡蛎、当归、白芍、甘草、䗪虫等所组成，通络注重搜邪，搜邪不忘扶正，用药精当。薛生白深得吴氏心法，治"湿热证七八日，口不渴，声不出，与饮食亦不却，默默不语，神识昏迷"，认为系"邪入厥阴，主客混受"，仿吴氏三甲散，用醉地鳖虫、醋炒鳖甲、土炒穿山甲、生僵蚕、柴胡、桃仁泥等味，颇有见地。慢性肝炎正虚邪伏之胁痛，乃痰瘀凝络，一时颇难廓清，立法用药，宜寓搜剔于扶正之中，临证宗此法，常用吴氏方去蝉蜕，加桃仁、柴胡，收效甚佳。

结合辨病，参用解毒

慢性肝炎，见证虽然复杂，不外虚实两纲。本病系病毒感染，多数病人由于邪毒深伏，滞留脏腑，时隐时现，胶着难解，肝功能异常反复波动。临床症状时轻时剧，尤以乙型肝炎表面抗原阳性者最为缠绵难愈，其证既有胁痛腹胀，纳差倦乏等肝脾两虚见证，又有鼻衄齿衄、口苦心烦等热郁络瘀表现。因此，在辨证的基础上结合辨病，需参用解毒泄热之品。在临床上常选用蛇舌草、土茯苓、升麻、贯众、生军炭等伍入四妙勇安汤（玄参、甘草、当归、银花）治疗肝肾阴虚而兼郁热络瘀之证，颇有效验。若热伤营血，鼻衄齿衄较甚，舌红且绛者，则加用犀角地黄汤，以水牛角易犀角，每用30~45g，多可缓解症状，肝功能亦可随之改善。肝郁脾虚或脾肾阳虚证，在疏肝和脾或温养脾肾方中，也可参用升麻、土茯苓、桑寄生、炙蜂房等。

乙型肝炎表面抗原阳性患者，肝功能不正常，最易反复波动，证情复杂，治疗颇为棘手。与辨病相结合，参用解毒之剂，可以提高疗效。如垂盆草、田基黄、五味子等，通过药理实验均有改善肝功能的作用，但临床使用，有有效，也有不效，其关键在于要从辨证角度选择这些药物，才能取得理想的效果。

朱良春

在气在血须细审，攻补疏养亦详参

朱良春（1917~2015），国医大师

慢性肝炎由于湿热之邪留恋，肝脾久病，而致气虚血亏或气滞血瘀，迁延不愈，转为慢性，属于中医胁痛、郁证和癥积的范畴，因为病程较长，肝功能长期损害，正虚邪恋，往往不易骤效。其病理变化，因禀赋有强弱，感邪有轻重，而各有不同；约言之，有伤阴、伤阳之异，在气、在血之分。必须把握病机，知常达变，方能提高疗效，缩短疗程。

疏肝与养肝

肝病之证治，头绪纷繁。清代治肝大家王旭高就总结出治肝30法，但法则愈多，往往使人有不得要领之叹。我认为疏肝与养肝是治疗肝脏自病的基本大法。这一提法，是以肝脏的生理功能为理论基础的。

肝为刚脏，体阴而用阳，其经脉络胆，职司疏泄，性喜条达，调节气机的运行，气行则血行，从而协调脾胃之气的升降，胆之精汁的分泌，三焦的决渎，水道的通调。其体虽柔，但其为病则显露刚强之性：肝气犯胃则脘痛吐；肝风内动则抽搐拘挛。故古人有"木曰曲直"的形象说法。肝属厥阴，但中寄相火，易于化火动风，所以前人用"体阴用阳"来概括它的生理功能。肝性疏泄，喜达，惟疏泄有度，则肝气不郁。而肝脏的疏泄功能是与肝体密切相关的，肝血充沛，肝体不燥，则疏泄有度；若肝血不足，肝气有余，则易于横逆致变。"肝体愈虚，肝用愈强"，前辈医家的这一论点是精确的。

中医常用的疏肝法，就是顺其条达之性，理肝用的一种方法，凡肝脏"曲"而不"直"（郁而不达）者宜之。养肝法是濡养肝"体"的一种方法，凡肝脏"直"而不"曲"（疏泄过度，耗伤阴血）者宜之。"疏"与"养"是中医治疗学动静观的体现。

历代典籍不可胜计的治肝方剂，单纯用疏肝药或养肝药几乎是没有的。疏养结合则是普遍规律，不过各有侧重而已。例如四逆散，是大家熟悉的疏泄厥阴的代表方剂，既用柴胡疏肝理气，枳实宣通结滞；复用白芍柔肝敛阴，甘草和中缓急。以疏理为主，柔养次之，并行不悖，开合有度；在疏泄中不忘柔养，这正是仲景的高明之处。一贯煎是柔养肝体之要方，方取沙参、麦冬、生地、枸杞大队滋阴养血之品，假使没有当归之辛润活血，川楝之疏肝，则全方不免失之呆滞，就不符合肝喜疏泄之特性。颇堪注意的是，柴胡与川楝虽同为疏肝药，但柴胡其性升疏，川楝功在泄降；一般而论，肝气郁滞，阴伤未著者，取柴胡；若肝郁化热，肝阴已伤，取川楝。在仲景时代，疏肝药多取柴胡；至清代叶天士、魏玉璜等医家又认识到柴胡疏肝有升动肝阳之弊端，常取用川楝。张山雷氏盛赞之："川楝清泄，为柔顺肝木之良将……清润和调，柔以驭之，而可驯其横逆，固非芳香诸药之可以一例观者也。"余常用其治胁痛，收效甚佳，均可参证。历代医家就是这样通过不断努力，丰富了肝病证治经验。当然，肝阴已伤，肝郁较甚者，柴胡不是绝对不能用，如清代高鼓峰，就有柴胡、生地并用的方法。可见中医学既有规律可循，又没有一成不变的模式。

慢性肝炎症见情怀悒郁，胸闷不舒，欲嗳不爽，两胁胀痛，食欲不振，舌苔薄腻，或上有垢浊，脉弦细或濡滑之"肝胃不和型"，在治疗上必须遵照古人"疏肝毋忘和胃"之说，以疏肝为主，参用健脾和胃之品；因为肝病最易引起脾胃受纳运化功能，仲景之"见肝之病，当先实脾"，即是此意。疏肝和胃，就能消除气机之壅滞，湿浊得以疏化，促使脾胃恢复气机升降功能，使胁肋胀痛、脘闷纳呆等症，迅速消除；而脾胃健运，食欲增加，气血即有生化之源，从而增加免疫功能的调节，促使肝功能的加速恢复，提高了疗效。常选柴胡疏肝散（四逆散加制香附、川芎）化裁，加蚕沙以泄浊；苡仁、茯苓、半夏、豆卷化湿和中。若郁久化热，小便色黄者，去川芎，加山栀、蒲公英消泄之。若久病伤阴，症见烘热体倦，口干思饮，胁肋疼痛，情绪易激动，大便干结；舌红，苔少而干，脉弦带数之"肝肾阴虚型"者，当以柔养为主。因肝肾同源，肝阴受损日久，势必下汲肾阴，故此类证候之特点是伴见肾阴亏虚，我认为养肝需参益肾，因为既是"乙癸同源"就应"肝肾同治"，方能提高疗效，常取高鼓峰疏肝益肾汤化裁。此方是由六味地黄汤加柴胡、白芍而成，既可养肝益肾，又可达肝郁，泄湿热，惟方中萸肉有温助肝阳之弊，不妨删去，加女贞子、旱莲草清滋之品。若阴虚不耐柴胡升疏者，可用川楝、生麦芽、白蒺藜以代之。随证加减，多收良效。又善治肝肾不足和气血亏虚的妇科良药"乌鸡白凤丸"，用以移治肝肾两亏之慢肝功能异常者，颇有帮助，服后大部分患者之病情减轻，转氨酶及麝香草酚浊度均有所下降，白蛋白升高非常明显。

扶正与祛邪

正因为慢肝多由急性肝炎演变而来，而湿热、疫毒又是导致慢性肝炎之主因，肝经湿热之邪是形成本病的主要原因，而瘀和毒则是导致本病的主要病机。所以祛邪仍是慢肝治疗中的重要环节。但是，假使把祛邪机械地理解为清热解毒，一味追求降低肝功指标，例如降低转氨酶之特效药，则是片面的。按照中医学的观点，"邪之所凑，其气必虚"，"至虚之处，便是容邪之所"，可见慢肝的病理变化，离不开邪正之纷争；对其治疗，必须正确地运用扶正以祛邪，或在祛邪中不忘扶正的治疗原则。

慢肝多属虚实夹杂，邪实主要表现为肝气郁结和肝血瘀阻；正虚主要表现为脾胃气虚和肝血不足。但正虚多由实邪留连日久所致，只有肝气得舒，脾胃才能健运；瘀血得去，新血才能化生，故应攻补兼施。

慢肝用补法，必须在明确病位的基础上，区别其为阴虚，抑为阳虚，方能对证用药。凡阴虚者，宜补而兼清；阳虚者，宜补而兼温。病由肝而起，传脾而盛，传肾更剧。从肝、脾、肾损伤之程度，可以测知病情之轻重。

凡肝脾阴伤，症见爪甲少华，口干溲黄，烘热肢软，纳谷不香，食后胀闷不适，大便干结，两胁胀痛，舌红苔少，脉细带数者，当以养肝濡脾为主，参以和中助运之品。此等证候，不宜用参、芪之温补，用之反觉胀闷不舒。可取大剂黄精为主（一般用30g），配合枸杞、沙参、山药、首乌、鸡血藤等，佐以川楝、木瓜、生麦芽为基本方，随证化裁。气阴两伤，重加太子参。方中黄精滋柔生津，平补肝脾，木瓜酸能生津，又可制肝，且能入脾消胀，为阴伤而木横之良药，均值得选用。

慢肝伤阴最多，但亦有伤及肝阳者，阳虚气弱，则肝用不及，其主要临床表现为疏泄无力，症见面色灰滞，气短乏力，不耐疲劳，稍累则精神倦怠，纳谷乏味，食后腹胀，大便干溏不一，小便时黄，脉弦细，舌质淡，苔白。总之，阳虚则全身功能低下，精神为之不振；而气虚常是阳虚之先导；气虚则血滞，气虚则失却疏泄助运之功能；阳虚往往有怯冷之表现，临床不难辨识。对肝气虚的治疗，王旭高在《西溪书屋夜话录》中提出用"天麻、白术、菊花、生姜、细辛、杜仲、羊肝"。考其用药，乃遵《内经》"以辛补之"之说，但亦有不能尽如人意之处，例如生姜、细辛、杜仲都是补肝阳之药物，近贤张锡纯提出黄芪是补肝气的良药，十分中肯。我治肝气虚者，亦喜重用黄芪，配合当归、桂枝、白芍、杜仲、川芎、甘草、生姜、大枣为基本方，即以当归补血汤合桂枝汤加味。若阳虚怯冷，则加鹿角胶、淡附子、淫羊藿。临床上还可见到一种情况，病人既有肝阳虚衰的一面，又有郁毒深藏的一面，除上述见症外，伴见口苦、溲赤，在此情况下，不妨温阳与解毒并举；温阳药能振奋功能，提高机体抗病能力，而解毒药则有直接针对病原之意图。可在上方基础上，加用板蓝根、黄柏、丹皮、白花蛇舌草等。

慢肝进一步发展，还会出现肝肾精血亏损、癥块癖积的证候，斯时患者面色晦暗，肌肤甲错，胁肋刺痛，肝脾肿大，质较坚硬，伴见肝掌、蜘蛛痣、舌有紫气或瘀斑，脉细弦；在妇女则月经量少或闭经；检查肝功可见白、球蛋白比例倒置，TTT、TFT、ZNTT阳性，免疫功能低下。慢性活动性肝炎患者多属正虚，细胞免疫水平低下，故在治疗时，要以中医辨证论治为指导，结合机体免疫反应，选用部分有促进细胞功能之品，如党参、黄芪、淫羊藿、白术、白芍、当归、女贞子等健脾、补气、补肾、补血、补阴之品。但此类证候若单纯使用扶正，或攻坚破积法则欠妥帖。多年来，个人使用自拟之"复肝丸"，尚称应手。

1963年，此丸之临床应用在《中医杂志》发表后各地重复验证，证明其对慢性肝炎之癥块癖积及早期肝硬化，确有改善症状与体征，促进肝功能好转之疗效。处方：

　　红参须 40g　　参三七 40g　　地鳖虫 10g　　紫河车 10g　　炮山甲 10g　　广姜黄 10g　　广郁金 10g　　鸡内金 10g

　　共研极细末，另用虎杖、石见穿、糯稻根各 250g 煎取浓汁，与上药粉泛丸如绿豆大（或轧成药片亦可），每服 3g，1 日 2 次，食前服，1 个月为一疗程，一般服 2~3 疗程，可获稳定或基本治愈之效。本方取紫河车大补精血，红参须益气通络，两味用以扶正；参三七活血止血，散瘀定痛；地鳖虫破血消癥，和营通络；更加郁金、姜黄疏利肝胆，理气活血；鸡金、炮甲磨积消滞，软坚散结；故补不壅中，攻不伤正，小量长服，确有使癥积潜移默消，肝实质改善与恢复之功。对于肝胆湿热壅遏，转氨酶明显增高者，此丸不宜早用，必待湿去热消，方可斟酌用之。

在气与在血

　　对慢性肝炎之各种证候，区别是在气分还是在血分，有利于把握据病理层次进行辨证治疗，故不容不辨。

　　所谓在气，指慢肝因气机失调所导致的一系列病理变化，如肝郁气滞，湿热壅遏；或脾虚气弱，湿浊不化等。前者症见胸胁苦满，食欲不振，口苦，溲赤，舌苔薄黄，脉弦，可选小柴胡汤出入。取柴胡、黄芩疏肝清热；半夏、枳壳、瓜蒌皮、郁金宣通气机；苡仁、茯苓、滑石淡渗利湿。后者症见头晕乏力，稍劳则气短心悸，食欲欠佳，大便干溏不一，面肢轻度浮肿，舌淡胖，或舌边有齿痕，苔薄，脉虚大，当取补中益气汤为主方。方中参、芪、术、草益气健脾；当归养肝血，陈皮调气；尤妙用升麻、柴胡二味，柴胡除升阳外，兼有疏肝作用，升麻宜生用，意在兼以解毒。故慢肝以脾虚为主要见症者，选此方为优。

所谓在血，是指病邪由气入血所产生的一系列病理变化，或气滞以致血瘀；或热毒入血而耗血动血。而病程已久，正气不足，湿热病邪混入血络之中，亦属于血分之证治范围。

慢肝以肝脾虚损为本，血瘀为标。其血瘀之表现，主要有气虚和阴虚血瘀之不同。对于气虚血瘀，我喜用黄芪配莪术，山药配鸡内金两个对子药。其中黄芪、山药均需重用至30~60g，随证加用丹参、石见穿、参三七、郁金等。阴虚血瘀，当养阴化瘀，软坚散癥可用一贯煎加丹参、泽兰、牡蛎、菴䕡子等。其中菴䕡子为菊科植物菴䕡之种子，《本经》谓其主"五脏瘀血，腹中水气……久服轻身，延年不老。"用治肝硬化及腹水，颇有帮助。热毒入血，有出血倾向，往往鼻衄、齿衄时见，口干口苦，或伴见午后低热，夜有盗汗；大便干结难解，舌质红，苔薄黄，脉弦带数，亟当清营解毒，可取犀角地黄汤为主方，其中犀角可用水牛角代之，惟用量需达30~60g，其效始显。随证加用大小蓟、贯众、白薇、杞子、女贞子、旱莲草、炙鳖甲等。若热毒耗灼真阴，大便干结，可暂加大黄泄热通腑。

按照中医学的观点，初病在经在气，久病入络入血，故慢肝尤多病。其特点，肝区疼痛，牵及背部，舌质有紫气，苔薄腻，脉弦涩，肝功能长期不正常，对其治疗，疏肝养肝，必兼通络，一般可用《金匮》旋覆花汤为主方，取茜草代新绛，药如旋覆花、茜草、丹参、泽兰、柏子仁、紫草、菝葜、路路通、参三七等。不效，参用虫类药，叶天士："取虫蚁之品，以松透病根"，确是经验之方。我经常选用九香虫、全蝎、参三七各等份，研细末，胶囊装盛，每次5粒，1日3次，收效甚佳。虫类药对慢肝的治疗，大有前途，值得进一步加以研究与应用。

第一，慢肝多系湿热深伏，或湿热残留不尽，而正气偏虚者，所以在治疗上，既要清除湿热，又要针对阴阳、气血，脏腑之寒热、虚实，灵活机变，邪去则正安，正胜则邪却。

第二，慢性肝炎的饮食问题：由于患者求愈心切，过食肥甘，于滋补者较多，脾胃壅滞，食郁化热，与残留之湿相搏，致病势缠绵，久而不已。多数患者由于长期吃糖、鸡蛋、牛奶，体重虽然增加，但SGPT 常有反复，部分患者 β-脂蛋白和甘油三酯、血糖多见升高，易于导致脂肪肝。必须调整饮食，辅以辨治中药，始可纠正。

慢性肝炎肝功不正常，在辨证上有虚证与虚实夹杂之分，是否一律采用高蛋白饮食，也应该辨证分析，区别对待。如属正虚邪实而以邪实为主时（如慢活肝），高蛋白饮食宜不用或少用，倘虚实并重时，可酌加高蛋白饮食，但不可过量。若系脾气虚弱时，蛋白饮食宜从小量逐步增加为是。

第三，慢性肝炎的休息问题："肝为罢极之本"，慢性肝炎患者需注意劳逸结合，不可过劳。因为肝藏血，"人卧血归于肝，目受血而能视，足受血而能步，掌受血而能握，指受血而能摄"。劳累过度，易耗伤肝血，不利于疾病的恢复。要避免过劳，同时注意调节情志，合理饮食，辅以药物治疗，才能收到理想的疗效。

第四，慢性肝炎与眼的关系："肝开窍于目"，"目受血而能视"，肝病既久，阴血耗伤，往往出现视力疲劳，视力模糊，夜视力下降，复视。同时眼血管显著变化，凡肝经疫毒炽盛，病势活动进展者，眼血管多扩张、弯曲、鲜红；病情逐步好转，则眼血管充血减退，弯曲好转，鲜红转淡；病情稳定，则眼血管变细、伸直、趋向正常。此余多年来实践观察之一得，有参考价值。

第五，关于降低转氨酶的问题：除应坚持中医特色，辨证治疗外，单味药和经验方亦可参考：①转氨酶增高者，用五味子粉或五味子制剂，颇有佳效。因为五味子含有 7 种有效降酶成分，其特点为降酶速度快，疗效好，无任何毒副作用，但常有 1/3 的反跳现象，不过，继续服用，仍有效果。我认为凡苔腻、脘胀、纳呆者，不宜使用，或先服健脾渗湿之品，待脾健湿化后，再服为宜。②夏枯草、虎杖、垂盆草、龙胆草等用于湿热偏盛者为宜。或于辨治方中加入白芍、生山楂，对转氨酶持续不降者，亦有佳效。

第六，关于黄疸长期不退问题：黄疸性肝炎乃湿热内蕴所致，常法治疗，多能收效。但慢性肝炎长期黄疸不退者（胆汁郁结积者奏效甚缓）。我多年来采用大黄、丹参、豨莶草为主，随证加味，疗效较佳。《本草纲目》论大黄功效说："荡涤肠胃，推陈致新，通利谷道，调中化食，安和五脏。"张锡纯亦盛赞之："大黄能入血分，破一切瘀；为其气香，故兼入血分，少用之亦能调气，治气郁作痛。"散瘀消坚、养血安神之丹参同用，效果更好。如同时重用豨莶，更相得益彰，因其不仅为"祛风除湿"之剂，《本草经疏》还称其为"活血之要药"，我屡用颇为应手。而"治黄先治血，血行黄易却"，确为胆汁郁积型治疗之准则。

路志正

升清降浊疏肝脾，勿过苦寒遏气机

路志正（1920~　），国医大师

急性肝炎之病机多属湿热蕴结脾胃，郁阻肝胆。医生常着眼于炎症，其治多以苦寒清利，凉血解毒为常法。但有些患者不但无效，药后病情反而日重，究其因，医生只看到火热为患的一面，恣用苦寒清利，而忽视了脏腑气机的升降出入，阴阳平衡。肝胆脾胃，则一身之清气皆升，胆胃之气通降，则一身之浊气皆降。所以，在治疗上应注意这个特点，使欲升者能升，当降者得降；不升者助之使升，不降者调之使降。对肝脏尤应注意，肝属木，主少阳春升之气，其性升发，苦寒之药虽可清热利湿，但用之过度就会郁遏肝脏的升发之气，致命名升发无权，疏泄无力。同时又能伐伤脾胃之阳，使纳化呆滞，运化不及，而出现升降乖戾，气机逆乱之候。此即辨之虽有理而施之太过，其治亦必无功。

曾治一男性患者，张某，51岁，某广播学院教授。

1982年11月初，始感肝区痛、乏力、便溏，经某医院化验肝功，诊为急性肝炎，以清热解毒、疏肝理气为法，投以大剂苦寒、香燥之品十数剂，其症不仅不减，反而病情加重，故于1982年11月中旬来我院求诊。

症见右胁胀痛，腹满便溏，食欲不振，倦怠乏力，小溲量少色黄，情怀抑郁，烦躁易怒，夜寐不安，噩梦纷纭，望之形体肥胖，两目无神，舌质暗红，苔薄腻微黄，脉濡数。证属肝郁脾虚，湿热内蕴。治宜疏肝运脾，化浊祛湿，拟藿朴夏苓汤化裁。

方药：

藿梗 9g　茯苓 15g　苍术 9g　山药 15g　白蔻后下，9g　薏仁 15g　茵陈 12g　车前草 12g　橘叶 15g　郁金 9g　山栀炒，6g

水煎服，5 剂。

药后肝区胀痛减轻，饮食见增，夜寐少安，余症见消。后以养肝实脾，化湿和胃为法，拟逍遥散化裁。

方药：

当归 10g　白芍 12g　柴胡 9g　茯苓 12g　黄芪 12g　醋香附 9g　苍术 10g　枳壳 9g

前后加减共服 21 剂，化验肝功能正常，诸症俱失。

患者先服苦寒重剂，抑遏肝气，戕脾败胃，又过用香燥理气，灼伤肝阴，致肝用益横，而出现肝郁脾虚，湿热中阻之证，方以藿香、苍术、白蔻仁芳香化浊、燥湿醒脾；茵陈、车前草、茯苓、薏仁、山药甘淡渗湿、顾护脾阴；郁金、山栀、橘叶疏肝解郁、清胆经郁热，而无劫肝阴之弊。全方未过用苦寒之品，香燥之味，而湿热得清，肝气得疏，中州得运，升降复常，诸症消失。

抓住主证，扣住枢机，处方遣药以适为度，既防药力之不足贻误战机，又防其太过克伐无辜，出现不良后果，这就需要在辨证论治、组方配伍，特别在用量上下功夫，才能运用自如，恰到好处。

（李连成　整理）

汪承柏

舌苔黄腻不尽湿热，阴虚湿困进退有法

汪承柏（1926~   ），三〇二医院主任军医，肝病学家

舌苔黄腻，不尽湿热

因黄腻苔主里湿热证，而肝炎之病因又为湿热，故对肝炎有黄腻苔者多从湿热论治，这对急性肝炎，尤其是有黄疸者确有良效，但对慢性肝炎未必尽然。

临床曾观察 39 例慢性肝炎见有黄腻苔者。39 例中除 1 例在原有静脉输液基础上加服中药外，其余病例一律单服中药，按辨证论治，每证有一主方或按法组方加减，每周服 6 剂，2 周复查一次肝功能。治疗 3 个月全部肝功能恢复正常，并巩固 3 个月以上不复发为近期治愈，共 30 例；9 例无效。

一、心下停饮

39 例中属心下停饮者，共 8 例，治愈 7 例。症见四肢倦怠，头晕心悸，思睡但夜寐不实，多梦，口渴不欲饮或喜热饮，饮入于胃则胀满不适，胃脘有震水声，舌苔黄腻，脉弦滑或滑。这些主症中，胃脘震水声为必备之征。

二、痰湿瘀阻

共 18 例，治愈 12 例。症见胸脘胀满，肢体沉重酸困，体胖，口渴不欲饮或不渴，舌体胖质暗，舌苔黄腻，脉弦滑或濡。在辨证中应注意肢体沉重，舌质瘀象。

三、肝胆湿热

1 例治愈。症见口苦咽干，烦躁易怒，渴喜冷饮，眼眦部有黄色分泌物，尿黄，舌红质暗、苔黄腻，脉弦滑而数。辨证以口苦、口渴喜凉饮、眼有黄色分泌物为主要见症。

四、气阴两虚，血瘀化热

共 3 例，治愈 2 例。症见五心烦热，口咽干燥，自汗盗汗，疲乏，上午困倦思睡，入晚则不得眠，大便稀溏，小便清长，渴不欲饮，食少纳呆，面色不华，痤疮很多常合并化脓性感染，舌苔紫暗，苔黄腻，脉细数。诊查中除注意气阴两虚见症外，尤应注意痤疮合并感染。

五、肝肾阴虚，脾虚血瘀

共 5 例，治愈 4 例。症见腰膝酸痛，眼干涩，口咽干燥，口黏口苦，失眠多梦，纳少腹胀，食后尤甚，舌质紫暗，苔黄腻，脉细弦或细数。辨证中应以腰膝酸痛、眼干涩、纳少口苦为重点。

六、湿邪弥漫三焦

2 例均治愈。症见胸闷腹胀，不饥不渴，小便赤涩，大便不爽，精神疲惫，心神烦乱，苔黄腻，脉濡或滑数。此型多见于慢性肝炎长夏季复发，或长夏季节发病延至冬春不愈。辨证中应以胸闷腹胀、大便不爽为主症。

七、脾胃虚寒

2 例均治愈。症见形寒肢冷，胃脘冷痛，喜温喜按，食少不渴，便稀或溏，小便清利，苔黄腻，脉沉细或弦细。辨证中应以胃脘冷痛、喜温喜按、大便稀溏为主症。

肝炎是感受湿热所致，病程早期以湿热证为主，但随着病程延长，由于失治、误治或身体素质诸因素，致使邪毒留滞，湿热郁久化火，灼伤阴液，导致肝肾阴虚。后者又可加重肝郁，木郁克土，脾虚失运，造成水湿内停。因此慢性肝炎之湿，主要是内生。但因受累脏腑及病变程度不同，湿邪停滞部位各异，临床表现亦有区别。有的为留饮；有的凝聚成痰；有的与时令相应，如遇长夏季节而弥散三焦；也有湿困脾阳日久而导致脾胃虚寒者，湿久可以化热，湿与热结而成为湿热，客观上表现为黄腻苔，但这是脏腑功能失调的病理产物，是标而不是本。因此本病应在辨证基础上，以恢复脏腑功能为主要治则，而不宜过用苦寒清泻之品。

本组病例虽有 7 个证型，从湿热论治者仅 3 例，有例用温药治疗。治法各异，但因具有脏腑亏损、气滞血瘀、湿久化热的共同特征，因此治疗上异中有同。既要针对不同主证选用相应主方，或依法组方；又要针对共同病因病机及临床见症予以兼顾，尤其是应结合西医学有关研究，合理加减。本文中各证型除主方不同外，加减基本相似。

在 7 个证型中有 5 个证型系以选用古方为主，另 2 个证型系根据主证组方。对于古方也不是沿用全方，而是选用其中主药，如苓桂术甘汤，仅用桂枝之温以化气，茯苓之平以走下，以消饮液；术草味甘，有滋腻之弊，病人服后有腹胀加重，故弃而不用。

对慢性肝炎病人有高转氨酶或值夏季能否用温药（如桂枝）问题，有不同见解。本组饮停心下证中有 5 例谷丙转氨酶在 500U 以上，4 例在 7 月，均重用桂枝 15g 而获治愈。可见只要证药相符，必能奏效。根据痰瘀相关理论，对于痰湿瘀阻者用二陈汤合失笑散，每能获效。临床实践证明，生蒲黄、五灵脂有助于肝功能恢复，故本组多数病例皆用之。

阴虚湿困，进退有法

慢性乙型肝炎，阴虚湿热兼见者颇多。湿困治宜温化，阴虚理当滋阴，而温化可加重阴虚，滋阴又可加重湿困。慢性肝炎湿困阴虚并见者，临床殊不罕见。对这一治疗矛盾，如果处理得好，有助于提高疗效；处理得不好，反而加重病情。

兼有湿困与阴虚两证的临床见证，根据病情可分为轻重两型。

轻型患者既有乏力困倦，轻度浮肿，纳少便溏，腹胀矢气，舌体胖淡，苔腻等脾虚湿困症状；同时又有腰膝酸软，口咽干燥，五心烦热，眼球干涩，小腿转筋，爪甲枯裂，心烦失眠，便干溲赤，舌红等阴虚表现。

重型患者既有水湿内停，如心下停饮、水肿、腹水、水气凌心、肢体沉重麻木、苔黄腻而厚等见证；又有午后低热、盗汗、鼻衄齿衄、舌绛苔剥、肝掌、蜘蛛痣、面部毛细血管扩张等严重阴虚症状。临床所见，可以是湿困重于阴虚，也可是阴虚重于湿困，亦可湿困、阴虚皆轻或湿困、阴虚皆重。

湿困阴虚的临床表现虽有轻重之分，但其病因病机皆与失治、误治有关。本病早期感受湿热之邪，首先侵犯肝脾。肝喜条达，恶抑郁，脾喜燥恶湿，湿邪浸渍肝脾，则肝失疏泄，脾失健运；湿邪久羁，伤及脾肾之阳，可致气化不利，水湿内停。若祛湿清热不力，病至慢性阶段，邪毒深伏，或因湿久化热，或因血瘀血热，或因久病肝郁未予疏泄或疏泄太过，或因久服苦寒辛燥之品，均可灼伤阴液，导致阴虚。

湿为实邪，阴虚为正亏。湿困虽可有腹水、水肿、心下停饮，但阴虚并不标志病人体液缺损。二者病机虽不尽相同，但互为因果，互相转化，促进了疾病的发生发展。实践证明，湿困日久且渐重者，阴虚也愈明显，湿困以脾虚为多见，而阴虚可累及多脏腑。湿困与阴虚并存，常病情复杂，迁延难愈。据临床观察，湿困与阴虚的孰轻孰重，在肝功能和西医学的诊断上也有区别。单纯湿困，或湿困与阴虚均较轻，或湿困较重阴虚较轻患者，肝功能损害一般较轻，多数均为单项谷丙转氨酶升高，或只伴有轻度絮状反应阳性及轻度黄疸；病理诊断多系慢性迁延型肝炎。若阴虚较重者，无论湿困程度较重，多有谷丙转氨酶升高、絮状反应阳性、蛋白代谢异常、黄疸等多项功能不正常；病理诊断以慢性活动型肝炎为多见。由此看出，湿困阴虚患者，由于二者表现的轻重不同，而有不同的临床表现，病理诊断和肝功能改变，并可由此而推测其病情的轻重。

对湿困阴虚的诊治，当根据湿困与阴虚的轻重程度，遵循中医辨证论治原则，采用祛湿养阴合治或分治进行治疗。对湿困较轻，如湿困而无明显湿阻，湿困而无明显留饮，湿困而无明显阳虚水泛，苔腻而不厚者，可在祛湿同时予以养阴。对湿困较重而不适于同时养阴者，当先祛湿，后养阴。这种分阶段治法的好处是，可以通过祛湿，尽快改善胃肠道症状，增进食欲，为下一阶段重用养阴之品以促进病人免疫状态的调节和肝功能的恢复，创造有利条件。

无论分治与合治，均应注意对兼证的治疗。常见兼证有血热、血瘀、肝郁。处理兼证时应防止伤正滞邪。如疏肝不宜太过，用药宜防劫阴。使用柴胡要谨慎。当归气香味浓，性温而不燥，为生血活血之要药，且能宣通气分，使气血各有所归，又能升能降，内润脏腑，外达肌表，缓肝木之急，无偏盛之虞。瓜蒌荡热涤痰，润肝燥，清肝热，平肝逆，缓肝急，且能降酶。用活血药时宜防耗血动血，丹参、葛根、赤芍、三七、水牛角、生山楂、丹皮、蒲黄等兼具凉血、活血和养血功用，均可选用。

为说明上述治则，对祛湿兼顾养阴，祛湿为主养阴为辅、先祛湿后养阴。分别各举一例如下。

一、祛湿兼顾养阴

常用四君子汤合四物汤、一贯煎、三石汤加减，药以党参、茯苓、当归、桑椹、枸杞、女贞子、茅根、水牛角等为主。

例1：患者刘某，男，42岁。

1977年8月因急性黄疸型肝炎住某医院2月余，出院后谷丙转氨酶升至731U，其后波动于400U左右，乙型肝炎表面抗原+。1979年9月12日前来就诊。自述乏力，两腿酸沉，两胁刺痛，便干尿黄，渴不欲饮，夜寐多噩梦，五心烦热，性急易怒，面色如蒙尘土，舌体胖、质微暗而有瘀点，苔白滑。谷丙转氨酶350U，临床诊断为慢性迁延型肝炎。证属湿困阴虚、肝郁血瘀。

药用：

党参 15g　茯苓 15g　丹参 15g　五味子 15g　白芍 30g　生山楂 30g
蒲黄 15g　五灵脂 15g　升麻 6g　葛根 30g　生地 15g　枸杞 15g

服药14剂，谷丙转氨酶复常，诸症减轻，继续服药个月，随访8个月未见复发。

二、祛湿为主，养阴为辅

此类病人湿困与阴虚均较重，并因湿久化热或阴虚内热而有不同程度的热象，故当用辛甘温凉法为治，取其辛能散邪，甘能润养，温能化湿，凉能清热；但不宜重用大苦大寒之剂。

例2：患者林某，男，20岁，住院号98757。

因右上腹隐痛，纳差乏力，肝功能异常3年余，于年1月入院。入院后曾用6511合剂（由5味苦寒药组成）、云芝多糖、静滴大剂量维生素C治疗3月余，谷丙转氨酶始终在2000U以上，TTT20U以上，白蛋白／球蛋白为3.59/4.03，蛋白电泳白蛋白0.496，γ球蛋白0.298，血清总胆红素112.9μmol/L，乙型肝炎表面抗原1∶256，抗－HBc为1∶10000，乙型肝炎表面抗原＋，IgG 0.22g/L，经肝活检诊断为慢性活动型肝炎（中型）。

1984年4月26日改服中药。症见右胁隐痛，腹胀口苦，胃脘胀满并有震水声，乏力纳差，偶有盗汗，眼干涩，舌质暗红，舌边呈锯齿状，舌体不胖、苔微黄腻，脉弦滑。证属湿困阴虚血瘀。

药用：

桂枝 15g　茯苓 30g　丹参 30g　蒲黄 15g　五灵脂 15g　黄芪 18g　生石膏 30g　白茅根 15g　黄芩 15g　生山楂 30g　葛根 30g　升麻 6g

药后2周，症状减轻，胃脘震水声消失，谷丙转氨酶开始下降，第6周降至正常。治疗2月余各项肝功能复常出院，并继续服药巩固。

三、先祛湿后养阴

对湿困阴虚均重的患者，尤其是久服苦寒之品或刚停五味子制剂的病人，气阴俱伤，湿邪深伏，内热又盛，以祛湿养阴合治难以取效，当先祛湿，然后养阴，分而治之。

例3：患者霍某，男，30岁。1983年10月5日因谷丙转氨酶反复增高3年而入院。

病中曾长期服用中西药，中药以苦寒之品为主。1983年4月开始服降酶灵，3个月后谷丙转氨酶降至正常，同年月底停用。入院时谷丙转氨酶 213U，TTT9U，乙型肝炎表面抗原 1∶256，抗 –HBc 为 1∶10000，蛋白电泳白蛋白，γ 球蛋白 0.256，经肝活检诊断为慢性活动型肝炎（中型）。症见夜寐不实多梦，右胁酸困，眼球干涩，全身肌肉跳动，口咽干燥，性急易怒，大便干结，2~3 天一行，尿黄，口黏苦，两下肢酸沉，眼眶酸困，食后脘腹胀满，胃脘有震水声，舌色紫暗，舌苔黄腻而厚，脉弦滑。证属湿困阴虚兼血瘀，治宜先温化水湿，后补肝肾之阴。

第一阶段（1983 年 10 月 ~1984 年 1 月），药用：

桂枝 15g　茯苓 30g　葛根 30g　升麻 6g　菖蒲 15g　香橼 15g　蒲黄 15g　五灵脂 15g　生山楂 30g　茅根 15g　瓜蒌 18g　生石膏 30g

药后 2 个月，胃脘震水声消失，苔净，但阴虚症状未减，便干，谷丙转氨酶波动于 500~700U（可能与停服五味子制剂有关），因笔者外出开会，加之有口舌生疮，暂停中药，服牛黄上清丸 1 周。

第二阶段（1984 年 1 月 6 日 ~3 月 15 日），药用：

白芍 30g　玄参 15g　沙参 15g　枸杞 15g　旱莲草 15g　乌梅 30g　牛膝 15g　虎杖 30g　丹参 15g　生石膏 30g　代赭石 30g　莱菔子 30g

因方中大部分药有激活细胞免疫作用，药后第 2 周谷丙转氨酶升至 2000U 以上，第 8 周降至正常。与谷丙转氨酶上升同时，抗 –HBc 由 1~10000 升至 1~1000000，但滴度随着 GPT 下降而下降，出院时降至 1∶1000（其中抗 –HBc 为阴性），表明体内病毒复制已基本停止。

本例与例 2 比较，湿困与阴虚症候均较重，第一阶段用药，虽湿邪消除较慢，但经这一阶段祛湿已为第二阶段重用养阴药治疗创造了条件。

邹良材

湿热瘀毒推大黄，燮理脏腑重脾运

邹良材（1910~1989），南京中医药大学教授，著名肝病专家

重视湿热瘀毒，着眼却在脾胃

慢性肝炎之病机，邹氏认为可用"湿热瘀毒"四字概括，其中尤以湿邪更属紧要。

甲型肝炎以湿热壅滞，气机失调为主，如脾胃困遏，肝胆失疏，每见腹胀、纳呆，并可出现黄疸。因湿热蕴结未深，邪伏部位较浅，经治易获痊愈。乙型肝炎以湿热胶结，瘀滞血分为特点，故较少出现黄疸，临床常有龈血、衄血，红丝赤缕，癥积不消，面色黧黑等血分见症，病情迁延难已，易发展成慢性肝炎。

针对湿热瘀毒之病因，酌情选用各种清热化湿、活血解毒药物，为邹氏治疗本病的一大特点。清热解毒可选用贯众、板蓝根、黄芩、黄柏、黄连、蒲公英、白花蛇舌草、夏枯草、连翘；凉血化瘀解毒可选用紫草、水牛角、败酱草、丹皮、赤芍、青黛、大黄；化湿解毒可选用茵陈、土茯苓、苦参、蚕沙、虎杖等。邹氏认为，上述药中，夏枯草、蒲公英降酶作用较好，其药味不甚苦，副作用少，效果确切，而且降酶后很少反跳。如邪热明显，加用龙胆草、黄芩、大黄，则降

酶更为捷速。对乙型肝炎表面抗原及其他感染指标阳性者，邹氏多采用扶正解毒法，解毒药常以紫草、土茯苓两味为主，并可酌选虎杖、败酱草、大黄、黄柏等药物伍入方中。

邹氏在临床使用中体会到，如见肝热明显，症见舌红、苔黄、口苦者，用龙胆草、黄芩、大黄；肝经郁热不重者，用秦皮、土茯苓、蒲公英；如热不重，湿亦不甚者，用夏枯草、蒲公英、凤尾草；若热较偏重的，可加连翘、板蓝根；如脾虚不明显者，用秦皮、凤尾草、土茯苓，脾虚明显的可加苍白术；两腿酸软无力加虎杖、苡仁；如出现明显的肝阴不足者，则以柔肝养阴为主，以一贯煎为基础再辅以降酶品；如见舌胖质淡紫者则用桂枝、泽兰、马鞭草。邹氏指出，有证可辨时，必须以辨证为主，辨病为辅。

中医治疗阳黄时所常用的茵陈蒿汤、栀子大黄汤及大黄硝石汤等方剂，均有大黄。茵陈为退黄之药，大黄有清热解毒的作用，茵陈与大黄协同使用，退黄的效果甚为理想。便结者可辅以元明粉、枳实。如大便稀溏者可用制大黄，连续服用后大便不但不泻，反而会正常，可见大黄如不配伍元明粉亦仅是缓下剂。大黄除有清热、解毒、缓下、退黄作用外，并有止血、消瘀、化癥之功，故邹氏不仅在治疗急性黄疸型肝炎时用大黄，而在治疗慢性肝炎及肝硬化时亦常用大黄（可结合病情给以酒制或用大黄炭对症分别施用），即属于湿热瘀毒者，皆治之以大黄。如1970年在门诊经治1例，患慢性肝炎已10余年，就诊前1个月曾神志昏迷过，当时诊断为肝硬化腹水（少量）继发肝昏迷。就诊时症见纳少无味，口干欲饮，全身乏力，面色晦暗，视力减退，腹大觉胀，大便干，色褐，时有齿衄，溲黄灼热，舌苔黄腻而厚，舌质暗红，脉细弦，肝功能不好，诊为肝阴脾气两虚而瘀热湿浊内阻，三焦气化失司，本虚标实，治疗殊为棘手。急者有再度昏迷之可能，缓则可以演变成单腹胀。采取急则先治标之旨，即给以茵陈蒿汤清热解毒，辅平胃散以化湿泄浊，或参以丹栀，或参以二至丸（女贞子、旱莲草）以止衄。但每次方中几乎都有大黄，调治近 2 年，先后共服大黄累计有百两许。在治疗中若单用养阴药，不配化湿药和不用大黄，病人即觉不适。该病人迄今症情稳定，未生他变。近人张锡纯氏云：大黄"能入血分，破一切瘀血。为其气香故兼入气分，少用之亦能调气，治气郁作疼。"又云：大黄"力虽猛，然有病当之，恒有多用不妨者"。古人云："祛邪即是安正。"患者虽病已历久，有正虚的一面，但瘀热湿浊邪势仍盛，如误认为正虚而补之反可助邪甚矣！

邹氏认为湿为慢性肝炎之主要病因：

肝与脾在生理病理上关系十分密切。肝主疏泄而为藏血之所，脾主运化而为气血生化之源。肝为气机疏泄之主，肝失疏泄，则脾土升降失常。脾为气机升降之枢，脾土壅遏，亦影响到肝气的疏泄。脾乃后天之本，为气血生化之源，脾运健全，则气血充足，肝体得养；脾运无权，则气血不足，肝失所养。肝之余气泄于胆而成胆汁，助脾胃消化吸收食物，如果脾胃湿热熏蒸肝胆，胆液外泄而成黄疸。湿热蕴久，肝阴暗耗，藏血失职，可有吐衄动血之变。而脾运不健，统摄无权，亦可使肝藏血不能。

慢性肝炎大都由于急性期湿热未净，迁延不愈所致。湿热困遏脾胃，损伤肝体，脾失转运之职，肝失疏泄之能，故开始阶段多表现为湿热气滞之证。临床表现为口苦口黏，恶心呕吐，纳少厌油，脘腹胀闷，或有嗳气、肠鸣，大便溏垢或秘结，胁肋作胀或胀痛，小溲色黄，舌质红，苔黄腻或薄黄，脉象弦滑等。少数病人还可能有黄疸。病程经久，或未经适当休息和积极治疗，湿热两伤肝脾，脾虚则气血生化乏源，肝体既损，复失所养，则可造成肝脾两虚。临床表现为神疲乏力，面色少华，纳谷不香，肝区不适或劳累后疼痛，头目眩晕，目涩视糊，大便易溏，舌淡苔薄，脉细弦等。若进一步发展，则脾土衰败，瘀血内著，可导致癥积、臌胀之变。部分病人病情活动，可见湿热反复消长。还有相当一部分病人湿热症状始终不明显，甚至一开始就表现为脾土衰败之癥积、臌胀者。若患者素质阳气不足，或湿重于热，耗伤阳气，可进一步造成脾肾阳虚；而患者素质阴分不足，或胃热素盛，则湿从热化，灼伤肝肾之阴，可导致肝阴虚，甚至阴虚血热之证。

慢性肝炎中，湿热、气滞、血瘀是三个主要的病理因素，其中又以湿热为最。慢性肝炎湿热之所以持续不清，当责之于脾。脾属土，主运化水湿，水流湿，火就燥，同气相求，湿热之邪首先侵犯脾胃，致命名脾胃运化功能受遏，进而壅阻肝胆，肝体受损，使胆汁外溢于肌肤，下流于膀胱而形成黄疸。故自《内经》始，黄疸之病，众口一词，皆责诸脾经湿热。若平素饮食不节，长期嗜酒，或劳倦太过，或有其他疾病，损伤脾胃，脾失健运，水精不布，湿从内生，此时尤易感受湿热。正如薛生白所云："太阴内伤，湿饮停聚，客邪再至，内外相引，故病湿热。"湿热伤脾，脾运更加无权，而脾虚生湿，内外合邪，致湿热有增无已，两者相互影响，导致疾病迁延不愈。因此，慢性肝炎过程中，既有外来之湿热之邪，又有内生之湿热。湿热既是慢性肝炎的病因，又是其病理产物。

由上可知，慢性病毒性肝炎的主要病理关键是脾运不健，病理本质是肝脾同病，主要病理因素是湿热、气滞、血瘀，主要治疗大法应为健运脾胃。

邹氏认为顾护脾胃是肝炎治疗中最重要的法则，贯穿于本病的始终。或化湿运脾，或疏肝健脾，或调养肝脾，或补益脾肾，均以顾脾为要旨。

对慢性肝炎蛋白代谢失调、麝浊、锌浊升高，血浆白蛋白降低的患者，邹氏亦多从肝脾着手。实证投以茵陈、藿梗、苍术、陈皮，虚证投以党参、黄芪、白术、当归、白芍等，并随证加减。邹氏强调，白蛋白系人体系血精微所化，生于肝而源于脾，在降低絮浊、调整血浆蛋白方面，不论补泻，总以治脾为主。脾为仓廪之官，生化之源，后天之本，脾强则水谷能化，精微得布，气血荣生，蛋白代谢之紊乱，亦多能得到调整。

治疗注意整体，立有慢肝八法

慢性肝炎早期病位在于肝脾，病机可归纳为湿困脾运、肝气乘脾和肝气犯胃；病久气血损伤，形成肝脾不足；如脾虚及肾，脏腑气血阴阳俱有亏损失调，则导致脾肾不足如血虚肝旺，上可刑及肺金，下可汲耗肾水，而成肺阴不足，木火刑金，或阴血亏虚，肾虚肝旺之证。慢性肝炎病延日久，其病变往往不局限于某一脏腑，其临床表现也错综复杂，治疗必须从整体出发，抓住病机关键，利用脏腑相关理论，选用适当治疗方法。

邹氏立有治疗慢性肝炎常用八法。

其一为化湿运脾法，主治湿困脾运，脘腹胀闷，口黏欲呕，纳少体倦，大便不实，苔腻脉濡者。方用茵藿平胃散加减，药如茵陈、藿梗、苍术、陈皮、山楂、神曲、夏枯草、蒲公英、车前草等。我院附属医院以上方为基础，制成清肝膏，用于肝炎纳少，腹胀，转氨酶轻度或中度升高等情况，效果颇佳，服用方便，深受病者欢迎。

其二为疏肝运脾法，主治肝气乘脾，胁肋胀痛，脘腹痞满，嗳气纳少，精神不振，苔薄脉弦者。方用郁附四逆散加减，药如炒柴胡、白芍、枳壳、广郁金、制香附、川楝子、延胡索、陈皮、谷麦芽等。

其三为泄肝和胃法，主治肝气犯胃，呕吐吞酸，胁肋胀痛，嗳气纳少，苔薄微黄，舌边尖红，脉弦者。方用左金丸合金铃子散加减，药如川连、吴萸、川楝子、延胡索、蔻仁、白芍、陈皮、半夏、竹茹等。本法用药多以苦、辛、酸配合，热象明显者，黄连多于吴萸（黄连可用 3~4g，吴萸用 1~1.5g）；如寒热偏重不明显，萸、连等量（可各用 3g）。本法常用于慢性肝炎合并胃炎患者。

其四为养肝健脾法，主治肝脾两虚，胁肋隐痛，头晕目眩，面色欠华，神疲乏力，大便易溏，口干少寐，苔薄脉细弦者。方用归芍异功散加减，药如炒当归、白芍、党参、白术、茯苓、甘草、陈皮、枸杞、丹参、郁金等。本法养血调肝，益气健脾兼顾，用药要避免燥热伤阴和滋腻碍脾之弊端。

其五为双补脾肾法，主治脾肾两虚，面色萎黄或苍白，神倦便溏，食欲不振，面足轻度浮肿，腰膝酸软，小便清长，或见阳痿遗精，苔薄白，舌淡胖或有紫气，脉沉细者。方从右归、左归加减，药如黄芪、党参、白术、熟地、山萸肉、桑寄生、淫羊藿、菟丝子、牛膝、鹿角片、紫河车等。本证阴气血俱亏，治宜抓住根本，径从培补脾肾着手，待先后二天精气振奋，则如器滑珠圆，满盘皆活。

其六为滋肾柔肝法，主治阴血不足，肾虚肝旺，胁痛隐隐，劳累则着，头昏耳鸣，两目干涩，手足心热，龈血鼻衄，口干而苦，舌红苔少，脉细弦数者。方用二至丸合一贯煎加减，药如生地、白芍、当归、沙参、首乌、枸杞、旱莲草、女贞子、川楝子、灵磁石等。

其七为清金制木法，主治肺阴不足，木火刑金，胸胁隐痛，口干咽燥，呛咳气逆，或痰中带血，时有低热，小溲黄，舌红有裂纹，苔少或剥脱，脉细数者，方用沙参麦冬汤合泻白散加减，药如沙参、麦冬、玉竹、百合、芦根、白芍、丹皮、地骨皮、桑皮、生甘草等。本法通过清养肺阴以平泄肝火，本证多为慢性肝炎抵抗力减弱，伴呼吸道感染者，肝炎伴肺结核患者临床也时有所见。

其八为活血化瘀法，主治气滞血结，两胁下癥积明显，刺痛胀痛，痛点固定，血痣赤缕，面色晦滞，时有齿鼻衄血，舌质紫暗，或有瘀斑，脉弦涩者。方用当归活血散加减，药如当归、赤白芍、生地、桃仁、三棱、莪术、郁金、地鳖虫、制香附等。如出血明显，需酌减攻破之力，适当配入化瘀止血药物。临证可去三棱、莪术、地鳖虫，加入茜草、藕节、川军炭等。此外，用地骨皮 30g 煎汤漱口，亦有减少牙龈出血的作用。

邹氏根据慢性肝炎病机演变，归纳出以上八种治法，各法可以单用，也可合用，如慢肝活动期，湿热火毒明显，尚需加入清热化湿解毒之品。

（金实　尤松鑫　整理）

范中林

太阳少阳证胁痛案举

范中林（1895~1989），蜀中现代名医

薛某某 男，42 岁。成都市某厂干部。自 1969 年患慢性肝炎，1971 年肝大肋下 3cm，剑突下 5cm，肝区胀痛，经治疗病情未控制。于 1972 年春，开始全休。同年 5 月 27 日来诊。

初诊：肝区胀痛，食欲日益减退，进食后腹胀，坐立不安。腰部如重带紧束，难以蹲下。头疼恶寒，面色青黄，两颊瘦削，眼胞与双足微现浮肿。舌质暗淡，边缘稍红，苔淡黄夹白，根部稍厚腻。此为少阳证，兼太阳伤寒，宜先开郁闭，散寒除湿，以麻黄汤加味主之。

麻黄 10g　桂枝 10g　杏仁 12g　炙甘草 15g　法夏 18g

服 4 剂后，头痛与肝区胀痛略减，余证无明显变化。为增强散寒除湿，通阳行气之力，继用甘草麻黄汤，在服 5 剂。舌质渐转红，苔腻稍退，现寒湿风热交织之象。为引邪外出，选用荆防败毒散，去川芎、羌活、独活，酌加桑叶、黄芩、牛蒡等，辛温发汗与辛凉清解之品相配伍，服二十余剂。

二诊：胁、腰部紧束沉重之感稍减，全身初觉松动。舌苔仍腻而紧密，根部较厚。风寒湿邪已久，蕴结于肝胃，气机阻滞，故胸胁中脘仍觉胀满。今乘表邪已解之机，又据邪实而主证在上之理，因势利导，"其高者，因而越之"，运用吐法，2 个月之内，先后用自制"二妙

丹"引吐两次，呕出大量痰涎泫液，并配合服用针砂散。

处方一："二妙丹"绿矾 3g、白矾 3g、硼砂 1g，炼制成丹，空腹用温开水送服 1g。

处方二："针砂散"针砂、硼砂、绿矾、白矾、神曲、麦芽、木通、广香、甘草各 10g 共为细末。

第一周，每日晨空腹用米汤冲服一次，每次 3g；其后，每 3 日服一般次。

三诊：自觉症状着减，纳增。活动时，肝区仍觉坠胀、疼痛。少阳证未解。以自制回生丹加味，配合针砂散疏肝行气，开窍止痛，缓缓服之。

"回生丹"藿香、丁香、广香、辽细辛、巴豆、牙皂、雄黄、朱砂、白矾、蟾酥、爵香。

炼制成丸，如绿豆大，痛时服 2~3 粒，每日 1 次。针砂散每周服 1 次，每次服 3g。上方服用 2 月。

前后治疗 5 个月，病情基本好转。遂停服汤药，继服回生丹，针砂散，又调养 5 个月。重返工作岗位，坚持全日工作。

1978 年 12 月，患者来信说"6 年来，一直坚守岗位，心情愉快。今年检查，肝肿大已消失，触肝肋下 1.5cm，剑突下 2.5cm，质软，基本上无痛感。即使繁重的工作也能胜任。"

根据范老临床经验，此种胁痛，单纯属少阳证者较少，而常见少阳与太阳伤寒相兼，互相交织。且多由外感风寒湿邪，反复缠绵，历久不解，邪传少阳，两经同病。又因寒湿积滞益深，更增气机郁结，肝失条达，日久则气滞血凝，阻塞胁络，以致变证丛生。因此，针对本案少阳之枢转无权，必须首开太阳，发表开闭，散寒除湿。太阳一开，邪有出路，然后根据病情轻重缓急，逐一突破，以竟全功。

（《范中林六经辨证医案选》）

方药中

毓阴化瘀，燮理五脏

方药中（1921~1995），中国中医科学院教授，著名中医学家

迁延型慢性肝炎的病机为正虚邪恋。因此如何解决扶正不留邪，攻邪不伤正，如滋阴不妨脾、不助湿，疏利而不伤阴等，是治疗本病的难点。兹将方氏治疗迁慢性肝炎经验，整理介绍如下。

滋肾以养肝，疏肝以活血

方氏赞同叶天士关于"治肝之法无非治用治体"之说，认为前人所创治肝法达数十种，但对迁慢肝炎最有意义的则是养肝和疏肝两法。肝藏血，肝肾同源，肝体阴而用阳，故慢性肝炎多阴血亏损之证。正如张介宾所谓："故凡损在形质者，总曰阴虚，此大目也。"肝阴虚，一则疏泄易于失职，造成脾胃壅滞生湿；一则阴虚生内热，内热与脾湿相合，亦表现为湿热内蕴；但阴虚为本，湿热为标。此时之治疗，倘专事疏利，则辛香之品势必重伤其阴，造成"疏之更甚"的局面，加重阴虚而肝脾（胃）不和的恶性循环，如视力减弱、肌肉瞤动、烦躁不安等。因此，滋阴养血培补其肝体是为治本，在此基础上疏其郁滞之气血。肝气得疏，脾胃升降斡旋随之可复，湿热内蕴亦可消除。对因脾胃湿热而有滋阴助湿之虑者，方氏解曰："阴"是阴液，

"湿"是邪，滋阴是扶正，不是助邪，不可将滋阴与邪湿混为一谈。方氏改制魏玉璜之"一贯煎"即基于上述认识。在该方中，加入薄荷、柴胡、鸡血藤、夜交藤、姜黄、郁金、丹参等7味疏肝活血养血药；同时犹恐辛燥碍阴，故再加天冬，并重用生地至30g，名"加味一贯煎"。此方较原方滋阴养血疏肝活血之力尤强。方氏所制定的其他三方，即养胃和肝汤、加味黄精汤和加味异功散，其主体均不离乎滋肾养肝与疏肝活血，又各有侧重；养胃和肝汤偏于和胃消胀；加味黄精汤气阴两补偏于燥湿健脾；加味异功散偏于益气健脾。对于长期服用加味一贯煎的患者，常采用以下方法避免阴柔药物的副作用：①由重剂改投轻方，如原方小其制或改予同类轻方；②加强疏理气机药物的运用，如原方加大理气药物的剂量；③从补益脾气着手，使脾气健旺不致为阴柔药味遏制；④从药物的煎煮法消除某些药物的副作用。

方氏认为，肝气郁滞往往引起血的瘀阻，增强肝的疏泄作用，使在病因作用下所出现的气滞血瘀现象能够得到治疗，曰疏肝。因此，疏肝是与活血密切结合在一起的。《内经》所谓"疏其血气，令其调达"，不仅对治疗慢性肝炎有指导意义，对急性肝炎的治疗也有重要意义。李东垣的胃气说、刘河间的玄府说、朱丹溪的开郁说，直至叶天士的通络说，均反映了肝的疏泄与活血通络的关系，已被历代医家所重视。方氏改制魏氏一贯煎所加7味药物中有味即是活血药。方氏认为肝虚时纵使有气滞血瘀之证，亦不可贸然疏利或化瘀。增加活血药物，当在补益肝体扶正的基础上进行。其常用丹鸡黄精汤、参芪丹鸡黄精汤等，都据上述认识而组方。倘纯予活血化瘀，多有耗气伤阴之弊，如患者王某，某医曾予郁金粉，每服15g，日3次，连续3月，瘀未得去而转氨酶反从257U升至300U，复从300U升至362U。方氏强调活血须宗仲景"缓中补虚"之旨，对瘀血证，不宜峻逐强攻，而宜曲宜缓。验诸临床，瘀血证的消除或好转与病程长短似无联系，而与疗程长短成正比。

清热须有制，解毒当扶虚

方氏认为肝炎由湿热毒邪伤肝犯脾而起，因此清热解毒利湿之法不仅用于急性肝炎，也用于迁慢性肝炎所不同者，虽然迁慢性肝炎。部分患者为缓慢起病，但大多由急性肝炎迁延而来，且病人素体不同，治疗又多过用苦寒伤阳或苦寒化燥伤阴等情况，故虽可见湿热内蕴之证，但正气已虚，治疗上切不可孟浪从事。对于肝肾阴虚而兼湿热内蕴的患者，一方面要清其湿热，另一方面又不能重伤其阴。方氏选用《温病条辨》三石汤，仅用其中三石，即石膏、滑石和寒水石，名"减味三石汤"，取其寒能清热、淡能渗湿、辛能散郁、甘能润养之力，避免苦寒化燥伤阴。临床运用时，常与扶正方药如加味一贯煎、加味黄精汤等配伍，对改善患者的精神、食欲，降低转氨酶等，有较好的疗效。如患者陈某，患乙型迁肝，乙型肝炎表面抗原多在 1：32以上，用加味一贯煎伍用三石，则使其乙型肝炎表面抗原连续 3 次均稳定在 1：16 以下。又如北京中关村患者张某，患乙型迁肝，1981 年3 月其肝功能检查：谷丙转氨酶 271U，乙型肝炎表面抗原为 1：1024。亦予加味一贯煎伍三石。服药 20 剂后，谷丙转氨酶降至 164U 的，乙型肝炎表面抗原降至 1：64，精神有明显好转。但三石毕竟为寒凉之剂，只可暂用，不可久服，一俟湿热甫除，即应停用。

方氏亦重视对解毒药物的选用，最常用者为升麻。《本经》谓其有辟瘟疫瘴气、邪气蛊毒、时气毒疫之功。仲景治阴阳毒之升麻鳖甲汤重用至 2 两，钱乙治小儿麻疹之升麻葛根汤，刘河间治雷头风之清震汤以及宋代《圣济总录》黄疸门所载湿热黄疸多用升麻或以升麻伍用葛根。北京儿童医院郭某患迁肝，谷丙转氨酶升高至300U，用他法不降，方氏即在复方中投升麻45g，谷丙转氨酶即迅速下降，余症好转。

在养阴与益气的扶正方中分别伍用解毒之升麻葛根汤或"三石"，或同时并用两方，是方氏方剂运用的一个规律。据统计，在记录比较完整的45例迁肝中，使用了"三石"和（或）升麻葛根汤有39例次，其扶正方剂以加味一贯煎为最多，达21例次。而在10例慢肝中则有9例以加味黄精汤为主方，配伍使用"三石"及升麻葛根汤2例。由上可见，对慢肝，方氏以气阴两补的加味黄精汤为主方，侧重疏肝活血；对迁肝，则以加味一贯煎为主方，重在滋补肝肾，并多伍用"三石"和升麻葛根汤。这一用方规律也反映了迁肝多阴虚挟湿热，慢肝多气滞血瘀而湿热相对较轻的病理特点。

调理五脏，发于机先，随证而变

方氏十分强调五脏相关的论点，由于肝居胸腹之间，腹背之中，又有体阴而用阳的生理特点，其为病易于向阴阳两方面转化，故配合其他四脏的治疗是十分重要的。在养阴方面，与肾同治；在疏泄方面，兼顾脾胃；在神志方面与心同治；在承制关系上，注意治肺。由于五脏之间存在着相生相制的关系，如《素问·五运行大论》所谓"气有余，则制其所胜而侮所不胜，其不及，则己所不胜侮而乘之，己所胜轻而侮之。"方氏则将这一理论用于临床。例如肝阴虚证，在治疗上不能只看到肝，尚须考虑肝的所胜之脏（脾）和所不胜之脏（肺）。在单纯补肝未获疗效时，可兼用清肺或润肺及清胃或健脾之药，如加味一贯煎之用沙参、麦冬、天冬，就是对肺、胃的兼养兼清。胃热明显时，加入"三石"，也具有肺、胃两清和利湿的作用。这一防患于未然的方法，方氏称之为"发于机先"。临床上对一般治疗收效不佳的病例，往往可获得较好疗效；但又不可太呆板，应辨证清晰，灵活运用。例如许某，女性，慢性肝炎患者，1976年以后出现低热，体温波动在37.5℃~38℃之间，辨证为肝阴虚证。曾予滋肾养肝，甘温除热等法治疗，未获显效。1980年11月20日来诊时：低热37.5℃~37.9℃，胸闷胸痛，疲乏无力，纳差，大便偏干，间日1行，口干欲饮，睡眠欠安，低热于午后4~5时为甚，脉弦数，舌稍红苔薄白略干，诊为肝肾阴虚，当滋肾养肝为主，同时兼清肺胃，予加味一贯煎伍用竹叶石膏汤。服15剂后来诊，其体温已降至37.2℃以下，睡眠及精神俱较前好转。

方氏又据《内经》"成败倚伏生乎动，动而不已，则变作矣"之论，强调病情可随治疗之得宜，素体特点等因素而不断变化，因此治疗亦须随证而变。曾归纳出方氏治疗迁慢性肝炎方剂转换的9种形式（略）。例如以滋肾养肝疏肝为主治疗一段时间之后，病情好转，但考虑阴柔太久，则抑制脾气，在见到舌淡苔白润，脉沉细等征象时，即可加予扶助脾气之方，即所谓"效亦更方"。实践证明，运用方剂转换的原则，不断动态地调整治疗的方法，可减少病情波动，加速恢复。例如许某，男性，初予加味一贯煎及"三石"后，胁痛，腹胀，精神倦怠，纳少等症逐渐好转，肝功能检查：谷丙转氨酶从288U降至155U，TTT由原来的16U降至12U，TFT由原来的+++下降至++，但其舌由原来之红舌白黏苔转变为略淡而润，脉由弦滑有力转变为沉细而弱。虽化验指标下降，证情好转，但从脉舌所见，有脾气被抑之势，遂即予气阴两补之丹鸡黄精汤加"三石"，使其症状继续好转，谷丙转氨酶又从155U降至，TTT降至8U，TFT降至+，后予黄精丹调治而愈。而另例毛某，在用加味一贯煎治疗取效后，竟自服较长时间，结果症状反复，肝功能化验指标上升。以上说明，方剂随证转换对提高临床疗效有重要意义。分析获临床治愈的20例迁肝患者的方剂转换规律，发现尽管未出方氏用方转方的 4 种形式，但竟无自始至终完全相同的 1 例。可见重视个体，辨证论治，是方氏治疗本病所遵守的一条基本原则，也是取效的关键。

调和肝与脾，以脉分主从

方氏指出："在错综复杂，变化万端的各种临床表现当中，应根据其发生发展变化过程，确定其究竟属哪一个脏腑、哪一种生理病理改变起主导作用。据此，辨证须结合病史、素体特点及四诊所得，辨明原发于何脏又继发于何脏，以明确病机，指导治疗。以肝脾不和为例，即有责在肝与责在脾（胃）的不同。脾虚而致肝来乘者，则脾为原发，肝为继发，当补脾为主，疏肝泄肝为辅；若系肝强犯脾，脾胃失和者，则肝为原发，脾为继发，当以泄肝抑木为主，助脾补中为辅。肝脾既得和谐，因而和之。但调和之道当有主次之分、轻重之异，不能笼统对待。方氏对这类病机，十分重视用脉诊来加以分析，宗《难经·十难》"一脉十变"原则，将浮中沉三部脉密切合参。例如：浮取以候心肺之气，中取以候脾胃之气，沉取以候肝肾之气。中取之脉，正常当从容和缓细软适中，若弦而有力，当考虑"肝来乘脾"，但并不能除外"脾虚肝乘"，须结合沉取的脉象，若沉取其弦而有力的程度反不及中取时，则说明非肝气太过，实因脾虚而致肝乘；若沉取其弦而有力甚于中取，则为肝气太过犯脾。两者病机似同实异，治法亦各有侧重。其临床习用之养肝方为黄精丹；疏肝方为疏肝饮；益脾补中之方为加味异功散。三方常配伍使用。

武某 男性，43 岁。初诊日期 1978 年 2 月 1 日。患者自 1975 年起即有乏力，腹胀，肝脏肿大，肝功能不正常等症。4 年治疗，症状及肝功能指标常因劳累或停药而反复。就诊时，主要症状有胃脘胀满，疲乏无力，右胁下隐痛并牵及后背，大便偏干，尿黄，睡眠欠安。肝功能检查除谷丙转氨酶250U外，余项（−）。检查：舌边尖红，有瘀斑，质偏青，苔白，中心裂，脉弦细。肝肿大，右肋下1.5cm，中度压痛，质软。诊断为迁延性肝炎。辨证为病在肝肾，证属阴虚，气滞血瘀，湿热内蕴。拟以滋肾养肝为主，佐以疏肝清热利湿，予加味一贯煎配伍"三石"30剂。药后精神大进，脘腹胀满减轻，纳、眠、便相继转调，3月6日肝功能检查：谷丙转氨酶已正常，余项（−），乃去"三石"，加砂仁6g，莱菔子15g。药后精神继进，肝痛消失，但谷丙转氨酶复升至150U，小便微黄，苔稍腻，前方加滑石30g，甘草6g，予20剂，药后诸症悉减，肝功能全部正常。乃恪守本方，连服4月，病情稳定，改予丹鸡黄精汤加谷麦芽，调理脾胃善后。

（陈立华　整理）

时振声

正虚邪恋病慢肝，逐邪扶正需细参

时振声（1930~1997），中国中医科学院教授

病多虚实夹杂

　　急性肝炎阶段的病机多与肝胆、脾胃的湿热有关，而慢性肝炎又多为急性肝炎恢复不顺利，病情反复波动所形成。由于肝藏血，主疏泄，喜润恶燥，胆则内寄相火，胃亦喜润恶燥。故肝、胆、胃最忌热邪燔灼，脾则喜燥恶湿，最忌湿邪困阻，故在急性期多是湿热互结。慢性期湿热因素仍可继续存在，但因肝郁气滞，气滞而血瘀，故瘀血亦较为突出，这是在慢性肝炎表现为实证的两个方面。由于病程较久，精气内夺，如热盛煎熬精血，或治疗中过用苦寒乃致化燥，皆可导致肝阴内耗，甚则肝肾阴虚；肝郁而脾虚不运，精血来源不足，亦可导致肝脾两虚；如果湿困脾阳亦可引起脾阳不振，甚至脾肾阳虚。这是在慢性肝炎表现为虚证的三个方面。故不要认为慢性肝炎一定就是虚证，而忽视其实证的一面。由于慢性肝炎的病程较长，某些诱因又可造成病人机体内在因素呈"虚"的状态，从而形成湿热之邪未尽，正气内损的局面，使本病呈慢性过程，故虚中夹实，正虚邪恋往往是比较多见的。

临床体会慢性肝炎以肝血瘀阻，湿热俱盛、肝阴内耗、肝脾两虚、脾阴不足等证为多。

一、肝血瘀阻

多为病程较长，瘀血征象比较突出者。如面色黧黑，肝脾肿大，痛如针刺，唇暗舌紫，或舌有瘀点，脉象细，治宜活血化瘀，方如血府逐瘀汤。要注意病人是以肝血瘀阻为主，还是在正虚的基础上合并瘀血，因为两者治法不同，即使是以瘀血为主，但临床上也并不是单纯表现为瘀血，因此辨证时还要注意兼夹其他因素。

李某　男性，50岁。某医院会诊病例。

患者5年来肝脾肿大，肝功能反复不正常，此次因腹胀1月余住院，腹水征阳性，肝功能检查：谷丙转氨酶500U以上，总胆红素51.3μmol/L（3.0mg/dL），白蛋白/球蛋白：2.4/4.2。诊见病人面色黧黑，目黄唇暗，舌质暗红并有瘀斑，舌苔薄黄而腻，口苦口黏，口干不欲饮水，腹胀不思饮食，下肢肌肤甲错如鱼鳞状，辨证为肝血瘀阻夹有湿热，予血府逐瘀汤加茵陈、夏枯草、车前草等。1个月后复诊，黄疸已退，腹水仍有少量，精神转佳，谷丙转氨酶降至230U，仍继续服原方加减3个多月，腹水尽消，肝功能完全正常而出院。尤其值得注意的是病人面色、唇色均变浅，下肢肌肤甲错的鱼鳞状竟然完全消失。

二、湿热俱盛

肝郁日久可以化热，肝郁胃热及肝热脾湿也可进一步转化为湿热俱盛。临床上往往可以出现黄疸，上腹痞满，肝脾胀痛，纳差腹胀，恶心呕吐，口苦口黏，大便干结或黏滞不爽，舌苔黄厚而腻，舌质红，脉象弦滑。治宜清利湿热，可用苦辛开泄法，如小陷胸汤加味，或用苦寒清热法，如栀子金花汤加茵陈。如湿热化火，还可再加五味消毒饮。

梁某 男性，52 岁。

患肝炎 3 年多，肝功能反复不正常，开始谷丙转氨酶波动在200~500U，经治疗 1 年半方恢复正常，但 3 个月后谷丙转氨酶又上升至 500U 以上，并出现轻度黄疸，总胆红素 38.49μmol/L，麝浊 13.5U，麝絮 ++，此后肝功能一直未能正常又达 1 年，谷丙转氨酶 500U 以上，总胆红素 37.6μmol/L，上腹痞满，口苦口黏，不欲饮水，肝区疼痛，舌质红有瘀斑，但苔黄腻，脉弦而滑。病程虽长，但湿热仍然较著，且又夹有瘀血，乃以苦辛开泄之小陷胸汤加茵陈、夏枯草以清肝利胆，再加茜草、桃仁、旋覆花以活血通络。同年 7 月 15 日谷丙转氨酶降至，总胆红素减为 23.9μmol/L，但麝浊由原来 10U 增至 14U。仍按原方治疗，同年 8 月 25 日查总胆红素正常，谷丙转氨酶仍为 158U，麝浊 17.5U。此时患者上腹痞满消失，口苦口黏亦不明显，苔腻已退，湿热已除，因瘀血仍在，改用活血化瘀为主，兼清湿热余邪。方用当归、赤芍、川芎、桃仁、茜草、旋覆花、郁金、夏枯草、车前草治疗，2 月后复查，麝浊降至 7.5U，谷丙转氨酶正常，因又有上腹痞满，舌苔薄腻，乃于上方合用小陷胸汤治疗，至 1977 年 1 月 6 日复查，肝功能全部正常。

三、肝阴内耗

热甚则伤阴，如治疗过程中过用香燥之剂或苦寒药应用较久，也可化燥伤阴，而使肝阴内耗。症见头晕心烦，口干唇燥，口渴喜饮，大便干结，两眼干涩，睡眠不安，两胁隐痛，腹胀食少，小便黄赤，脉象弦细，舌红少津或中有裂纹，甚则腰膝酸软，足跟疼痛，手足心热而为肝肾阴虚，方用一贯煎。虽为虚证，但多虚中夹实。

张某 女性，39 岁。

患肝炎已 3 年余，谷丙转氨酶一直波动在 195~380U 之间。经用清热利湿药后，谷丙转氨酶逐渐正常，但肝区仍痛，腹胀纳差，恶心厌油等症状不减。8 个多月后谷丙转氨酶又上升为 284U。先按肝脾两虚治疗 1 个月，谷丙转氨酶略降为 238U，但病人口干喜饮，两眼干湿，大便干结，肝区隐痛，脉象弦细，舌质红，舌苔薄黄腻，乃肝阴内耗夹有湿热。用一贯煎合金铃子散加夏枯草、晚蚕沙。服药 1 个月后，症状减轻，谷丙转氨酶也降至正常。继服原方予以巩固 3 个月，随访 1 年，肝功能一直正常。

裴某 女性，43 岁。

病程 3 年，谷丙转氨酶波动在 200~300U 之间。来诊时谷丙转氨酶 500U 以上，麝浊 13U，麝絮 ++，白蛋白 / 球蛋白：3.36/4.9；血清蛋白电泳分析：白蛋白 0.515g/L（51.5g%），球蛋白：α_1 0.045g/L（4.5g%），α_2 0.063g/L（6.3%），β_6 0.25g/L（25%），γ 0.31g/L（31.0%）；血沉 40mm/ 小时；LE 细胞：11 次均未找到。临床表现为疲乏无力，口干喜饮，足跟痛，面色晦暗，唇暗舌红紫并有瘀斑，脉象弦细，辨证为肝肾阴虚夹有瘀血。用一贯煎加茜草、红花、王不留行、路路通、牛膝。服药 3 个多月后，谷丙转氨酶正常。9 个月后复查，肝功能正常，白蛋白 / 球蛋白为血沉 22mm/ 小时。

四、肝脾两虚

有脾虚表现，脾虚则运化吸收障碍，精血来源不足，而致肝血亦虚。且在热证阶段，肝阴内耗，亦使肝血不足，故为肝脾两虚。症见面黄无华，腹胀纳差，倦怠无力，大便偏溏，脉象沉细，舌质淡或紫红，有齿痕，舌苔薄腻，治宜健脾养肝，用归芍六君子汤。肝脾两虚属虚证，但要注意虚中夹实。宜加夏枯草、晚蚕沙、荷叶、砂仁等。

五、脾阳不足

湿困脾土而脾阳不足，症见疲乏无力，食欲不振，腹胀便溏，口黏口淡，不欲饮水，两腿发沉，脉濡或沉弱，舌苔白腻质淡，有齿痕。宜健脾化湿，用六君子汤、平胃散、不换金正气散。如脾阳不足进一步导致脾肾阳虚，则宜温补脾肾，如附子理中汤。应用温燥药物要注意到肝阴内耗的问题，故脾阳不足常可转化为肝脾两虚。

吴某 男性，41岁，某医院会诊病例。

病史1年余，最近2个多月来乏力纳差，恶心呕吐，黄疸较深，并有腹胀及胀水。肝功能不正常：谷丙转氨酶414U，麝浊11U，麝絮++，总胆红素273.6μmol/L，白蛋白/球蛋白：2.7/3.7。初诊时患者精神萎靡不振，身目均黄，黄色不鲜明，口黏口苦，不欲饮水，腹胀尿少，舌质淡红，苔腻微黄。本属脾阳不足，但脾虚生湿，湿郁化热，而又属湿重之象，乃以苦辛淡渗的二金汤加茵陈、夏枯草、车前草等治疗，1个月后热象消失，病情稳定，腹水未见增加，黄疸亦未再加深，舌苔变为白腻，脉象滑软，乃改用胃苓汤合二陈汤加茵陈、车前草等。治疗4个多月，黄疸及腹水逐渐消退，肝功能亦逐渐恢复正常。

以上举例可见无论是实证或是虚证，都有兼夹因素在内。因此治疗上要分辨主次，如是以湿热为主者，清利湿热才有利于病人恢复，不要认定慢性肝炎是虚证，强调湿热是在虚证的基础上发生的，只要扶正治"本"，则湿热之"标"自消。其实如湿热为主者，应属实证范围，"本"即是湿热，因此清热利湿即是治"本"。即使是因湿热阻滞中焦，脾胃失其升降之常，呕恶纳少，也是湿热为主者所造成，即属实证，切不可从虚证施治；反之，如果是正虚为主，在正虚的基础上夹有湿热、瘀血等，则扶正之中兼以祛邪，可有助于迅速恢复。单纯扶正不兼祛邪，不注意兼夹因素，则效果亦不满意。

脂肪肝应辨证应用去脂药物

慢性肝炎合并脂肪肝并不少见，多种病机表现中都可同时合并脂肪肝，更使病程延长。对于脂肪肝的治疗，仍应按上述病机辨证治疗，可适当在相应方剂中加入去脂药物，如山楂、泽泻、瓜蒌、荷叶、草决明等。

张某 男性，28岁，干部。

患肝炎已3年，肝功能谷丙转氨酶反复波动在200U左右，HAA为弱阳性已1年，来诊时谷丙转氨酶为184U，血脂：三酸甘油酯3.46mmol/L，β脂蛋白0.505g/dl，超声波：肝上下界11.5cm，肋下（－），肝波呈平段，出波衰减。诊断：慢性肝炎合并脂肪肝。近一年来体重增加10余斤，症状为五心烦热，口干口臭，渴喜饮水，原谷丙转氨酶不正常时服苦寒药物过久，以致肝胃阴虚。今以滋养胃阴为主，初用一贯煎，以后又用玉女煎，均再加荷叶、焦山楂、泽泻等去脂药物，约3月余，复查三酸甘油酯为0.65mmol/L，β脂蛋白、谷丙转氨酶正常，HAA－，症状亦明显减轻，超声波检查亦正常。

乙肝表面抗原阳性应从扶正入手

目前全国各地都在研究用中草药使乙型肝炎抗原阴转。在实验研究方面，大多是做体外抑制试验，据报道有明显抑制作用的中草药有大黄、黄柏、虎杖、黄连、胡黄连、石榴皮、贯众、紫参、地榆、穿心莲等。也有认为有明显抑制作用的中草药多属苦寒清热之品，但常用清热解毒方剂，如大剂五味消毒饮、茵陈蒿汤、三黄解毒汤、黄连解毒汤、白头翁汤、清肝汤、龙胆泻肝汤等，对乙型肝炎抗原并无抑制作用，如果研究仅限于体外试验，不结合临床，不和人体脏腑功能状态相结合，可能收效不一定很大。

开始认为乙型肝炎抗原阳性代表体内有病毒存在，多用大量清热解毒药治疗，在急性期效果尚好，由于乙型肝炎急性期治愈后，乙型肝炎抗原可以自行消失，不好评定效果；在慢性阶段用清热解毒药并无明显效果，最近从中医辨证，以扶正入手，调整机体的脏腑功能，亦有使乙型肝炎抗原转阴者。

秦某 男性，40 岁。

患肝炎 5 年，谷丙转氨酶经常波动在 150~250U，1975 年 12 月 15 日查谷丙转氨酶 190U，HAA 阳性，根据当时临床表现有肝区隐痛，口干喜饮，口苦口黏，纳差腹胀，体胖，脉象弦细，舌质红无苔。超声波检查呈微小波，前半集中，出波衰减，诊断为慢性肝炎合并脂肪肝。中医辨证为肝阴内耗夹有湿热，以一贯煎加郁金、神曲、晚蚕沙、荷叶等治疗，1976 年 1 月 18 日查谷丙转氨酶正常，1976 年月 24 日查 HAA-，1976 年 4 月 26 日查 HAA 仍为 -。

地震期间因劳累于 1976 年 8 月 28 日复查肝功能，谷丙转氨酶上升为 207U，HAA 又为阳性。临床表现有肝区痛，腹胀纳差，脉象仍为弦细，但舌苔白腻，中医辨证属脾阳不足，痰湿内阻，用藿朴夏苓汤加减治疗。其间因患者赴他处治疗 2 月余不见效，又来就诊，查谷丙转氨酶仍为阳性，辨证同前，仍服藿朴夏苓汤加淡竹叶、滑石、荷叶、郁金等治疗，腹胀消失，肝区不痛，体力增加。

1977 年 1 月 4 日查，谷丙转氨酶为 170U，HAA-。又服上方 1 个月，谷丙转氨酶正常，直至 1977 年 12 月 HAA 仍为阴性。

由上例可以看出患者原病机为肝阴内耗，以后转变为脾阳不足，各按其病机辨证治疗，同样均能使 HAA 转阴，因此中药调整机体脏腑的功能，可能对机体的免疫功能有一定影响。

总之，在整个肝炎的治疗过程中，急性期要注意避免发生延缓恢复，消除一切诱发机体造成"虚"的状态的原因，或有助于减少发生慢性肝炎的可能；如已发生慢性肝炎，则应根据主次，积极治疗，调整脏腑功能，绝大多数的患者还是可以治愈的。

顾丕荣

辨证重舌诊，治疗尚调节

顾丕荣（1912~2009），上海第四人民医院主任医师，肝病专家

辨证精于验舌

舌苔乃五脏病变之外候。顾师通过长期临床实践，初步掌握肝功能变化与舌诊的关系。大凡慢性指标的异常（包括麝香草酚浊度，硫酸锌浊度、脑磷脂絮状，白蛋白与球蛋白之比例）偏虚者居多，常为气血阴精亏损，以舌质的变化为主；胆红素、谷丙转氨酶（GPT）偏高者，邪实为主，多属湿热邪毒内蕴，以苔垢的变化为主。

苔垢腻而色偏黄者属肝脾同病，湿热内蕴，常兼黄疸显现，此时多见于黄疸指数和总胆红素升高，常选茵陈、山栀、黄柏、金钱草、郁金、姜黄等味。若黄疸不退，当属《金匮》所谓"瘀热以行"，须加入化瘀活血之品，赤芍、桃仁、红花、茜草根、刘寄奴、丹参均可选用；甚则大黄、石见穿等也可投入。茵陈蒿汤、龙胆泻肝汤为基本方；若舌淡苔薄恐阴黄之变，加入附子、肉桂。

苔垢腻而色偏白者属肝郁犯中，脾虚湿困。当遵《难经》明训"实脾（以）治肝"，常选白术、砂仁、茯苓、柴胡、白芍等。属GPT居高不下者仍须加入清邪解毒品如田基黄、蛇舌草、半枝莲、龙胆草、

菊花、蒲公英、夏枯草、大黄、五味子等。常以柴芍六君子汤、加味六君子汤为方。

舌质淡红而苔薄少或边有齿印者属气血两亏，肝郁失荣，体用两虚。常见于各种浊度偏高或 A/G 比例（白蛋白与球蛋白之比）异常或倒置。郁者达之，虚者益之，以逍遥散合八珍汤为基本方。其中麝香草酚浊度偏高重用当归 15~20g，意在活血化滞，祛瘀生新；其舌常见瘀紫或暗红，以四物汤为基本方。

硫酸锌浊度偏高重用白术 15~30g，黄芪 20~30g，旨在建中益气，滋养气血生化之源。其舌多淡白无华，补中益气汤为基本方。

A/G 比例异常或倒置；其舌淡苔白者脾弱气虚见甚，重用党参 20g，白术 30g，红枣 30g，以四君子汤为基本；若舌红苔少甚至光剥者阴血暗耗，肝肾犹亏，以一贯煎、三甲复脉汤为基本方，以龟甲、鳖甲、蚕蛹粉、穿山甲、蜜炙白术伍乌梅、木瓜、白芍、黄精、五味子等甘酸化阴。本组药物对长期肝功能异常者尤为适宜。

表面抗原阳性或碱性磷酸酶增高多为瘀痰胶裹，凝阻肝络，或舌体瘀斑紫暗，或间见齿印，病久入络是也。方选血府逐瘀汤、旋覆花汤。两者指标异常，顾师常以三甲散、地鳖虫、鳖甲、穿山甲、石见穿、制僵蚕、牡蛎、蜂房、蜈蚣之属入络搜剔，芟邪外出。如表现抗原阳性日久，选加鸡骨草、大黄、蒲公英、贯众、板蓝根、地榆等。

钟某 女，50 岁，中学教师，1983 年 9 月 19 日初诊。肝病已延 3 载，表面抗原常呈阳性，经治间亦转阴，每易复发。近两年月事紊乱，易怒，动辄轰热颧红，口渴喜饮，入夜尤甚，二便不畅。前医曾予大剂养阴生津，未效。两胁隐痛，脉细弱、舌红而暗。此乃肝络瘀痹，郁而化火，耗津伤液。病在血分，故入夜为甚。《金匮》明训"病者如有热状，烦满，口干燥而渴，其脉反无热，此为阴伏，是瘀血也，当下之"。处方：

桃仁 12g　赤芍 12g　当归尾 12g　红花 12g　酒炒大黄 10g　桔梗 9g　生地 15g　麻仁 15g　生甘草 3g

5剂。

二诊：口渴缓解，二便畅达。自觉神困乏力，食谷不馨，脉细弱、舌淡红苔薄少，此为邪瘀虽化，气血犹亏。更拟建中，调治气血生化之源。处方：

焦白术 30g　茯苓 12g　焦山楂 15g　陈皮 5g　当归 15g　炙黄芪 15g　党参 15g　炙甘草 4g

服药近月，口渴未发，表面抗原转阴，月事正常。

治疗崇尚调节

慢性肝病多病延旷日，"久病必虚"或虚实相间，或虚多邪少。形成阴阳不协，气血不和，寒热错杂，邪正力量呈现背逆性、复合性、交叉性多层面的病理演绎，终至"阴阳反他"（《素问·玉版论要》）。顾师尝谓疑难杂证"治疗之要，唯调理二字"。调者，调节阴阳虚实之谓；理者，疏理气血脏腑而言。慢性肝病崇尚调节，主张"复杂之病，以复杂之方"治之。顾师曾多次以附子、肉桂配洋参、生地阴阳两调挽阴竭阳脱于危旦；乌梅丸合痛泻要方寒热并用治顽固性肝郁腹泻；补中益气汤合枳实、槟榔升降两行疗肝逆脾虚之脘痛；大黄合五味子泄敛调节作为降主要药对；白术、黄芪伍地骷髅、黑白丑消补（攻补）兼施治疗肝硬化腹水等等。

龙胆泻肝汤为治肝胆湿热的主方，顾师十分欣赏方中用地、归二味，曾言"莫因湿热蕴郁而删去，此乃祛邪必先护正之为"。

樊某　男，51 岁，1976 年 10 月 5 日诊。肝病多年，肝功能反复异常，病情一直不稳定。近日偶患腹泻，经治已止。但病情骤变，但见额汗涔涔，气息奄奄，四末若冰，语细如游丝，神志时昧时醒，脉微细欲绝，舌红无津。

此乃阴竭阳脱之候。急予处方：

西洋参 15g　淡附片

1 剂。翌日复诊，病情大有好转，能起坐言语。宗原方加淫羊藿、菟丝子、党参、白术、生地、鳖甲、黄芪等味调服旬日而恢复如前。后经积极调治肝病，病情日趋稳定，肝功能恢复正常。

叶某　男，25 岁，1983 年 10 月 26 日初诊。肝病肝功能反复异常 1 年余。神疲乏力，偏右胁痛甚，口燥、舌红、苔薄少，脉细弦，为邪毒耗伤气阴，久痛肝络瘀痹，治宜益气阴，祛邪瘀，虚实同步调节。处方：

人参叶 15g　炙黄芪 20g　当归 20g　炒白芍 9g　生地 20g　麦冬 12g　川楝子 6g　丹参 20g　桃仁 12g　乳香　没药各 6g　龙胆草 6g　田基黄 30g　干垂盆草 30g　半枝莲 30g　生甘草 6g

14 剂。

复诊：药后胁痛已缓，肝功能明显改善，GPT 恢复正常，再予前方继进，以巩固疗效。原方减半枝莲，增黄精 20g，续服 14 剂。

药后肝功能复查正常，胁痛消除，病情稳定。仍守益气养阴，活血剔邪之法调服近月，而上班工作。随访有年未曾复发。

组方突出活血

顾师认为肝病"初为气结在经，久必血伤入络，终则穷必及肾"。确立初治其气，继治其血，末治脾肾的慢性肝病治疗之法。

肝性窜动，其用常有余，故称"刚脏"；又能藏血、调血，是谓

"血脏"。其体常不足（阴血易耗），肝为邪郁则失其疏泄调节之常。最易伤血导致瘀痹络脉，故肝病以活血化滞，祛瘀生新贯穿于整个肝病各个阶段。即是肝病初起也"活血不嫌其早"，以安"未受邪之地"。活血化瘀对顾护肝体，畅达肝用，促进肝细胞功能恢复，具有特殊意义。何况诸如当归、丹参、鸡血藤之类尚有养血益阴之功，具有扶正祛邪双重作用，又无补血药腻滞碍邪之嫌。轻症用桃仁、红花、赤芍、刘寄奴之类；重则三棱、莪术、大黄、山甲均可选用。顾师认为"刚脏"应柔，"血脏"宜养。

而理气之味殊多香燥，乃肝家所忌。故临证用活血药"多多益善"，用理气药则"慎之又慎"。

黄某 女，53岁，1986年12月26日初诊。肝病多年，肝功能持续异常，久治未效。近来神困体倦，右胁疼痛如刺。肝功能：GPT174U，锌浊度14U，碱性磷酸酶14U，γ-谷氨酰转肽酶（γ-GT）100U，表面抗原1∶64，舌红、苔薄少，脉细弦。瘀痹肝络，邪瘀胶裹难以骤除，治拟养肝之体，通肝之络，清肝之邪，养、通、清并进。处方：

当归15g 生地20g 川芎3g 赤芍10g 龙胆草5g 半枝莲30g 人参叶15g 田基黄30g 刘寄奴15g 乳没各6g 菊花12g 桃仁10g 茜草根15g 生甘草5g

15剂。

二诊：胁痛显减，精神显振。肝功能：CPT45U，表面抗原1∶32，锌浊度10U，碱性磷酸酶12U，γ-谷氨酰转肽酶40U。舌偏红苔薄白、脉细弦，原方出入调服15剂，复查肝功能全部正常。改用养肝健脾之剂以善其后。

用药灵活善变

顾师推崇灵胎之学，重视"用药如用兵"之论，用药思路上独辟蹊径。

用药的针对性：根据舌诊与肝功能的演绎，揆度奇恒，根据证情深浅轻重的演变，形成了有层次的、可进退的药组、药对。如活血化瘀的使用，轻则桃仁、红花、赤芍、刘寄奴之类，重则三棱、莪术、大黄、山甲均可选用。这些药物经临床实践是具有改善血液循环的有效药组；其中穿山甲更有降低球蛋白，升高白蛋白作用。对肝胆湿热的偏高，或黄疸指数、胆红素偏高者，尤以茵陈、山栀、大黄为伍，因为这组药物有明显的利胆消炎，促进肝细胞功能修复的功能。夏枯草合蒲公英是降 GPT 的"特效"药对，而大黄合五味子更是泄敛调节，降 GPT 的"绝招"药对。黄芪合莱菔子消补调节是治肝腹水的有效药对。鳖甲合地鳖虫组成滋化药对，是养血化瘀的常用之药。相反相成，相得益彰。

用药的灵活性：由于慢性肝病虚实寒热错杂，邪瘀胶裹，用药多在调节、权衡中图之。前贤有"根深势笃，欲求速效，自求祸耳"之告诫。临证之际常寓攻伐之机于平补之中，萌培补之忌于攻泻之伍，顾师充分利用药物因部位、炮制和剂量的变化，自如地发挥一药多能。当归养血活血为顾师喜用药物之一。化瘀必用其尾；活血养血则用全当归。大黄清热、入血常用酒炒；通泄、除邪多以生用；求其速效用其生；求其药效持久多以熟用。顾师用白术最得心应手。生用温燥化湿，炒用健脾利水，炙用滋润生津，视验舌辨治；苔腻为湿盛，用其生；舌淡苔薄或边有齿痕为脾虚，用其炒；舌红苔少为阴虚，用其蜜炙。

前人有"中医不传之秘在量上"之说。顾师临证如用四君子汤，甘草仅 2~3g；治某些湿热，用制大黄仅 3~4g。又如大剂党参（30g）、白术（60g）配合大剂量莱菔子（60g）治肝腹水，常收殊效称"白术乃持续利水之要药"。顾师善用参类；养肝体重用西洋参，培中土重用党参，脾虚邪盛用人参叶（顾师称其"补而不腻，功效神速"），急则用参叶、洋参，缓则用党参、沙参。

末治脾肾善用附桂，取其阴阳互根。顾师常说：土肥则木荣，治脾即治肝，重用党参 15~30g，白术 15~30g 以补后天。如仍不效，再加淫羊藿、肉苁蓉、枸杞子等煦育先天，脾肾同治，相互滋生。

顾某 男，52 岁，1986 年 10 月 14 日初诊。肝病起于 10 年前，肝功能反复异常。近 2 月来突然腹膨腿肿，肝功能指标略高，A/G 之比倒置，超声波示腹水液平 1 格，侧卧 2 格，肝波前段密集高波，见肝前液平 2 格，腹围 108cm，面黧神困，纳逊便溏，舌淡质胖苔白滑，脉沉细而迟。肝病久延，精血暗耗，肝体失柔致硬，初则脾土受克，水湿留恋。久则命火亦衰，水泛无制，清浊混淆，隧道阻滞，拟三阴同治，益精血，煦真火，健脾土，以补开塞，而开消其肿。处方：

党参 15g　炒白术 50g　茯苓 20g　干姜 6g　附片先煎，10g　炒白芍 12g　沉香 5g　肉桂 3g　当归 15g　枸杞子 15g　怀牛膝 12g　车前子 15g　莱菔子 50g　陈葫芦 30g

服药 15 剂，腹水显减，腹围缩为 74cm，仍以前方损益续服 15 剂，B 超复查未见腹水。后改以补肝汤、香砂六君子汤和济生肾气丸为基础，酌用三棱、莪术补中寓消，以鹿角胶、鳖甲膏熬煎收膏调补百日，翌春复查肝功能及蛋白电泳均正常，形神健旺。

顾丕荣

肝病达药推白术，任以为君酌生熟

顾丕荣（1912~2009），上海第四医院主任医师，临床家

肝病之虚在中焦，而肝病之实亦在中焦。初则湿热交蒸，继则寒热错杂，后则虚中夹实，升降出入之机逆乱而弥漫三焦，乃其病机也。

初治当以祛邪为主，邪去则正自安。故栀、柏、茵陈、板蓝根、垂盆草皆可选用施投。然亦勿忘中虚而扶土，此亦仲景知肝传脾之要妙也。《金匮》之言，《伤寒》之法，皆是准绳，有法可依。亦须按《内经》之嘱，攻邪毋尽，穷寇莫追，十攻其七，过则伤正，不易复原，不可不知。

中治务须权衡虚实寒热，缓急轻重。分邪气之多寡，辨正气之盛衰，所谓知己知彼，百战不殆。或从扶正着手，则黄芪、白术能增强机体的抗病能力，虽药不攻邪而正气自能驱之。或从祛邪立法，则鸡骨草、垂盆草治病毒而有神功。或从宣化三焦，则湿热之邪渐退而药不灭毒毒自灭，药当缓缓图之，不可急切求功，故配丸剂，缓散消之。有关资料也证明，活血化瘀药物多可改善微循环，促进增生组织的软化、吸收，调整机体的代谢失调，从而达到"畅通经脉"与"消散瘀积"之目的。

不扶正正自复。此亦温病家之心得也，非病毒学说所能理解。故

贵在"透、泄"二字，裨邪有出路也。

晚期务须顾正，以久病必虚，穷必及肾也。且邪留日久，渗于脉络，叶天士所谓"久病入络"。故吴又可创用三甲散，王清任善用化瘀法。总之，治肝以三法为要：一曰扶正培本法，正复邪自达；二曰祛瘀通络法，络通邪难留；三曰清热解毒法，热清毒自解。知常还须达变，惟在活用耳。兹就其重用白术治疗慢性肝病的独特经验总结如下。

临证根据肝病的生理、病理特点和历代医家的经验，本着《金匮》"见肝之病，知肝传脾，当先实脾"的旨意，在辨证的基础上，以白术为主药，大剂 60~100g，中剂 30~60g，小剂 15~30g，炮制分生用、焦用两种，对治疗肝病改善肝功能和消退腹水等有显著功效。又根据《本草正义》白术"富有膏脂，故苦温能燥，亦能滋润津液……万无伤阴之虞"，和王好古"利腰脐间血，通调水道"的记载，认为白术有益气健脾，通利水道，活血化瘀的功用。又参阅现代对白术的药理研究资料，认为白术能升高白蛋白和纠正白球蛋白比例，有抗凝血和明显而又持久的利尿作用，能促进电解质特别是钠的排泄，以及抗肝癌等功用。经过长期临床观察，证实重用白术确有上述疗效。

诊治肝病的辨证应以验舌为主，参合脉症而立法处方。

临证将肝硬化腹水归纳为肝脾型、肝脾肾型、肝肾型三类；迁慢性肝炎归纳为肝郁脾湿、肝邪耗正、肝阴亏损三型。多重用白术为主药。

肝硬化腹水，白术用中剂 30~60g

1. 实脾补肝，化滞利水法

焦白术、炒党参、茯苓、当归、炒赤白芍、石见穿、地蚯蟆、大温中丸、大腹皮、泽泻、木香、陈葫芦、虫笋。有健脾补肝，化滞利水和行气活血的功效。适应于肝硬化，肝病传脾，脾虚不能制水，以致脘腹膨大，纳谷难化，小溲不利，脉濡或弦，舌质淡胖苔腻的肝脾型患者。

2. 健脾补肝，益肾利水法

焦白术、炒党参、茯苓、当归、炒赤白芍、炙鳖甲、生牡蛎、酥龟甲、大腹皮、木香、小温中丸、泽泻、虫笋、陈葫芦、地蚕蝼。有培土制水，补益肝肾的功能。适应于肝病传脾及肾，脾不制水，肾关不利，以致腹膨如釜，下肢浮肿，小溲短少，脉沉细而弦，舌淡红苔薄的肝脾肾型患者。

3. 滋肾养肝，崇土防涝法

生白术、炒党参、当归、炒赤白芍、生地、山药、山萸肉、泽泻、茯苓、川怀牛膝、车前子草、陈葫芦、虫笋、滋肾通关丸、地蚕蝼。本方有补肝肾，益脾胃，滋真水，逐邪水的功效。适应于肝病久延及肾，肝肾阴虚，真水将涸，邪水旺盛，关门不利，腹大肢肿，脉细弦数，舌光红少津或如镜面的肝肾型患者。

随证加减：三型之中兼见气滞加木香、枳壳、槟榔等血瘀加大黄、桃仁、地鳖虫、五灵脂等；邪水旺盛加甘遂、椒目、黑白丑等去菀陈莝以治标。

上述分型以验舌等为主要依据，舌苔腻者为湿，湿属脾土，故列之为肝脾型；舌质红苔薄或薄白，为脾虚不能制水，肾虚关门不利，故列之为肝脾肾型；舌红少津苔剥或如镜面，是真阴亏损，邪水旺盛，故列之为肝肾型。舌质紫暗为兼瘀，苔黄为兼热，舌胖为水盛。兼症颇杂，难以尽述。对此分型，又当脉症合参。

柳某 男，50岁。1980年6月5日初诊。

1972年起患肝病，肝功能反复异常。近日肝功能检查：谷丙转氨酶 59U，麝香草酚浊度 8U，硫酸锌浊度 16U，γ 球蛋白 0.33（33.5%），腹围 83.5cm。超声波检查：腹水液：平 1 格，侧卧 2 格，肝波前段密集高波，见肝前液平 2 格。自觉腹胀，夜晚尤甚，右胁痛，纳谷难化，大便溏，小便短。舌红苔少，脉弦细。此为肝脾肾三阴亏损，脾虚不能制水，肾虚关门不利。法当三阴同治，攻补兼施：

生白术 50g　炒党参 15g　当归 20g　炒白术 15g　炙鳖甲 15g　石见穿 30g　滋肾通关丸包煎，12g　地蚣蝼生地 20g　山药 15g　山萸肉 6g　川牛膝　怀牛膝各 20g　车前子草各 15g　泽泻 20g　木通 10g　甘遂 5g　椒目 6g　陈葫芦 30g　虫笋 30g

经四次复诊，以上方增损共服药 22 剂。腹围减至 72cm，超声波检查未见移动性液平。纳佳，二便正常，舌质红有薄苔，精神渐振，后以调补肝胃之阴而善后。

董某　男，65 岁。1979 年 11 月 26 日初诊。

1975 年 6 月起患肝病，肝功能反复异常。近来肝功能检查：硫酸锌浊度 20U，磨香草酚浊度 29U，脑磷酯胆固醇絮状试验 ++++，γ 球蛋白 0.34（34%）。某医院诊断为肝硬化。自诉肝区痛，脘胀，舌质暗苔腻，脉细弦。湿瘀凝阻肝脏，久病气血两亏。当保肝化瘀，佐以祛湿：

炒党参 15g　石见穿 30g　当归 15g　炒白芍 12g　三棱 10g　莪术 10g　炙鳖甲 15g　焦白术 60g　制蚕蛹 20g　地鳖虫 6g　炮山甲 6g　法半夏 10g　陈皮 6g　枸杞子 12g　土茯苓 30g　炙甘草 3g

守法增损复诊 7 次，共服药 84 剂。截至 1980 年 5 月 22 日止，两个月内先后复查肝功能 3 次均正常。肝无痛楚，纳谷馨香，舌质略暗苔薄，脉小弦。后以自制补肝糖浆而善后。

临床实践，重用白术，取效甚捷。因白术具有健脾、利水、消肿之功。近代药理研究，证实白术具有增加白蛋白，纠正白蛋白与球蛋白比例，并有显著持久的利尿作用，又能促进钠的排出。纵观白术的药理作用，符合西医学对肝硬化腹水的治疗原则，两者不谋而合。由此可见，白术补中寓利，堪为治疗肝硬化腹水的要药。对白术的用量要重，轻证要用 30g 以上，重证需用 60g 左右。白术炮制，应根据不同病情，随证选用，如舌苔黏腻者，为湿盛型，白术宜炙用。舌红苔少者，为阴虚型，白术宜生用。舌淡苔薄边有齿痕者，为脾虚型，白术宜炒用。

对本病的疗法，必须三阴同治，重用参、术以健脾，归、芍、枸杞、首乌以养肝，地黄丸、淫羊藿、苁蓉以补肾，结合临床，随证加减。

迁慢性肝炎，白术用小剂 15~30g

1. 肝邪耗正

用八珍汤合逍遥散加减：焦白术、炒党参、茯苓、当归、川芎、炒白芍、熟地、柴胡、丹参、清炙甘草。有补中益气，养血疏肝的功效。适应于头晕眼花，身倦乏力，面色㿠白，右胁隐痛，脉弦软或弦细，舌淡红苔薄等症。

2. 肝郁脾湿

用柴芍六君子汤加减：焦白术、焦苍术、柴胡、炒白芍、炒党参、茯苓、法半夏、陈皮、砂仁、丹参、生甘草。有疏肝达郁、健脾燥湿的功效。适应于右胁胀痛，纳谷不香，食后腹胀，四肢乏力，舌淡红苔腻，脉弦濡等症。

3. 肝阴亏损

用一贯煎加减：生白术、人参叶、当归、生地、麦冬、北沙参、炒白芍、石斛、枸杞子、川楝子、炙鳖甲、丹参、鸡血藤、五味子、炙甘草。有补脾柔肝的功效。适应于头晕目干，右胁痛，口干，脉弦细无力，舌红苔少等症。

以上三型用药，临床时可随症加减（具体用药从略）。

孙某　女，33岁。1980年5月日初诊。

肝病4年余，肝功能长期异常。近来肝功能检查：谷丙转氨酶64U，麝香草酚浊度720U，硫酸锌浊度22U。肝区无痛楚，纳谷欠佳，舌质暗红苔薄，脉细弦。为气阴两亏，邪毒内蕴，法当补脾柔肝，佐以解毒。

炙黄芪20g　黄精15g　焦白术25g　当归20g　白芍15g　山药20g 茯苓12g　川石斛15g　北沙参12g　丹参15g　鸡血藤20g　蒲公英15g 板蓝根15g　焦山楂15g　生甘草6g

用此方加减四次复诊，服药58剂，同年7月17日五诊时，检查肝功能全部正常，无不适。后以自制柔肝糖浆善后。

迁慢性肝炎、肝硬化在辨证基础上，还可根据肝功能异常情况结合辨病用药：麝香草酚浊度异常，加当归，倍用炒白芍；脑磷脂胆固醇絮状试验异常，倍用白术，加黄精；硫酸锌浊度异常，倍用白术，加黄芪；白球蛋白比例异常，倍用白术，加红枣、枸杞子、黄精、蚕蛹等；血清胆红素异常，加姜黄、郁金、茵陈、金钱草；谷丙转氨酶异常，加龙胆泻肝丸、大青叶、田基黄、秦皮、垂盆草、野菊花；丙球蛋白异常，加牡蛎、鳖甲、炮山甲、蚕蛹、地鳖虫等。

肝功能同时有几项异常者，分别标本缓急，舍"病"从"证"，或舍"证"从"病"，全面分析，按上法配合施治；如法治疗后，肝功能仍然异常者，则当重用白术。

另对肝痛的辨证治疗经验是：肝区胀痛为气郁，用逍遥散加青皮、姜黄、香附以疏之，重者加莪术；肝区刺痛为络瘀，逍遥散加桃仁、红花、失笑散、降香、红藤以活血，重者加三棱或炮山甲以破之；肝区隐痛为气血不调，逍遥散加红花、丹参、香附、延胡索以和之；肝区压痛为实，逍遥散加酒炒大黄、桃仁，痛剧用大柴胡汤加金钱草以泻之；肝痛喜按为虚，舌红用逍遥散合一贯煎以养之，舌淡用逍遥散合四君子汤以补之。

实践证明，治肝病在辨证基础上重用白术，确有良效。肝硬化腹水的肝脾型、肝脾肾型，舌苔腻或薄，有脾虚湿阻的指征，白术宜焦用，因焦用可以香燥化湿，湿化则脾机健运，脾健则肝木条达而疏泄。肝肾型舌光红少津或光剥，是真阴亏损的指征，白术宜生用，因生用可以柔养生津，真阴有源而肾气温煦，枢机扭转，则脾胃升降和精血化生的功能逐渐得到恢复，从而达到乙源从癸，枯木春回。

历代医家对肝肾阴虚的肝腹水病人，总是感到棘手，因为解决不了"化湿伤阴，滋阴碍湿"的矛盾。但是，以白术重用为主药治肝病，是补而不滞，滋而不腻，化湿不伤阴，生津不碍湿，补中有滋，滋中有消，配伍得当，有益无弊。肝病补而痊愈者，肝脏损害逐渐得到恢复，是"愈"出自然，虽有复发也易调治；攻而获愈者，肝脏更加损害，是"愈"出勉强。

（曹克允　顾方　张志银　整理）

朱承汉

解决主证执虚实，针对湿热用清解

朱承汉（1917~1990），湖州市中医院主任医师，浙江名中医

错综夹杂，执虚实两纲而解决主症

在分型施治治疗慢性肝炎的同时，部分病人各种类型证候夹杂，很难定型，改为采用因病制宜的治则，针对重点症状辨证用药。随着临床症状的好转和消失，患者的精神、体力、食欲等也随之好转，这就为恢复肝脏功能创造了良好条件。分型施治是用不同质的方法，去解决不同质的矛盾，而抓住主要症状因病制宜的辨证用药，同样是治疗慢性肝炎的主要措施。

一、胁痛

肝居胁下，其经脉布于两胁，慢性肝炎胁痛，究其病机，不外湿热郁结，气滞血瘀，与肝阴不足，液虚络燥两个方面。选用既能清热解毒又能化瘀止痛，如赤芍、丹皮、虎杖根、石见穿配伍郁金、香附等理气药，治湿热郁结与气滞血瘀性胁痛，效果较好。肝阴耗损，络燥作痛，亦属常见。以一贯煎为基本方多可获效。慢性肝炎胁痛，与肝肿大有关，选用化积软坚药，如川郁金、片姜黄、生牡蛎、淡鳖

甲、紫丹参等。如胁痛兼见舌苔剥，舌质红，脉小数，肝阴已受损耗，延胡索、香附等疏肝行气药，有重耗肝阴，反增胁痛之弊。常改用川楝子、玫瑰花、八月札等理气药与滋阴养肝药同用，可共奏止痛之效。

二、腹胀

慢性肝炎腹胀，属肝脾二经病证，分肝郁脾滞与肝郁脾虚二种病情而用药。前者为实，后者为虚。其证候区分于：食后胀增，便解不爽，膨满气胀为实。以疏肝理脾为主，常用药物如柴胡、厚朴、鸡内金、大腹皮，以及制川军、枳实（壳）之类。胃纳尚可，食后两小时以上作胀，腹中有气推移，肠鸣，大便溏薄为虚，以调肝益脾，常用药物如柴胡、香附、白术、党参、干姜，以及陈皮、防风、谷麦芽、炒扁豆之类，肝气舒畅，脾运正常，腹胀也会随着好转。

三、疲倦

慢性肝炎患者肢倦乏力是常见症状之一，也应分虚实论治。实证阶段与湿热郁结，肝炎疏泄，脾不健运有关，故腹胀，尿黄，舌苔黄腻而四肢无力者，以清热利湿为主。虚证阶段，属肝肾虚而筋脉失养，脾气虚不能荣养四肢，故腰酸、头昏、耳鸣，而肢体酸软无力者，以补益肝肾为主；如舌质胖为脾气虚，应配伍健脾益气。

针对湿热蕴结的病因病理，首选清热解毒药物

从辨证角度体验和临床实践观察，湿热蕴结的基本病因病理，可贯穿于本病之始终。即使是肝肾亏损阶段，多属因病致虚，湿热残留，也应适当选用清热解毒药物。因此，清热解毒确是治疗本病的主

要治则，尤其是慢性肝炎再发活动阶段，不论有无黄疸，多属湿热邪毒内蕴，应用以清热解毒药物为主，随证配伍理气化瘀，常可取得较好的疗效。

胡某 男，29岁，1972年9月15日初诊。

双目及肌肤发黄已历3月，黄色比较鲜明，面部有粉刺十数粒，小便量少色深黄，下肢及腰脊酸楚，胃纳减少，苔薄黄舌尖红，脉濡。患者在1965年曾患黄疸型传染性肝炎，以后病情时好时差，3个月前复现黄疸，住湖州某某医院治疗，症状虽有所好转，但黄疸持续不退，乃来我院门诊。半月前肝功能检查：黄疸指数25U，谷丙转氨酶总蛋白55g/L，白蛋白26g/L，球蛋白29g/L。乃湿热蕴结，胆液外溢肌表而发黄，胃热上蒸于面，故见面部粉刺。症属阳黄，热多湿少，治以清热解毒利湿，佐以凉血散邪，方用自拟清肝汤加减。

绵茵陈15g 岩柏草12g 垂盆草12g 炒栀子15g 虎杖根15g 海金沙15g 玄参12g 炒赤芍12g 丹皮12g 炒泽泻12g 土茯苓18g

10月14日复诊，服药14剂面部粉刺已逐步消退，胃纳好转，目黄较减，本月四日肝功能检查，黄疸指数15U，总蛋白55g/L，白蛋白30g/L，球蛋白25g/L。苔黄微燥边红，脉濡数，原方去泽泻再服7帖。

11月3日四诊，双目已不黄，面部粉刺显著减少，略感头昏，原方继服。

11月28日五诊，本月17日肝功能检查，黄疸指数4U，总蛋白60g/L，白蛋白37g/L，球蛋白23g/L，谷丙转氨酶55U（正常值40U），仍感腰酸，头晕，近有头痛，少寐、寐则梦多，苔薄黄，脉濡。湿热未清，心神受扰于原方中加生牡蛎30g，合欢皮10g，柏子仁10g，夜交藤12g。仍以原方加减治疗，患者于同年12月中旬上班劳动。1973年月中旬来门诊，时有乏力，肝功能复查在正常范围。小便色淡黄，进食后无不适，苔转为薄白舌质胖，乃肝木未调，湿热之邪留恋未清，但舌诊提示脾气已虚弱，改用归、芍、参、术益脾调肝，佐入清理湿热之品。

慢性肝炎活动期仍然是阳热实证，不可拘泥于"肝炎病人急性期以邪气实为主，到了慢性期转化为正气虚为主"之说。慢性肝炎出现持续性黄疸，也应结合脉、舌、症鉴别是"阴黄"，还是"阳黄"，也不可不加辨证地指黄疸肝炎急性期为"阳黄"，慢性期为"寒湿阻滞，发为阴黄"。

应用清热解毒药，取得一些效果后，要续服一段时间。如例2连续服用80余帖，其中并未配伍参、术等健脾药，肝功能恢复正常，蛋白比例倒置得到改善，症状也明显减轻。可见清热解毒药同样是治疗慢性肝炎的要药。栀子、黄芩亦是久用有效的清泄肝胆药。如肝郁化火时，加用龙胆草、焙丹皮清肝泻火。草药中以虎杖根、鸭跖草、板蓝根、垂盆草四味功效较好，三四味功用相同的中草药共同使用，具有协同作用，功效似胜于单味药。

理气化瘀，调理肝脾

慢性肝炎肝脾肿大为主要体征，乃湿热阻于肝脾之络，气机阻滞，瘀血内留，日久成为积块，因而有胁痛、腹胀等肝脾二经证候。故理气化瘀，调理肝脾，是治疗慢性肝炎常用的法则，但当辨明气与血，肝与脾相互影响的辨证关系，抓住矛盾的主要方面，恰当选用理气化瘀药，才能提高疗效。如治一迁延型肝炎呈慢性趋向病人，转氨酶连续增高已1年多，用过较长时间的活血化瘀药，效果不佳。症见右侧胁腹间胀痛，前额昏胀作痛，胸闷腹胀，大便不实，胃纳不佳，舌苔淡白根腻质胖边红，脉弦。由于较长时间病情无改善，患者情绪比较急躁。证系肝气郁结化火，脾气已有虚象，治以调肝益脾，理湿泻火。方用：

炒柴胡　赤白芍　全当归　炒白术　炙甘草　茯苓　炒栀子　焙丹皮　制香附　虎杖根　鸭跖草　玫瑰花　谷麦芽　淡干姜　红枣

服药 8 帖，症状减轻，肝功能复查有好转。后改为来我院门诊，仍以原方加减，同年 10 月上旬来复诊时，据告肝功能复查已 3 次，皆为正常。临床体会：慢性肝炎有虚实互见证候时，活血化瘀药剂量宜轻，疏肝理气药宜少，补脾药物宜适量，使邪去不致伤正，扶正不致碍邪，以求邪气去而正气康复。

注意阴液耗伤，及时滋养肝肾

治慢性肝炎必须注意肝脏"体阴而用阳"的生理特点。慢性肝炎热证多于寒证，当热盛化火时，肝阴受耗，久延可致肝肾阴虚。注意肝肾阴液有无耗伤，并及时采用以滋养肝肾为主，通络凉血药物为辅，亦是肝炎治疗中的重要环节。尤其是在慢性肝炎病人，伴有蜘蛛痣、肝掌，以及出血症状时，肝阴受耗，血热妄行，此法更为适宜。如 1973 年 6 月间有一个经西医诊断为慢性肝炎、早期肝硬化的病人，右侧胁腹间有针刺样疼痛，颈部、手掌有血痣数颗，面色晦暗，面额部有红丝，刷牙时出血，肝脾肿大，胃纳尚可，时感乏力，头昏，腹胀，大便不爽，小便色黄，苔薄糙中裂，边尖红紫，口干，脉沉小数。肝功能检查，蛋白比例倒置。处方用：生牡蛎、淡鳖甲、炒赤芍、玄参、土茯苓、失笑散、焙丹皮、太子参、生甘草、大生地、川楝子、甘杞子、炒麦冬、单桃仁。连服 20 多剂，隔 1 个多月来复诊，据述自觉症状减轻，出血现象好转，肝功能复查，蛋白比例已接近正常，原方去桃仁，加全当归，嘱继续服 10 帖。

诊察肝肾阴液是否损耗，舌苔的改变具有重要的诊断意义。仔细观察慢性肝炎的舌苔，凡舌苔黄糙边红，中有裂纹就要考虑到肝阴受耗，即以大生地、生甘草加入清热解毒药中，益阴清火；如舌苔光剥，舌质红紫，可以认定肝肾阴虚是病之本。

刘渡舟

治气治血，解郁解毒

刘渡舟（1917~2001），北京中医药大学教授，著名中医学家

肝炎证候复杂，当以气、血为纲

肝藏血，主疏泄。古人认为在天为风，在地为木，在人为肝。故肝有风木特性。肝旺于春，禀春气而有生发、向上之功能，故与少阳胆而为表里，中藏相火，阴中有阳。肝之体阴为血，肝之阳用为气，气血阴阳，相互资助，而保持相对的平衡。肝之为义，而有干犯他脏之能，诸如肝气上侮肺金，横犯脾胃，下竭肾阴，可以说一脏有病，五脏株连。然肝属木，脾属土，其中肝病传脾更为多见。由于肝病病机复杂，病证多变，因而给临床治疗带来了困难。清代肝病大师王旭高就说过："肝病最杂而治法最难。"为此，综合归纳肝炎的病理机制与其症状表现，透过现象看清其本质，找出它的客观规律，以起到执简驭繁而有效地指导临床，实为研究肝炎的当务之急。有鉴于此，提出肝病之辨治当以气、血为纲，是符合肝病发病规律的。

一、肝炎在于气分阶段

肝主疏泄，气机以舒畅条达为顺。如果肝被邪伤，无论为何种因

素，首先则使肝气不得疏泄，郁勃不畅，因而出现胸胁苦满，噫气，呃忒，不欲饮食，脉弦舌苔薄白等症。如果肝气郁甚，亦可出现小腹胀满，心下痞闷等症。若肝气郁久，则可以生火热，可见口苦咽干，心烦易怒，小便短赤，夜难入寐。若肝病气郁化火而又火动湿生，则见胸胁满闷，或时时作痛，小便黄赤，口苦心烦，甚厌荤腥，周身疲倦，四肢无力，面色不泽，脉弦苔白而厚。肝功化验，转氨酶增高则是其特点。若肝病动湿生痰，则出现呕逆，头晕，失眠心烦，胆小善惊，脉则弦滑而舌苔白厚。

二、肝炎在血分阶段

叶天士说：新病在经，久病入络。故气分之邪不解，便可转入血分，而使肝的血脉瘀滞，因而出现气滞血瘀之症状。其证轻者，则胁痛如刺，日轻夜重，逢寒则重，得热则减。脉则弦涩，舌边紫暗。若瘀血势重，则见肝脾肿大，胁下痞硬，疼痛不舒。其人面色黧黑，脘腹胀满，小便不利，脉弦而涩，舌呈瘀血斑点。血分之肝病，不但发生血脉瘀阻，而且还可动血出现吐衄等失血之证。有时血分肝炎可以无明显的自觉症状，这是因为毒邪深伏于血分，而不明显地表现于外的缘故。

在传统辨证标准以外，西医学微观指标亦对气分肝炎和血分肝炎的鉴别有重要价值：一般而言，谷丙转氨酶升高以及球蛋白升高是肝炎病在气分的标志，而乙型或丙型肝炎病毒标志物（HBV-M 或 HCV-M）阳性以及血清蛋白降低是肝炎病在血分的标志，临床辨证时要善于利用这样的指标。不过要特别注意的是，这样的指标对气分肝炎和血分肝炎虽然有极重要的鉴别诊断意义，但在临床辨证时又不可拘泥，还应当与中医传统指标很好地结合起来。例如，有时 GPT 异常而在中医传统辨证时没有见到明显的气分脉证，这时也要从血分去认识；反之，有时 GPT 正常，但其病在气分的表现突出，这时即使肝炎病毒标识物阳性，也要从气分去认识。凡此又需要医生对具体情况进行具体分析、灵活掌握。

治气治血，解毒解郁

至于治疗，气分肝炎即治气，血分肝炎即治血；气分入于血分者治其血，血分出于气分者治其气；气血同病者先治其气乃治其血。这是一般大法。气分肝炎以清热利湿解毒、调理气机为主，兼以疏通血络；血分肝炎既要清热解毒、调畅气机，同时也要活络祛瘀、养血和血。这是因为肝脏既主疏泄，喜条达，其气机的畅达能促进血脉的运行，而且肝脏又能藏血，故肝病恒多气郁滞之病。因此其治疗也要兼顾气血，只是视具体情况而各有侧重。

治疗气分肝炎的基本方是柴胡解毒汤，治疗血分肝炎的基本方是柴胡活络汤。

柴胡解毒汤由柴胡、黄芩、茵陈、炙甘草、土茯苓、草河车、凤尾草、土元、茜草组成。此方能疏肝理气、清热利湿、凉血解毒、活血通络。

柴胡活络汤在柴胡解毒汤的基础上再加活血通络、养血和血的当归、白芍、泽兰、红花、海螵蛸而组成，因而其作用的重点在于血分。

此二方的加减化裁很重要。湿热毒邪甚或肝胆火甚者，用柴胡解毒汤如垂盆草、大金钱草、龙胆草清热解毒，名为三草柴胡解毒汤。肝区疼痛明显者，合用金铃子散（川楝子、延胡索）以疏肝活血止痛；大便不实而属于脾气虚者，加白术、茯苓健脾益气；若兼有中寒者，加炮干姜温中；尿黄明显者，加大金钱草、虎杖；SGPT 居高不下者，加用垂盆草；絮浊试验异常、球蛋白升高、白蛋白降低，A/G 比值倒置，重用土元、茜草；乙肝标识物阳性者可加叶下珠。伴有黄疸者，合用茵陈蒿汤或栀子柏皮汤。茵陈清热退黄，为治疗诸黄的专药，无论阴黄、还是阳黄，皆可使用。如果是阳黄，亦可单用一味茵陈水煎频服，其用量可达 30g 以上。凡湿热发黄，用茵陈蒿汤后，黄仍不退，但正气业已渐耗，脾胃之气受损，阴分尚有伏热，如见手足心热，五心烦热等症，则转方用栀子柏皮汤治疗，其中用甘草扶助正气，利于邪实正虚者。总之，对于湿热之黄，用茵陈、栀子等清利湿热而退黄，治疗要有耐心。因为湿热缠绵，难以一时尽去，要缓缓图之，不可操之过急。务使湿热邪气尽去才可罢手，若留有余邪，有可能出现反复，更加难治。

又有一种湿热较重的病证，口渴喜饮、舌苔黄厚而腻，需用三石柴胡解毒汤，即柴胡解毒汤加生石膏、滑石、寒水石。有些慢性活动性肝炎病例 ALT 居高不下，用柴胡解毒汤往往效果不显，这时应该使用本方治疗，一般能够取得好效果。

也有暂时不宜此二方而转用他方的情况，如出现新病（新感外邪），即治其新病；又如某种合并症突出，则暂治其合并症。慢性肝炎如果失眠可用黄连阿胶汤治疗。如果肝炎腹满，用《伤寒论》厚姜半甘汤治疗。一患者腹胀难忍，午后犹甚，自觉有气壅滞于腹中，上下不通，投一剂而其病若失。此方的使用一定要注意剂量比例，厚、姜、半用量大而参、草用量相对较小。凡此完全遵循《伤寒论》"随证治之"原则。

若疾病出现阴证机转，湿甚伤阳，以致脾气虚寒，而成为肝热脾寒证者，转方用《伤寒论》柴胡姜桂汤。方用柴胡、黄芩疏肝理气、清泻肝热，用桂枝、干姜、炙甘草温中散寒，用牡蛎、瓜蒌根散肝脏邪结。脾气虚者可再加党参，有水饮者可另加茯苓。

若以肝区疼痛为主诉，或肝炎病痊愈后唯见肝区疼痛者（可谓之"肝炎后遗症"），予柴胡止痛汤，此方亦为刘氏自制。其方组成：柴胡、延胡、川楝、当归、白芍、刘寄奴、土元、茜草、皂角刺、片姜黄、海螵蛸、枳壳、紫菀。此方在养血活血、化瘀通络的同时，注意调畅气机，这是考虑到气血运行相互促进的关系，气行则血行，血行则痛止。如果胁下拘急疼痛，食少乏力，脉弦而缓，用柴胡剂不效，此为土衰木乘，治之宜用小建中汤扶脾培土而伐肝缓肝。待其痛止之后，如果病情需要，再用疏肝之剂。根据刘氏的经验，慢性迁延性肝炎，右胁放射性疼痛，上达肩胛，下至腰部，或见右臂与手指麻木，下午腹胀，脉弦而缓，用本方有效。

若阴虚血热转甚，症见五心烦热、衄血，或遗精，舌红绛、脉细数者，用刘氏自制柴胡鳖甲汤。方用鳖甲、牡蛎、玉竹、生地黄、麦门冬、沙参、白芍滋阴养血柔肝，用土元、茜草活血通络，配合鳖甲、牡蛎软坚，少用柴胡疏肝理气，并引诸药入于肝。有湿热者加用茵陈清利湿热。

根据刘氏的经验，病毒性肝炎要慎用补法，尤其在疾病初期更是如此。此病湿热挟毒、邪气较甚，气滞血郁，往往因其湿重和气滞而见有身倦疲乏、不耐劳作的症状，似乎气虚，断不可早用补气。而由于热及血分，血郁血热，往往有五心烦热，似乎阴虚，断不可早用滋阴。只是到了疾病的中后期，正虚突出，始可补虚。不过即使此时，也不可单纯用补，还是要兼顾其病邪实的一面。

在饮食护理方面也要严加注意。其中较重要的有三条：一者注意饮食清淡，忌食荤腥油腻。不少患者错误地以为得病以后要加强营养，大量进食高蛋白食物，或囿于肝炎需要高蛋白以利用肝细胞修复的理论而大量摄取，殊不知其结果适得其反。临床因此种原因而致肝病加重。

肝病大症也。其至晚期，则见腹胀如鼓，小便涓滴不流，上则吐衄，饮食不思，四肢如柴，面黑如土，此时医竭全力，而仅能延其性命。然未几则败，终致死亡，此乃多因不知摄养，病中犯房之所致也。

肝病阴伤，其死也在于亡阴，而不在于亡阳也。然伤精之最，则莫过于房事。医治有效，病证见效，而使人忘乎所以，蹈此弊者，往往毁于一旦，此医所必须指教而勿使犯也。然人欲难遏，明知而故犯者，不惜其命，徒唤奈何。曾记治一李姓患者，肝硬化腹水，服药至百帖，而症状改善，乃有欣欣向荣之感，其妻自乡里来探视，乃与之合，阴精大伤，则病症陡然恶化，头目眩晕，牙血如注，口咽发干，小便则癃闭不下。视其面则黑气罩于天庭，辞不能治，而李亦旋亡。由此可见，此人不死于病，而死于淫欲，其例甚多，必须重视，而为前车之鉴。

李某 男，13岁，于1987年3月2日来诊。

自述1月前，出现两胁胀痛，恶心呕吐，且厌食油腻，大便干燥，小便短赤。舌质红，脉数，苔黄腻。2月16日查肝功，谷丙转氨酶：250U，余项（－）。此证为肝胆湿热，肝不疏泄之证，方疏：

柴胡1把　黄芩10g　茵陈15g　凤尾草15g　草河车10g　土茯苓12g　半夏10g　生姜10g　炙甘草6g

此方共服20余剂，胸胁胀痛减，食欲增加。于4月16日化验肝功：谷丙转氨酶正常，诸症皆除。

吴某 男，42岁，患病3~4年，于1986年9月日来诊。

主要症状为肝区痛如锥刺，周身无力，精神不振，午后发低烧（37.6℃左右），五心烦热，入夜尤甚，舌红苔薄。肝功化验：谷丙转氨酶600U，TTT+++，TFT9U，乙型肝炎表面抗原1:256。辨为血分肝病，治疗以养阴为主，兼平肝解郁。

柴胡 6g　鳖甲 30g　龟甲 12g　牡蛎 30g　生地 10g　知母 6g　黄柏 6g　红花 10g　茜草 10g　丹皮 12g　茵陈 12g　凤尾草 12g

于 1986 年 10 月 4 日复诊，自述服上药 20 余剂，肝区疼痛减轻，午后低烧已退，体温为 36.5℃，精神转佳，尚有口咽干燥，五心烦热，舌红、脉细，仍属阴虚之象，上方又服 80 剂。1987 年 3 月 9 日，复查肝功：谷丙转氨酶，TTT 正常，TFT 阴性，乙型肝炎表面抗原阴性。

通过临床观察，肝病由气分到血分，是个逐渐发展和加剧的过程。由于气分之邪日久不解，邪热伤阴而入血分。血为肝之体，故可见肝肿大等症。然而也有个别肝病患者，气分之邪未衰，而血分症已见，为气血同病之证，临床表现在气分症基础上，兼见心烦不安，小便黄赤，牙龈流血等血分之症。治疗之法在于清除郁热而佐以凉血，可于李案方中加生石膏、寒水石、滑石、竹叶、双花，以清其毒热，既能清气血之热，又能透出里热，而有"透热转气"之妙。

王少华

病势缠绵亦泰亦否，治必应机入细入微

王少华（1929~   ），江苏省兴化市中医院主任医师

慢性肝炎具有症状时起时伏，体征或隐或现，肝功亦泰亦否，缠绵反复的特点。除饮食、劳倦、情志、外感多种因素外，由于治疗用药不当，致邪气久留，正气难复，不无影响。

关于胁痛

胁为肝野，肝病则胁部不适。临床所见，慢性肝炎胁痛的部位多在右胁肋下，或两胁肋下，偶见于胸膺部。胁痛是慢性肝炎反复发作的一个主症。胁痛与否，是衡量病情进退的依据。

胁痛可分为胀痛、刺痛、窜痛、新痛、久痛、隐痛、剧痛、时作时止、痛无定时、喜按、拒按等不同情况，可据以判明其邪在气在血，在经在络，属虚属实而随证施治。还因为慢性肝炎的胁痛，常表现为气血同病，虚实互见。有气滞偏重，或血瘀较显；也有虚中夹实及实中夹虚之别。基于上述情况，治疗时应采取疏气活血、消补兼施的针对措施。

胁痛反复发作，长期不愈，久病入络、入血，患者自觉痛处灼热。此为络阻血瘀火郁的辨证关系。因慢性肝炎多气滞血瘀，久则

化火生热，所谓"气有余，便是火"，这是属实的一面。属虚者则多为阴虚阳亢之内热。此类胁痛，非苦寒直折所能解决，应予疏气活血或养阴，另加一味丹皮以化瘀凉营。同时，还观察到胁部灼热痛患者，往往因热迫血上行而鼻衄、齿衄，用凉降药后，不止其血而血自止。

关于柔肝疏肝

肝有"刚脏"之称，体阴而用阳。"阴平阳秘，精神乃治"。由于阳常有余，阴常不足，而肝脏尤其如此。治肝需用补，补肝需柔润，因而肝体宜柔，肝用宜疏，自毋庸置疑。但柔和疏的治法如何运用？值得具体研究。

根据"夫肝之病，补用酸，助用焦苦，益用甘味之药以调之"的原则，柔肝，仲师芍药甘草汤为主，取白芍、甘草酸甘化阴，直入肝经，补其虚而制其火。为了增强协同作用，还常加木瓜以助白芍之敛，加枸杞以助甘草之缓，且枸杞本身亦有柔肝之功。

疏肝，因辛温香燥疏肝理气药有灼津劫液，不利肝体之弊。疏肝应选择偏凉或微酸的药物。郁金、川楝子、橘叶、柴胡亦可斟酌。

肝郁用疏法，本无可非议。但在具体运用中，也要防止疏泄太过，以免有损肝体。比较理想的是：

1. 在一张处方中不宜用多味疏肝药。

2. 久服方药量宜小其制，柴胡升散更须注意。

3. 与柔肝药并用。如与枸杞、白芍配伍后，既协同增强疗效，又有拮抗作用以制约其散性。至于引用成方，则四逆散、柴胡疏肝散可供选择。此两方中均白芍、柴胡相配，一散一收，不仅无碍于疏肝，并符合"以酸补之"的原则，而收养血柔肝之效。

关 于 和 胃

慢性肝炎患者，普遍有胃呆纳少现象，而气滞及胃阴不足者尤较明显。"人以胃气为本"，故"得谷者昌"。食欲不振，元气难复。其迁延不愈的因素，看来与胃不和有关。

对于气滞型患者的胃不和，有人认为是木强侮土的结果，因而有重在疏肝，不需和胃的见解。肝获条达，则不治胃而治在其中。通过多年临床摸索，初步统计食欲不振的病例，有1/3属于不治胃而胃自调的；2/3须通过和胃才获好转。此外，胸痞而又易怒，舌苔白腻者，多不需治胃，以疏肝药加丹、栀凉肝即可；胸痞，舌苔腻而无易怒见症者，则宜参以和胃，如玫瑰花、山药、焦白术、砂仁壳等均可选用。

又如脾主运化，胃主纳谷，故肝病及胃，胃阴不足者，每见不饥不纳。诊断依据为舌偏红而干，少苔，脉细数等。药用麦冬、石斛、白扁豆等甘凉濡润以养胃阴，复佐白术，寓消于补，寓通于填，庶几中州健运，谷食日增。

关 于 利 湿

本病如见肢重乏力，应辨为湿邪困脾，但也要考虑脾虚，因慢性肝炎久病多虚，体虚邪实，并非少见。只要见有湿象，如大便不实，舌体胖苔白者，但见一症，不必悉具，即可因症论治。肝炎在急性期后，往往因余湿未净，食物不当，或失治误治，多易使湿邪流连不去而迁延日久。这种浊腻之邪，来缓去迟，须注意利水祛湿。若出现体重胸痞，口甜黏腻，舌苔白滑，小便短少，重则用茵陈四苓，轻则用防己茯苓汤去桂枝；湿邪不甚，清化则加白花蛇舌草，温化则取晚蚕沙，芳香宣泄则用蔻仁、橘皮、藿香之类，淡渗则选六一散、苡仁之属。而轻苦微辛化湿法，尤适用于慢性活动性肝炎黄疸指数反复增高者。黄疸指数降至正常后，宜参合健脾，山药、白术等常服有效，脾运得健，即可化湿。湿邪或从阳化而成湿热，或从阴化而成寒湿，肝炎不论急性或慢性，有无黄疸出现，基本上均属湿热为患，并以湿重热轻较多，宜利湿而慎用清热。由于这些病人多纳少，便溏，清热之药多为苦寒，易于伤正，不利于病体恢复，故用时应适当注意。

用养阴柔肝、疏气活血、通络诸法而胁痛仍不解者，此时又须作全面分析，分清其矛盾的主次。或用清泄，或温运，或大便通导等为主，而胁痛即随之缓解或消失，足证从整体出发，解决主要矛盾之重要。

泄泻权衡肝脾之孰重而任以芍术

如患者兼见泄泻，但无肝经见证，则宜从健脾利湿着手，以参苓白术散酌加羌防之属，取风能胜湿之力而收效。肝强脾弱者，宜痛泻要方。其中白术与白芍的用量大小，视肝脾病孰轻孰重而定。如以肝为主，重用白芍；以脾为主，则重用白术。

脾气不足，大便不实，如中阳不振者，可用振奋脾阳的附子理中汤。曾见一例罹肝胆疾患多年，因长期泄泻，服参苓白术散、香砂六君子汤、四神丸等无效。当时囿于肝胆炎症，不敢着手温阳，致迁延数载不愈。后服附子理中汤 6 剂，不但腹泻痊愈，肝胆病也一度消失。这一土旺木荣的范例，值得重视。

肝炎泄泻一证，系"湿胜则濡泄"所致，常有腹胀、少纳、胸痞等湿阻气机的症状，故可用姜、附扶阳温中以消阴翳，但只能暂用，以免过剂助热。一般用量宜小，附子以用 3g，干姜以用 1.5~2g 为宜。

服姜、附前后，应认真观察舌苔变化。倘服后舌质虽未转红，但苔已不若往昔滑润，为湿邪渐化之征，此时姜、附可择一或减量使用；如苔略干及有口干欲饮者，则宜停服。总之，宜切实掌握毒药治病，"衰其大半而止"的原则，"无使过之，伤其正也"。

（王淑善　王卫中　整理）

岑鹤龄

养阴活络为大法，扶脾培元乃要策

岑鹤龄（1920~　），广州中医药大学教授

肝阴不足为病机之本，要在酸甘化阴

慢性肝炎病位在肝，其基本的病因、病理为肝的阴阳失调，具体表现为阴虚阳亢。肝脏体阴而用阳，以阴为体，以阳为用，病态时多为阳气有余，阴血不足；有余者示阳（气）之亢盛，不足者示阴（血）之虚损。

肝的阴虚表现为肝阴的虚损，二为肝血之不足。由于肝阴不能制约肝阳，才使肝阳亢盛起来，所以慢性肝炎的病因、病理的主要矛盾还是在于阴虚——肝阴的虚损。

慢性肝炎的主要病机是肝阴虚损，所以补养肝阴是扶正祛邪，调整、恢复脏腑的生理功能，增强机体抵抗力的正治之法。肝肾同源，故临证多用滋补肝肾的药物进行治疗，以补肝肾阴虚之不足，为治疗慢性肝炎的主要治疗原则。30 年前，曾制以养肝阴为主的"三子养肝汤"（女贞子、楮实子、五味子、白蒺藜、熟枣仁、首乌）对 400 例无黄疸型肝炎作疗效观察（并曾总结报道于《广东中医》），资料表明养肝为主方药治疗肝炎，以降絮浊的疗效最佳，有效率达 80% 以上，胁

痛及其他症状亦有明显的改善。

关于补养肝阴，以酸补肝为常用之法，此法是从《内经》"肝欲酸"和《金匮》"夫肝之病，补用酸"中得到启发而使用的酸敛补肝之品，如熟枣仁、山萸肉、金樱子、五味子、杞子、首乌、熟地、女贞子、岗稔根、旱莲草、柏子仁、桑椹子、山楂、乌梅、菟丝子、金樱子等，这类药物是治疗慢性肝炎的主要药物，能使肝虚症状减轻以致消失，对肝阳亢盛，肝气郁结亦有良好效果，对肝功能的絮浊试验异常往往能得到较快的改善，疗效颇为满意。降转氨酶则用乌梅，量在15g以上为好；常用补肝阴药物中以熟枣仁最为主要，且用量要大，不应小于30g，一般可用至45g；其次为金樱子、女贞子、首乌等。

补肝须和血。肝主藏血，慢性肝炎患病日久，耗伤肝血，所以养肝阴同时要和血。临床不少慢性肝炎伴有神疲、乏力、头晕、目眩等肝血虚的表现，可通过补肝和血获得改善。和血药有当归、白芍、阿胶、鸡血藤、桑椹子等。常用当归和血，由于当归性温，故当归须与白芍配伍，且应加重芍药之量，以其酸敛以制约当归之温性，故当归用量可至12~15g。阿胶是养阴补血的要药，在消化功能好时尤应使用。

扶脾为治肝之重要环节

《内经》有"厥阴不治，求之阳明"及厥阴应"调其中气，使之和平"之论，故慢性肝炎每当出现肝气亢盛，木盛侮脾时，其脾气必虚，此时必须扶脾抑木，以制过盛之肝气。倘脾气衰败，纵有灵丹妙药，亦难起沉疴。补脾药有北芪、党参、白术、山药、扁豆、云苓等，此类药能健运中土。临床喜用北芪、党参、白术因其能改善机体蛋白代谢，对提高血浆白蛋白较为有效，在慢性肝炎整个治疗过程中均可使用。

久病入络，宜早用活络

久病入络，血瘀络阻是肝病发展的必然转化。故临床上除用补肝法外还须注意慢性肝炎与血瘀的关系，即使无明显血瘀见症，亦可在补肝健脾方内酌加活血化瘀之品；而并非到上述血瘀证完全显露才用去瘀通络之法。软坚化瘀药有田七、鳖甲、赤芍、丹参、丹皮、穿山甲等。因田七、鳖甲、赤芍三药，攻邪不伤正，临证尤喜用之。由于慢性肝炎体质较差，在使用活血化瘀药物时不宜攻伐太过，三棱、莪术、土鳖等破气耗血之品尤当慎用。

早年曾用纯养阴之法用治早期无黄疸型肝炎收到较好的疗效。后来考虑到转为慢性肝炎时病机复杂，除肝阴虚损外还可因久病伤脾和久病入络而形成虚实并见的病证。故又自拟扶虚化瘀汤，以补肝阴，扶脾土，活血化瘀为法。选用：

熟枣仁 30~45g　金樱子 15g　女贞子 15g　首乌 15g　鳖甲 15~30g
北芪 15~20g　白术 12g　当归 12g　白芍 30g　赤芍 30g　赤芍 15g　田七末冲服，3g

消化不良，胃纳欠佳加山楂肉、乌梅；肝脾痞块，胁下刺痛加山甲、丹参；黄疸加茜草根、山萸肉、大黄；出血加旱莲草、茜草根；防癌变加白花蛇舌草、半枝莲、半边莲。

此方长期服用，疗效满意，个别患者初期偶有转氨酶轻度上升的现象，但继续服用两个月后便可回降，且临床症状消失较快。

根据多年临床观察，服用食醋可增强疗效，每日 3 次（饭后服），每次 1 汤匙（约 10ml）可有助于降低转氨酶。亦属以酸补肝之法。

肝气郁结较显著者亦可配用一些疏肝解郁药物，用丹参、郁金、川朴花、素馨花、槟榔花、合欢花、苦楝子、麦芽、白芍、佛手等药较为恰当。临床体会，慢性肝炎胁痛多因肝阴不足而致，故治疗时不用柴胡、青皮之疏泄，也不用香附、木香之辛燥。而多选用花类药物，临床效果较佳。丹参是治疗慢性肝炎较理想的药物，此药既可解郁，又能消坚散瘀，并有养血安神之功效，用量可至30g。

在一些慢性肝炎患者中，时有湿热蕴阻，此时亦可选用一些清热利湿药配合治疗，如绵茵陈、车前草、旱莲草等，疗效较佳。临床观察有降转氨酶作用，旱莲草除能清热利湿还能养肝肾之阴，凉血止血。选用这类药时不宜过用苦寒（如黄连、黄柏、栀子、龙胆草），更不宜多用或久用，虑其苦寒伤阴。

肝火太盛，可配用凉肝药物，如夏枯草、菊花、象牙丝、白芍、糯稻根、白蒺藜、珍珠草等能清解肝热，这类药物性味甘凉不伤脾胃正气，对肝热者尤为适用。

总之，慢性肝炎久病属虚，治疗上以养肝阴为根本，佐以扶脾祛瘀。补养肝肾之阴是治疗的基础，临床上虽不能马上见效，但要坚持用药，缓缓调理，万不可急于求成，特别需要巩固疗效，为防复发尤须固本。祛邪药物，只能暂用而不可长用，免犯虚虚之戒。即在使用各种治法当中，须防伤阴之弊，一不可过于苦寒，二不可过于辛燥。

（冯维斌　整理）

胡建华

伐肝必兼滋水，邪热方易清除

胡建华（1924~2005），上海市著名中医

慢性肝病中，当肝火亢盛，湿热之邪留恋不清，谷丙转氨酶（以下简称"转氨酶"）持续不正常之际，施用伐肝泻火之法，必须与滋水涵木之剂同用，则症状可减，实验室指标亦可趋正常。否则，单用伐肝泻火，则肝体损伤，邪热势必羁留，导致缠绵难愈。

陆某　男，34岁，1974年12月6日初诊。

今年春节，曾患急性肝炎。当时转氨酶高达400U以上，经中西药治疗后，肝功能一度恢复正常。近4月来，转氨酶徘徊于120~70U之间。上月29日复查为92U。右胁胀痛，口苦干，急躁易怒，大便干燥，一二日1行，小便短赤，下午精神困惫，时觉腰酸，舌尖红、苔薄黄，脉弦细带数。肝病已将一载，木火亢盛，湿热逗留，日久肝肾亏虚。法当清肝泻火以治标，滋水涵木以治本。处方：

龙胆草6g　黄芩12g　制川军6g　土茯苓30g　岗稔根15g　生地15g　玄参12g　北沙参12g　丹参15g　当归12g　广郁金9g

7剂。

四诊（1974年12月27日）：上方加减，共服21剂，口苦已减，口干欲饮，大便已润，精神渐振，肝区尚有轻微隐痛，苔薄腻，舌尖红，脉弦细。前天复查转氨酶降至59U。处方：

龙胆草 4.5g　黄芩 9g　制川军 4.5g　土茯苓 30g　生地 15g　玄参 12g　北沙参 12g　石斛 12g　丹参 15g　赤白芍 30g

7 剂。

五诊（1975 年 1 月 17 日）：口苦胁痛等症，均已消失，精神续振，略觉口干，苔薄腻，脉弦细。复查转氨酶降至 40U 以下。再予益肝肾，清湿热法。处方：

生地 12g　北沙参 12g　石斛 12g　丹参 15g　白芍 30g　土茯苓 30g　黄芩 9g　平地木 15g

7 剂。

本例为迁延性肝炎，中医属"胁痛"范畴。出现胁痛、急躁、口苦、便燥、尿赤、苔黄等一派实热之象。近 4 月来用西药保肝、中药清化湿热之剂，症状及肝功能均未见改善。详审症状，患者精神困惫，腰酸，舌尖红，脉细弦带数，可见日久肝肾阴血已亏，非纯实无虚之候，单用清泻实热之法，克伐肝体，焉能奏效？因此在清热泻肝之中，伍用生地、玄参等滋养肾水，丹参、当归、白芍等补益肝阴。调治 1 月余，症状减轻，肝功能亦渐趋正常。古人制龙胆泻肝汤既用龙胆草、黄芩等泻肝清热，又用生地、当归等以滋水涵木。细细玩味，益感含义至深。

胡建华

斟酌缓急，权衡通补

胡建华（1924~2005），上海中医药大学附属龙华医院教授

我认为"通"是治疗本病的常法，但不是唯一的治疗原则，有时甚至要反其道而行之。即用"补"的方法进行治疗。由于本病缠绵不愈，甚至反复多次发作，临床上常以大柴胡汤、承气汤、茵陈蒿汤等清热、利胆、通腑，屡受攻伐，以致正气耗伤，体愈虚而发作愈频，发作愈频而体愈虚。造成恶性循环，给病人带来痛苦。因此，在病情缓解时，治疗的关键着重在一个"补"字。如某女性患者，45 岁，较肥胖，慢性胆囊炎史 10 年，急性发作每年多达 5~6 次。医者辄以生大黄为主通利治之。加上平时严格忌口，终年以素为主，以致出现面色苍白，精神委顿，纳少，梦扰纷纭等以心脾气虚为主的症状，而常伴右胁隐胀痛，波及右侧肩背，深以为苦。诊脉细弱无力，舌色淡体胖。乃用党参、黄芪、茯苓、炙甘草以益气健脾，当归、丹参、白芍、杞子、酸枣仁以养血柔肝安神，稍佐柴胡、金钱草、虎杖等疏肝利胆之品，并嘱平时除低脂饮食外，不要忌口太严。经治疗后，面色渐润，精神渐振，胁痛消失，后又以归脾汤为基础方，去龙眼肉、生姜、红枣，加入柴胡、枳壳、郁金、川楝子等，配以阿胶、冰糖，熬成膏方，作为冬令进补。先后调治一年，不仅平时胁痛未发，亦未见急性发作，而体力日益健壮，前后判若两人。因此，我认为：治疗慢

性胆囊炎，不能过于拘泥"六腑以通为用"，而应结合辨证，以"补"代"攻"。同时，由于久病不愈，肝经亏虚，胆肝相为表里，应重点在于柔肝。肝体柔和，胆气通降，则其病自可向愈。

岳美中

慢肝临证需细微，斡旋救误仗古方

岳美中（1900~1982），著名中医学家

治疗肝炎，应本着肝炎病程中主症出现的先后、轻重、缓急，择以效方，庶几方能泛应曲当。约而言之，在邪盛时，则以祛邪为主。祛邪于体外，所取之路，就其近便之处，因势而利导之，邪在表未实则汗之，如麻黄连翘赤小豆汤、叶天士甘露消毒丹；在里已实，则下之，如茵陈蒿汤；湿热交缠，则从便而利之；湿重者则取燥多于清法，如茵陈五苓散；热重则取清多于燥法，如茵陈五苓散加栀柏伐木丸；若邪尚未衰，正气渐虚，则祛邪兼以扶正，方药采取祛湿而兼温脾补气；至于体气虚甚之时，抗病之力已微，则虽有邪，先宜扶正，故只取理中等方，仅益以茵陈祛湿。简括言之，初期邪盛而正不虚，祛邪即所以扶正；中期邪正交争，邪尚盛而正将不支，则祛邪兼以扶正；末期正衰不能敌邪，则扶正即所以祛邪。至于救逆，亦宜本之于这些普遍规律。但也有的寒热夹杂，阴阳错综，虚实混淆之非单纯症状者，则方药亦宜错综变化，随机制宜。

肝炎临证须极细极微，兹举述验案数则。

某　男，40 岁。1963 年月 24 日入院。

精神疲乏，食欲减退 12 天，眼黄 7 天。病初头晕无力，不思饮食，恶心厌油，上腹闷胀，继则尿色深黄如浓茶状，最近 7 天发现身

目俱黄，舌干口苦，不欲饮食，大便秘结，既往有高血压病史。查体：血压 120/80mmHg，巩膜及皮肤明显黄染，心肺无异常发现，上肝界起自右侧第 6 肋间，下界于右肋下 1.0cm、剑突下 3.0cm 可以触及，中等硬度，明显叩触痛，脾未触及。化验：总胆红素 156.8μmol/L，直接胆红素 100μmol/L，麝絮 -，麝浊 4U，麝絮 -，谷丙转氨酶 4160U。入院后中医诊视：脉弦结，是湿热内阻，气机不畅，口干苦而不欲饮水，尿黄赤，大便秘结，是湿热内阻，气机不畅，为阳黄热重之象。取苦寒泄热，淡渗利湿法。用茵陈蒿汤加陈皮、枳壳、厚朴、茯苓、滑石，服 3 剂后，大便仍干燥不行，脉数苔黄，乃改用茵陈蒿汤合栀子柏皮汤 3 剂后，大便转稀，饮食增加，舌净，脉数亦减。又用茵陈五苓散以通阳利湿 3 剂后，总胆红素下降至 71.8/μmol/L，谷丙转氨酶降至 2000U 左右。继续服用原方 1 个月，胆红素定量始终波动在 34.2~51.3μmol/L 之间，未见继续下降，谷丙转氨酶降至 400U 左右。住院已达 40 天，仍眼目微黄，身微刺痒，脉象沉数，舌苔薄黄，乃肝胆湿热未清。用龙胆泻肝汤清泄之，5 剂后身痒虽除，却见恶心纳减，上腹不适，舌苔薄白，脉弦，因服苦寒有伤胃腑，改用平胃之剂缓图之，以一味茅根煎汤内服代茶。一周后黄疸仍未见退，食纳不旺，黄疸仅略见下降，胆红素减至 25.7~34.2μmol/L 之间，谷丙转氨酶在 300U 左右。因脉弦，虑其肝邪未净立通络活瘀法，方用醋柴胡、归身、太子参、瓦楞子、橘叶、炙鳖甲、杭芍、郁金、丝瓜络、桔梗、陈皮、木香，1 周后，黄疸终于全消，胆红素定量降至正常范畴。但谷丙转氨酶仍在 200U。因患者夙有失眠症，一向睡眠不好，夜寐易惊，舌苔薄白，舌尖略红，脉象两关浮大沉取略数，血压最近以来又见上升至 140/100mmHg，因而认为必须从杂病入手，不应胶执在肝功能的谷丙转氨酶上，于是以《普济本事方》真珠母丸加减：真珠母、石决明、生龙齿、龙胆草、白蒺藜、青葙子、首乌藤、合欢皮、石菖蒲、茯神。1周后，不仅睡眠好转，谷丙转氨酶亦降至正常范围，符合临床治愈标准，于1964年3月12日出院。

本例恢复正常较一般急性传染性肝炎为慢，恐与年龄较大，夹有兼症（高血压病）和中期治疗辨证不够严谨有关。年龄大者一般恢复均较缓慢，在恢复阶段血压又复升高，睡眠长期不好，兼症互见，以致影响病程，中期用茵陈五苓散治疗达1个月之久，黄疸始终稽留在一定水平上，未能消失，是治疗不够灵活处，最后重视辨证治疗，本症兼症互治，才得痊愈。

徐某 男性，45岁，军人。

病情较久，1958年8月起，食欲不振，疲乏无力，大便日2~4次，呈稀糊状，腹胀多矢气，曾在长春某医院诊断为慢性肝炎，治疗10个月出院。此后因病情反复发作，5年中先后4次住院，每次均有明显之肠胃症状。1964年元月住入本院，8月7日会诊，经治医师谓：肝功能谷丙转氨酶略高，在150~180U间，其他项目均在正常范围内，惟消化道症状明显，8个月来多次应用胃舒平、消胀灵、薄荷脑、次碳酸铋、黄连素、酵母、四环素等健胃、消胀、止泻与制菌剂治疗，终未收效。现仍食欲不振，口微苦，食已胃脘满闷腹胀，干噫食臭，午后脘部胀甚，矢气不畅，甚则烦闷懒惰，不欲室外活动，睡眠不佳，每夜3~4小时，少至2小时，肝区时痛，望其体形矮胖，舌苔白润微黄，脉沉而有力，右关略虚，为寒热夹杂，阴阳失调，升降失常的慢性胃肠功能失调病症，取用仲景半夏泻心汤，以调和之。

党参9g　清半夏9g　干姜4.5g　黄芩9g　黄连3g　大枣擘，4枚

以水500ml煎至300ml，去滓再煎取200ml，早晚分服，日1剂。

药后诸证逐渐减轻，服至40余剂时，食欲增进，腹胀有时只轻微发作。精力较前充沛，大便基本成形，肝区疼痛基本消失，睡眠增加。

1965年2月5日再次复诊时，前症复作，仍处半夏泻心汤，10余

剂后，效验不着，改服附子理中汤，7剂后，诸症不惟不减，反心下胀闷加剧，大便次数增多。复又用半夏泻心汤加茯苓，20余剂，获得显效。后来大便不实次数增多及心下痞满，服用甘草泻心汤、半夏泻心汤诸证平复。

本例为一肝炎所致肠胃功能失调，此次住院以来，虽曾反复且较长时间应用西药治疗，均未获得满意果，中药治疗后，短期内即症状基本消失，反映中药对调整肠胃功能有一定作用，惟诊断治疗必须丝丝入扣。前期措施可谓得当，后期之治，初服泻心10余剂不效，认为以往长期应用芩连之苦寒，阳明之邪热已清，惟余太阴虚寒，忽略了心下属胃、与口苦胀闷为胃邪犹在之征，径用附子理中，适助其热，致病情加剧，后改用泻心，又奏卓效。二方之治，一在脾，一在胃，一在温中补虚，一在和解寒热，应用时当注意。

白某 男性，29岁。1964年1月24日初诊。

患慢性肝炎6年，两胁间歇性疼痛，大腹胀满，纳食乏味，嗳气频频，肠鸣矢气，大便溏薄，每日两次或隔日行，曾先后5次住院，疗效不佳。诊得六脉虚迟无力，舌胖大，苔腻而浮，缘起病于早年饥饱劳役，脾胃升降失职，健运无权，恰与《金匮要略》"呕而肠鸣，心下痞者，半夏泻心汤主之"之证相符，予：

法半夏9g 英炒连3g 枯黄芩9g 干姜片6g 炙甘草6g 潞党参9g
大枣擘，4枚

二诊：1964年2月28日，前方日服1剂，一月来纳差肠鸣矢气等症状已大为减轻，但仍有腹胀胁痛，舌脉同前，拟以《伤寒论》厚朴生姜半夏甘草人参汤为治：

厚朴9g 生姜6g 半夏6g 党参9g 炙甘草6g

三诊：又服药20剂，腹胀大减，基本消失，除胁有隐痛之外余证均除，脉象较前有力，精力充沛，出院返四川工作，嘱再服一段时间半夏泻心汤及补中益气丸为善后调理。

本例慢性肝炎的治疗，亦与一般常法不同，患者断续病程6年，见腹胀纳差，肠鸣便溏，六脉虚迟无力，舌胖大等症，虽有胁痛，按疏肝理气法用柴胡疏肝散不效，是说明乃肝胃不和，应先用半夏泻心汤以"辛开苦降法为治。服药月余，纳差、嗳气、肠鸣等症大为好转，然腹胀不效，六脉如前，则说明脾阳衰急转甚。病程6年之久，具有明显脾阳虚衰，顽固性"腹胀"，六脉虚迟无力。病因虽异，其证候相同，故改用厚朴生姜半夏甘草参汤之后，余剂即又进一步获得明显效果。

陈某　男性，41岁，1974年3月10日来诊。

自1970年6月14日经某医院检查肝功能，谷丙转氨酶340U，麝浊5U，麝絮+，肝大1.5cm，质软。诊断为"肝炎"。连服中西药两月余，8月复查，谷丙转氨酶以上，麝浊20U，麝絮++++。医生嘱绝对禁止活动，服中药多剂无效。4月份又就诊某某中医院。

自1970年9月1日至1973年春，化验室检查肝功能，谷丙转氨酶一直在600U以上不降。1973年10月肝扫描，怀疑初期肝硬化，在长期治疗中，医生因舌苔黄白，认为是湿热久郁，频投清热利湿、活血化瘀之剂，到1974年春，前后服中药达千余剂之多，未获显效。1974年3月9日检查，谷丙转氨酶480U，麝浊13U，麝絮+++。诊其脉左寸关沉紧，舌嫩红有纵横小裂纹，有时渗出稀血水，牙龈亦出少量血，服破血药时更甚，肝掌。自幼有手抖唇颤宿疾。

清化治法既不效，且有副作用，主要矛盾已形成血虚欲脱，气馁无权之候，应以补血益气剂治之。投以东垣圣愈汤。

当归15g　白芍12g　川芎6g　熟地黄15g　黄芪15g　党参9g

1974年4月25日二诊：脉左关弦细，弦为阴脉，细则血虚，舌嫩红稍好，仍有裂纹，牙龈尚有血，口干，肝仍大。检查谷丙转氨酶为 170U，麝浊 8U，麝絮 ++。患者 4 年以来，首次肝功能好转。仍予原方加丹参以助四物活血祛瘀生新。并每日服大黄䗪虫丸 1 丸（分两次服下）。

1974 年 7 月 10 日三诊：服前方 50 余剂，除手抖，唇颤瘸疾外，症状均减轻，检查肝功能已完全正常，精神旺盛。因左关脉仍稍弦，舌裂处有时出血，仍日服大黄䗪虫丸 1 丸，继续观察。

慢性肝炎病的治法一般多采取清热利湿化瘀为主，在初、中期是有效的，若病程过长，甚至 3~5 年不愈并有肝硬化倾向者，则应考虑是否久服攻利克伐之剂有伤气血、损及阴阳的副作用。在脘闷胁痛（多刺痛）等瘀滞症状与肝功能不正常时，亦宜顾及是无力康复，或正虚似邪，宜慎重投药。果有虚象，则如四物养血，相应加入它药，可以消除症状，恢复肝功能。

徐景藩

柔肝养阴，善为配伍

徐景藩（1927~2015），南京中医药大学教授，国医大师

慢性肝炎（以下简称慢肝）以病程长，症状迁延，肝功能不同程度受损为其特点。论治肝病需顺其体用之性，重视安正祛邪，尤其对慢肝更要注重柔养肝阴。俾阴血充足，方能化气为用，职司疏泄之权。而阴虚则火旺，火旺则液亏，正不御邪，病难痊愈。慢肝多呈阴虚邪恋之候，阴虚则病长，阴足则邪退。一般慢肝常由湿热邪毒久羁致病。热为阳邪，阳盛每易伤阴；湿郁经久生热，亦必伤津耗液；况慢肝多由急性病毒性肝炎转变而来，病之早期，或因过用苦寒，或多用辛燥，亦常导致伤阴；也有素体阴虚之人，初感湿邪亦易从热化，故慢肝表现为阴虚证型者每为多见。

肝阴宜养，法在柔润

肝阴宜养，法在柔润，取药宜甘。盖阴主内，性静，喜柔。"柔"者缓也，柔能制刚；"润"可生津，津液足则血有源；"甘"能补能守，其性和缓，能缓肝之急，助肝之用，益肝之体。

慢肝临床若见头晕耳鸣，目涩口干，胁肋隐痛，夜寐多梦，溲黄便干，舌红苔薄，脉细或数者，已示肝阴亏虚。当用柔肝之法。即使

以上症状不著，只要湿不重，苔不腻，大便不溏，无明显湿盛脾阳受遏者，均可辨证用之。如肝阴明显不足，采用柔养肝阴法多时无效，舌质仍干红有裂者，则示预后不佳。

柔养肝阴，宜取一贯煎和费伯雄调养敛肝饮加减。崇古而不泥古，取义而不拘其方，选药轻灵，甘润而不滋腻，常用药有当归、白芍、枸杞子、女贞子、稽豆衣、北沙参、石斛等。

"阴无骤补之法，非多服药不效"。只要辨证正确，养阴法可以守方稳进，常可取得较好效果。

近年来有人报道，肝病阴虚型患者常表现为细胞免疫功能低下，而养阴法能使体内抗体存在时间延长。有关动物实验表明，滋养肝肾法对损伤性肝损害不但能起到减轻肝细胞坏死变性和抑制纤维组织增生的作用，而且有促进肝细胞再生的作用，这一点优于清热利湿，健脾益气，活血化瘀法，值得引起临床注意。

着眼整体，善为配伍

既注重柔养肝阴，又重视整体，对气血脏腑、正邪之间的关系全面考虑，主次分明。在方药的配伍上，应体现养阴不忘调气，治肝不忘实脾，扶正不忘祛邪的整体观点。

1. 配用调气疏肝

肝以阴为体，以阳为用。气郁化火则伤阴，阴亏血少则气滞。气行则血行，气和则阴顺。慢肝多兼气郁之症，宜柔中兼疏，以使气血调和，同时亦可避免养阴碍胃之弊。取药轻疏柔和而不伤阴，常用者有郁金、合欢花、绿萼梅、生麦芽等。其中生麦芽甘咸微寒，既可疏肝又可健胃，药性平和，尝为临床惯用之品。

2. 配用益气健脾

肝主疏泄，脾主运化，乃气血生化之源。肝之阴血赖脾之资生，养肝之药需脾之运化吸收，故在养阴之时，配合健脾之品，常用山药、太子参、白术、炙甘草、大枣、鸡内金等。其中山药甘平，既益气又养阴，健而不燥，补而不腻，为理虚要药，尤为常用。大枣既益气又能生津、和阴、调营，亦为配伍之佳。

3. 配用清热解毒

慢肝的病理过程表现为邪正之间的斗争及其消长变化，存在着虚实兼夹的矛盾。临证应扶正祛邪，而不是置邪于不顾。当虚多邪少时，以扶正为主，佐以祛邪，遇到邪实反复为主要矛盾时，还当以祛邪为主。常用清热解毒剂为自拟经验七草方：蒲公英、凤尾草、紫草、夏枯草、石见穿、半枝莲、败酱草。根据病情，选用三四味。如此养阴用甘，清热用寒，既可生津又能清热，柔中济刚，补中兼泄，促使邪去正安。

一慢迁肝患者朱某，女，25 岁。罹患乙型肝炎两年余，肝功反复不正常，乙型肝炎表面抗原持续高滴度。1983 年 1 月 10 日就诊时，虽临床症状不著，但舌质红少苔，脉细弦。肝功检查：麝浊 11U，转氨酶 328U，锌浊 16U，乙型肝炎表面抗原 1：516。辨证为肝阴不足，余毒内恋，给予养阴清泄剂：当归、白芍、生地、石斛、蒲公英、凤尾草、紫草、泽泻等治疗，服药 20 剂后肝功复查正常，乙型肝炎表面抗原转阴。后以此方加减运用，肝功持续正常，乙型肝炎表面抗原无反复。

又一慢活肝、早期肝硬化患者杨某，男，36 岁。病延年，缠绵不愈。1983 年 5 月 25 日就诊时，神倦乏力，右胁隐痛，头昏目涩，耳鸣腰酸，口干且苦，便溏薄，日行，小溲黄赤，舌苔薄黄，脉细。肝功检查：麝浊麝絮 +++，转氨酶 50U，白／球蛋白比例倒置。此乃湿热久稽，肝脾两伤。应给予养肝健脾，并佐以清泄剂：当归、白芍、枸杞子、山药、北沙参、黄精、蒲公英、凤尾草、炙甘草等治疗，半月后症状明显改善，精神好转，胁痛腰酸、头昏耳鸣诸症均减，便溏转软。后复查肝功正常，蛋白比例倒置纠正。该病人虽便溏不实有脾虚之象，但苔薄不腻，湿象不显，而阴虚症状较著，故宜以肝脾同治法；又因口干溲黄、舌苔薄黄乃热毒内恋之象，故仍佐清热解毒之品；其选用蒲公英是取其甘寒清热而不伤胃，选用凤尾草是取其既能解毒又具健脾止泻之功。

清·费伯雄在《医醇賸义》中述曰："天下无神奇之法，只有平淡之法，平淡之极，乃为神奇。"故以平和之法，用平和之药，治平常之病而获佳效。

（王腾权　整理）

蒋士英

清泄湿热，养阴实脾

蒋士英（1918~ ），浙江中医药大学教授

慢性肝炎多因病毒性肝炎失治、误治或反复发作，逐步演变而成。病程缠绵，症情复杂；部分病人后期亦可出现肝硬化、腹水等症状。因此在辨证审因的基础上，应当抓住湿热这个特异性的致病原；针对"湿热交滞，痼结不解，淹黏难化"的病理特点，辨证立法施药。

根据"久病必虚"的理论，当以扶正为主，但又不能舍湿热之因而治。临床上如何解决扶正不留邪，攻邪不伤正；柔肝滋阴又不呆脾助湿，疏化理气又不伤本；如何柔肝、养肝、疏肝，均颇为棘手。如木郁致气滞，中焦斡旋之气机失利；肝体阴而用阳，故慢性肝炎后期均为阴虚，肝血不能荣养，肝细胞受损，免疫功能降低。气滞日久，血行不畅，肝络成瘀，局部肝组织硬化则见两胁胀闷，隐痛刺痛。阴虚又易于生内热，相火浮动，男子多有遗精早泄之症；内热与脾湿相合，中焦气机运行失畅，湿热壅滞伏结，可使病情反复，故治疗上必须辨审得当。疏利透达，清化湿热是针对湿热之邪；滋阴柔肝，调养荣血，培补肝阴是针对机体之本。而"肝病实脾"又是治疗上的一个重要法则。

常见证型

1.湿热留滞　肝病日久，因治疗不得当，致湿热之邪留恋不去；

病至后期，虽肝功能属正常范围，但尚有湿热留滞。症见四肢倦怠乏力，胃纳不振，肝区疼痛，小便黄，脉濡弦，苔厚腻。转氨酶增高等。湿热酿痰而壅盛于上者，治拟清化痰热为主，用《千金》苇茎汤，桃仁易以杏仁。此为宣肺要药。因痰湿同病，故绵茵陈、地耳草、焦山栀、蒲公英、虎杖根等均宜加入。湿重于热的治拟芳香化浊，以藿、朴、蔻、佩为主（川朴虑其破气太甚，故以川朴花较稳妥）。凡湿重者，必有脘腹胀气，故广木香、广郁金、制香附为必用之药。见下肢酸楚者，加怀牛膝、宣木瓜、晚蚕沙；胃纳呆钝者，加山楂炭、焦谷麦芽、焦六曲；肝区疼者，加玄胡、川楝子，重用广郁金；湿重者，宜利小便，多用车前子、茯苓、碧玉散、六一散、泽泻。

2.肝胃不和　主症：肝区隐痛，脘腹作胀，胃纳不佳，大便溏，脉弦、苔薄白。治宜疏肝和胃。药物：制香附、广木香、广郁金、炒冬术、枳壳、黄精、板蓝根、生白芍、绵茵陈、虎杖根、怀牛膝、生薏米、生甘草。

此为肝气犯胃，肝胃不和。此时，不应遽进补剂，宜疏肝和胃为先。板蓝根、绵茵陈、虎杖根、生苡仁等化湿解毒，枳壳配白术，即枳术丸，一补一消，生白芍为柔肝止痛要药，陈士铎认为"平肝之药，舍白芍无第二药可代"。又云："胁痛不平肝，总非治法"。与甘草同用，名芍药甘草汤。甘草能缓肝急，即所以止肝痛，香附、木香、郁金即辛以散之之义。尤其是郁金，有疏肝理气，活血凉血作用，并有止痛功能，为治乙肝要药。若肝气郁结太甚，肝区疼痛较剧，可增入延胡索、青皮等，以其有疏肝行气散滞之功。本法辛香药较多，有损肝阴，须重用生白芍、黄精制约之。

3.中虚气滞　主症：体乏神疲，胃纳不香，多食脘胀，肝区遇累隐痛，大便溏薄，脉小弦、苔薄腻，舌质较淡。治宜健中理气。药用：太子参、炒冬术、茯苓、制香附、木香、广郁金、生白芍、绵茵陈、虎杖根、生薏米、板蓝根、生甘草。

本法即实脾之法，以四君子汤加薏米以健中州（实脾），脾喜温燥，故以木香、香附等以理气醒脾，茵陈、虎杖根、板蓝根清热解毒活血；若苔腻浊，加藿香、佩兰、川朴花芳香化浊；苔黄腻加芦根、冬瓜子、黄芩等清化湿热。

4. 肝肾阴亏　主症：肝区隐痛，肢酸腰脊疼痛，手足心热，或午后微热，头晕体乏，口干不喜饮，脉小数，舌红少苔。治宜滋养肝肾。药用可选用六味地黄汤、一贯煎加减。

由于患者阴液素亏，或误用温燥药所致。肝体阴而用阳，全赖肾水以濡之。肝因"外邪"而受损，肝阴被劫。肾水者，天真之水也，肾水亏损，实难骤复，故非短期内可解除症状，舌红最难消退，须叠进大剂滋养肝肾。肾水逐渐恢复。本证须重用黄精，因其有滋养阴液之功。

5. 久病入络，络阻血瘀　症见肝区刺痛或窜痛，如连及右胁及肩背，面色晦滞，口唇及舌两边紫，肝脾肿大，脉弦。治拟桃红四物汤加减，其中川芎一味对衄血者禁用，肝区刺痛加鳖甲、牡蛎、焦山楂，刺痛严重者加莪术，体弱者同用黄芪。

治法用药

慢性肝炎的治疗，在临床上要抓住"湿热"这一特异性的致病原，治法上以清化或透化湿热为重点，都要注意芳香化浊，茵陈、虎杖根、蒲公英等清化湿热药的应用，要贯穿始终。生苡仁以其健脾利湿之功能，疗效卓著。若蛋白倒置，除用四君子加归芍外，每令人以生苡仁、红枣于日晡后啖之。红枣与於术同用，对改变蛋白倒置有一定疗效。

青中年肝肾阴亏者，每多遗精早泄，当重用炒黄柏。据情况还可用水陆二仙丹加莲须。心肾不交而失眠者以坎离丹为主加入酸枣仁。

肝区刺痛者，用参三七粉研吞，既能止肝痛，又有降酶作用。

乙肝，如谷丙转氨酶增高，可在上述各型中加入茵陈、虎杖根、田基黄、贯众等以降酶。硫酸锌浊度高者，加银花、甘菊以降浊。临床中发现，锌浊度有高达 26U 以上者，用上药加入相应的方中，浊度能迅速地下降。

阴亏病人，每伴见齿衄、鼻衄，宜加仙鹤草、女贞子、旱莲草、生地炭、白茅根、丹皮炭等养肝凉血。

肝区隐痛或疼痛，在相应药中加香附、郁金、生白芍、玄胡等以缓解疼痛。肝阴虚者，辛香药宜少用，宜用白芍、生草、郁金等。肝区刺痛，为肝络瘀阻，宜活血理气，加参三七粉 3g 吞服，此药不但能止痛止血，且有降酶功能。

肢酸用桑枝、桑寄生、怀牛膝、木瓜等，有一定效果。

乙肝用药，以辨证为主，不能依照药理实验作根据。如黄芪，据药理实验，不仅能增强巨噬细胞功能，且能增强特异性免疫反应，提高 T 细胞功能，促进周围血白细胞诱生干扰素的能力。在临床中，凡湿热未净，苔腻、脘胀等，用黄芪则体乏更甚，脘胀愈剧。因此，处方用药，不能凭药理实验为依据，应以辨证为主。

辨柴胡，每用以治肝炎胁痛，但不能一见胁痛，概用柴胡，凡肝阴虚者禁用。

此外，还须注意生活调养。（1）须适当休息。如活动过剧，每导致症状复发。宜心情开朗，精神愉快，作适当的活动，如广播操、散步等，并节制房事。（2）注意饮食。过食高蛋白、高糖，对患者并非有益。特别是鸡肉，应绝对禁止。临证见到肝炎已愈，因食鸡而症状复作。据本草论述，鸡属巽木，木能动风，且鸡性热，肝为风木之脏，最易动风。故宜忌食。（3）预防感冒。乙肝在恢复期，若患感冒者，经肝功能复查，绝大多数可见异常。故须预防。

林鹤和

运用仲景法，辨治乙肝病

林鹤和（1928~　），萍乡市中医院主任医师

疏肝扶土为首务

乙肝以肝经气郁，肝气不舒者为多见。以其肝逆脾遏，气机不宣为主要病机，抓住肝郁气滞，木不条达，脾不健运，所致土滞木郁，肝脾不和的临床见证，而首选疏肝解郁法，方用四逆散加味：白芍、枳实、柴胡、川楝子、延胡索、紫草、板蓝根、姜朴、云苓、炙甘草。在临床上以此方治疗本病往往取得满意疗效，但在患者口苦，肝区痛，食欲不振等症显著好转后，肝功能与转氨酶增高亦好转，表面抗原阴转后，当注意调养肝脾，上方加太子参、苡仁、山药、当归等，以竟全功。

疏肝太过伤肝阴，清肝养阴法当循

疏肝解郁虽为治疗乙肝的常法，但若有疏忽，过用疏肝之品，或湿邪从热化，可致肝阴不足，故当循清肝养阴法，可选酸枣仁汤。因本证之心烦不得眠属阴虚内热，为肝热上扰神明所致。清代魏玉璜著

《柳州医话》，便是在仲景酸枣仁汤制方基础上发展了肝肾阴虚的证治，所创之"一贯煎"，凡肝肾阴虚，肝气不舒所致胸脘胁痛，咽干口燥，舌红少津均可应用。在临床中所见本病之肝肾阴虚者不鲜。

傅某 男，40岁，1981年3月26日就诊。

自述于去年3月患急性黄疸型肝炎已治愈，此次继患急性乙型肝炎，在我市某医院住院治疗4个月，病情急剧变化，4次查乙肝表面抗原均为阳性，RPHA1∶4096，肝功能麝浊18U，黄疸指数10U、锌浊18U，谷丙转氨酶由入院时120U上升为600U，肝下缘在肋下1.5cm。症见：食欲不振，神疲乏力，心烦易怒，夜寐失眠，肝区灼痛，手足心热，口苦欲饮，大便燥结，小便黄赤，脉弦细数，舌苔薄黄，舌质红。证属：肝（阴）虚内热。察看全部病史资料，患者服药甚多，认为疏肝太过所致。遵仲景"夫肝之病，补用酸"，治以酸枣仁汤合一贯煎：

酸枣仁30g　沙参10g　生地10g　枸杞10g　麦冬10g　川楝子10g　白芍10g　知母10g　云苓10g　丹皮10g　板蓝根10g　石决明18g　生龙骨18g　甘草3g

服药18剂，患者自觉疗效显著，查肝功能正常，乙肝表面抗原转阴、RPHA1∶8，睡眠、食欲均恢复正常，治疗33天后，以补脾养肝法调治而愈。

乙肝黄疸湿热滞，清热解毒化浊邪

急性黄疸型乙型肝炎，乃湿热毒邪阻滞中焦，致气机不宣，肝不疏泄，脾不健运。因此，在辨急性黄疸型"乙肝"过程中，必须清热解毒，疏肝醒脾化浊，方选茵陈蒿汤而合藿朴二陈汤。

肖某 男，31岁，1983年4月26日门诊。

口苦黏腻，食欲不振，恶心欲吐，厌食晕油，腹胀，肝区不适，四肢乏力，精神疲倦，巩膜及全身皮肤黄晦滞，大便溏，尿黄，舌苔黄白而厚腻，脉弦而滑数。尿三胆阳性，肝功能：黄疸指数15U，锌浊18U，谷丙转氨酶680U，乙型肝炎表面抗原连续三次阳性，诊断为乙肝。治以清热解毒，疏肝醒脾化湿。方以茵陈蒿汤合藿朴二陈汤加味：

藿香9g　厚朴9g　姜夏9g　陈皮9g　虎杖9g　板蓝根9g　制香附9g
枳壳9g　茵陈15g　车前草15g　蛇舌草30g　砂仁5g　生姜3片

日服2剂。

初服6剂疗效显著，再服30剂，黄疸消失，复查乙型肝炎表面抗原转阴，肝功能正常，谷丙转氨酶降至155U。继用醒脾化湿降酶法，上方加党参、云苓、苡仁、山药、内金、白术、当归、白芍各9g，砂仁5g。

服10余剂，临床体征及自觉症状痊愈。

清热解毒不拘泥，温肝吴桂中病机

乙肝多属湿热蕴毒致病，此乃乙肝之共性。故清热解毒为治疗乙肝之常法。但亦有因寒致病者，故不能拘泥于清热解毒法，而重在辨证施治，切中病机。而肝属厥阴，寒邪侵犯于肝，此即厥阴肝寒之吴茱萸汤证，临床见症有肝区痛，胃脘微痛，痛甚则呕吐酸水，口淡无味，食欲不振，神疲乏力，舌苔白，脉细弦，乙型肝炎表面抗原阳性，可用吴茱萸汤加味，治疗乙肝属于寒证者疗效确切。此外还有《伤寒论》太阳病之桂枝加附子汤证，亦有暖肝和营之功，可用来治疗乙肝，此为温肝之变法。

李某　男，50岁，1982年3月12日接诊。

2年前曾患急性无黄疸型肝炎,去冬以来,肝病复发,在某院住院3个月,确诊为"乙肝",早期肝硬化。症见右上腹及季肋下胀痛,头颈强痛,腰背酸痛,两下肢及踝关节疼痛,难以屈伸,身重,四肢发凉,啬啬恶寒,淅淅恶风,口淡而苦,精神倦怠,自汗,面色晦垢,溺黄而不爽,大便稀溏,舌苔白腻,脉沉细弦紧,有朱砂掌及蜘蛛痣。肝肿大4.5cm,质中,脾稍大。实验室检查,谷丙转氨酶120U,乙型肝炎表面抗原阳性,RPHA1:4096。诊断为"乙肝"合并早期肝硬化。中医辨证属营血不和,寒湿留滞。治以温肝和营法。方选桂枝附子汤加味:

桂枝9g　附子9g　姜厚朴9g　炒苍术9g　延胡索9g　川楝子9g
白芍9g　丹参9g　炙甘草5g　生姜3片　大枣7枚

服药5剂后患者自觉住院以来从未有过的舒适感。二诊附子加倍,又服10剂,表邪已解,精神振作,食欲递增。上方加减调治6个月。检查:肝肿大3cm,质软,肝功能正常,乙型肝炎表面抗原转阴,RPHA<1:8。随访5年,疗效巩固。

肝为刚脏,宜柔不宜刚,故一般辛温燥烈之药很少用。但患者长期在零下三十度劳作,有汗流甚多,劳作一停即寒意啬啬,久则寒湿留滞,营卫不和,致成此疾。因此肝寒之证,在《伤寒论》中,除厥阴吴茱萸汤证外,还有桂枝加附子汤证。可见立法选方,贵在切中病机,不必拘泥于乙肝清热解毒之治疗常法。

肝经湿热犹下利,平肝抑木用焦苦

乙肝临床有肝经湿热下注,内迫肠道而下利者,症见少腹急胀,右上腹及季肋下疼痛,唇红齿衄,舌赤苔黄,口苦咽干,渴欲饮水,神疲乏力,大便日行数次,便稀脓血(非菌痢),肛灼,溺黄,脉弦数。肝功能明显损害，谷丙转氨酶 120U 以上，乙型肝炎表面抗原阳性。木旺土虚，肝木疏泄太过。故治以平肝抑木法，以白头翁汤加焦栀仁、板蓝根。此乃宗仲景治肝病之"助用焦苦"之法。

肝阴不足脾湿滞，育阴疏肝法最宜

在临床中，曾遇到肝阴不足，脾湿阻滞，肝不疏泄，脾失健运之乙肝患者，多是慢迁肝，或慢活肝。症见：纳少腹胀，食后更甚，肝区灼痛，手足心热，烦躁失眠，口苦咽干，不欲饮水，舌苔黄白而腻，舌质红，便结溺黄，脉细弦数。证属：肝阴不足，脾湿阻滞。若偏于滋肝阴则更加郁遏脾湿，若偏疏肝化湿则愈加伤阴。因此，临床时既要滋（肝）阴，又要疏肝化湿。宗仲景"益用甘味之药调之"的治法，用甘麦大枣汤加太子参、山药、芍药、石斛、龟甲等育肝阴；芦根、车前草、云苓以渗湿；郁金、柴胡以疏肝。因疏肝可实脾，脾实则湿利，故能达到育阴而不腻，疏而不燥，益阴助阳。乙肝之属土虚木旺者，用芍药甘草汤，以柔肝缓急，滋阴养血，和营止痛；乙肝属肝木横逆，克害脾土，脾虚内湿者，用小建中汤以抑肝培土，缓中补虚。均属仲景"益用甘味之药调之"之法。皆可取得满意疗效。

肝病最易犯脾土，祛邪补脾正气扶

肝病最易传脾，在治肝病的同时，当先实脾，以防止疾病的传变。脾为后天之本，补脾的目的在于使脾气充实，增强机体免疫力，提高抗病能力。运用张仲景治"肝"病的理论，以补脾为重。在本病的治疗过程中，先后或同时采用补脾的整体疗法，可能是取得疗效的一个重要因素。以此设计的补脾和清热解毒法为主的紫草板蓝枣汤（药用：太子参、山药、苡仁、山楂、虎杖、蛇舌草、板蓝根、紫草、炙甘草、生姜、大枣等），制成1号乙肝冲剂，对乙型肝炎表面抗原阴转有效率达64.5%。

郭维一

体用同调，求诸中焦

郭维一（1930~2000），陕西榆林地区中风神经病医院主任医师

诊治乙肝和诊治其他疾病一样，应从中医整体观念出发，论治贵乎于"辨"，而不囿于"病毒"和化验数据，立法基于"证"，不胶柱病名，执套常法，遣药恪守"有是症用是药"的古训，不罗列清热解毒药物。

体 用 同 调

肝司气机，主藏血，性喜条达，以血为体，以气为用，体阴而用阳。乙肝病毒之邪侵入人体，滞留于肝，引起肝气郁结；郁久化热，内耗肝阴；阴体亏损，不能制用，肝郁不畅，以致体运失调，犯克脾土，其症胁痛腹胀，口燥咽干，胃呆纳差，神疲乏力，手脚心热，舌红苔白，脉多沉弦或弦细，肝功异常。此证主要矛盾是体用失调，治宜调肝用养肝体。临床用自拟乙肝一号方，即四逆散合一贯煎，沙参易太子参，枳实易枳壳，加麦芽、鸡金助运消食；丹参配郁金活血通络，板蓝根清除病毒。若脚手热甚，合二至丸取其滋养肝体；肝大加莪术消散癥积；口苦加黄芩胆热；腹胀较甚加陈皮，少佐川芎理气消胀。临床用之佳。

韩某 女，29 岁，工人。1987 年 2 月 26 日诊。

患乙肝半年，经治无效。刻下：右胁隐痛，脘腹闷胀，二呆纳差，口咽干燥，四肢无力，脚手心热，肝功检查：谷丙转氨酶 55U，乙肝表面抗原 1∶256，舌红苔薄白，脉细。治当体用同调，药用：

太子参 15g　麦冬 10g　当归 10g　生地 12g　川楝子 10g　枸杞 15g　丹参 15g　郁金 6g　板蓝根 12g　柴胡 10g　枳壳 10g　杭芍 10g　麦芽 15g　黄芩 10g　陈皮 10g　川芎 5g　甘草 3g

药进 60 余剂后，诸症悉除，肝功正常，表面抗原转阴，上班工作。

肝 病 治 胃

乙肝病位在肝，但与胃的关系密切，脾胃相表里，肝胃（脾）之气本相通，一荣则俱荣，一伤则俱伤，在生理上相互为用，在病理上相互影响。乙肝之初，病毒郁结，肝失疏泄，恒用疏肝之常法，香燥过用，伤胃及脾，胃滞脾弱，反至肝郁不达，终成邪踞中焦，缠绵难愈。或拘泥"病毒"二字，执清热解毒通套之法，苦寒过剂，伤脾败胃，胃阴亏虚，脾为胃无以行其津液，导致化源不足，肝失滋荣，以致肝虚不复，病毒不除，迁延不愈。此治当宗《内经》云："厥阴不治，取之阳明"，即肝病治胃，对临床辨治慢肝颇有指导意义。肝病治胃，主要指降阳明以制肝横和充养阳明以抑肝强两个方面，不治肝而肝病自愈。

肝横见症： 胁痛脘胀，口苦泛恶，厌食油腻，食少纳呆，全身倦怠，头闷头昏，口干不饮，小便时黄，大便偏干，肝功异常，舌苔厚腻或腻黄，脉弦濡或弦滑。临床常用自拟乙肝二号方，即温胆汤去甘草，防止甘能助满，加石斛生津，防其燥伤胃液，再加生薏米、鸡内金健脾渗湿助运；加丹参、郁金、板蓝根以行气活血，清解病毒；舌苔黄加黄连燥湿清热，大便干，少佐大黄清热导下。临床用之效验。

胡某 男，24岁，干部。1986年7月12日初诊。

患慢肝时久，叠治未效。刻下：右胁胀痛，脘腹痞闷，食少纳呆，口苦泛恶，全身疲困，头昏且痛，小便短赤，大便偏干。肝功检查：锌浊15U，谷丙转氨酶200U，表面抗原1：28，舌质微红，尖有瘀点，苔心腻黄，脉弦濡。药用：

竹茹15g 枳实10g 陈皮10g 半夏10g 茯苓15g 石斛12g 丹参30g 郁金10g 板蓝根12g 大黄5g 鸡内金10g 生薏米30g 滑石12g 黄连3g

调治3个月，病体告愈，肝功正常，表面抗原阳转阴。

肝强见症：右胁隐痛，肢体乏力，口咽干燥，脚手心热，小溲短赤，大便干结。舌红少苔，脉沉细或弦细略数。临床应着眼充养阳明，滋养肝体。常用自拟乙肝三号方，即一贯煎合芍甘汤，沙参易太子参，酸甘化阴，兼以益气。口苦加龙胆草清肝热，口干甚时加花粉、石斛养胃生津，每获佳效。

张某 女，30岁，本院医生。1983年1月22日诊。

患乙肝时久，迭经中西药治疗，疗效不显。诊见：右胁隐痛，四肢乏力，嗜睡懒动，夜间口干，晨起口苦，小便黄赤，大便秘结。肝肋缘下1cm，触痛明显，肝功检查：锌浊14U，表面抗原阳性。舌质淡红，尖边微紫，少苔乏津，脉沉细弦。药用：

太子参15g 杭芍15g 甘草5g 麦冬12g 当归10g 川楝子10g 枸杞12g 生地12g 丹参30g 郁金10g 板蓝根12g 龙胆草6g 茵陈15g

药进30余剂，恙除病愈，肝功正常，表面抗原阳转阴。病愈后至今已 4 年余，一直体健。

肝 病 治 脾

脾胃居中焦，乃升降之枢机。枢机失调，妨碍肝肾之阴升和心肺之阳降。乙肝病初，毒郁于肝，肝气不扬则郁。因五脏相连，先克脾土，有碍脾升；囿用疏泄，伤其脾气，脾升失职，肝郁亦甚，又克脾土，必致"肝脾郁陷"。临床以胁痛腹胀，食后胀剧，全身困乏，大便溏薄，肝功异常，舌体胖大，边有齿痕，苔白中心腻，脉弦濡或沉弦为主要表现。治以实脾为要，实脾贵乎运脾，脾运则诸脏不郁，升降复常，肝郁自可畅达。治疗用自乙肝四号方，即六君子汤、逍遥散合方加丹参、郁金、板蓝根。若腹胀甚加枳壳、麦芽行气消胀；大便质溏次多，加山药，薏苡益脾渗湿止泻，易汗加生黄芪固表止汗，多能收效。

张某 男，25 岁，农民，1984 年 7 月 16 日诊。

右胁胀痛，脘腹不适，食后腹胀，厌食油腻，四肢乏力，动则易汗，小便时黄，大便偏溏。肝功检查：谷丙转氨酶 314U，表面抗原阳性，舌体微胖，舌边有痕，脉弦濡。

药用：

党参 15g　焦术 10g　陈皮 10g　半夏 10g　茯苓 15g　柴胡 10g　当归 10g　杭芍 10g　丹参 10g　郁金 5g　板蓝根 12g　炒麦芽 15g　白蒺藜 10g　甘草 3g

守方略有加减连进 37 剂后，病愈体健，肝功正常，表面抗原阳转阴。追访 2 年，病未复发，参加劳动，一如常人。

总之，乙肝治法应基于中医学整体思想，立足于扶助正气，调整功能，恪守"正足邪自去"的古训，不拘于"病毒"而舍本求末。临床证实，病情缓解的同时，肝功能亦随之改善。此说并不排除也不能排除清热解毒常法的运用，若有是症，就用是法，舍此难以应手。至于乙肝治肾之法，推其机制，肝肾同源，病穷及肾，当有从肾治肝之法，临证少遇，体会不深。

乙肝治之三法四方，源于实践，逐步完善，反复验证，已作为规律性的常用处方。处方佐用丹参配郁金活血通络，治血而调气。盖气为血帅，血为气母，气行则血行，气滞则血瘀。气郁妨碍血流而致瘀，血瘀势必气郁。所以乙肝有瘀血见症理应佐用，丹参用 20~30g，郁金用 6~10g，其比为 3∶1，方收佳效。若无瘀血脉症，血活用良。板蓝根之佐用，取其善解病毒之长，意在清泄病灶之毒邪，用于乙肝优于其他清热解毒药物。

所治乙肝患者，均经西医确诊而单纯服用中药治愈。

由此说明先进仪器化验检查的客观数据，诊治时作为辨证论治的参考或借鉴，是很必要的，决不能成为禁锢辨证的框框。临证所见诸多乙肝屡治不效者，究其因，当责之不能如此。

姜春华

慢肝重瘀血，证病需同辨

姜春华（1908~1992），著名中医学家

慢肝实质是血瘀，活血常做三步

肝区疼痛，有刺痛、隐痛、胀痛、牵痛之别，疼痛不止，对人的体力有影响。姜氏最初用疏肝利气药，如柴胡、延胡索、橘叶、青皮、枳壳、绿梅花等，疗效不显。改用柔肝药，如白芍、生地、金铃子，也无效。曾治一肝炎患者，几年来一直肝区痛，连续治疗4、5个月无功。后因妇科病就诊，言及肝痛已好，询问用何方药，答曰：肉桂、沉香、檀香等药。曾将这些药试用于其他病员，结果无效。后来又反复思考，省悟到中医之"肝"，一是实质的，主藏血之"肝"，二是疏泄的，主情志之"肝"，两者并不相同。情志抑郁，可用利气药，所谓疏肝解郁，用于妇女情绪不畅之症。今之肝炎，乃是肝细胞肿胀坏死，属于瘀血性坏死。既是瘀血，则气为血阻而致气行不畅，郁结为痛，利气、柔肝只治其标，不治其本，用活血化瘀才是治本之道，故改用活血化瘀加利气药，如当归、桃仁、丹参、䗪虫、五灵脂、生军、九香虫等。治疗血瘀姜氏常做三步走：一步化瘀，二步加九香虫，三步再加五灵脂、制乳香。姜氏认为肝病不离血瘀，故对"迁

肝"、"慢肝"，早期肝硬化、晚期肝硬化，都以活血化瘀为主。但在不适应时即不用，如气虚阴虚明显，即先用益气养阴药，俟病情好转，再用活血化瘀药。必要时又停止使用，再予以益气养阴。有时一法坚持到底，有时改弦易辙，总以病人体质、症状、化验指标合参。曾治一慢性肝炎，主诉肝区剧痛，已服药 200 余剂而痛仍不减，每于痛剧时以右胁抵住案角。按之肝脏肿大，舌有紫斑，瘀证明显，乃用下瘀血汤，数剂即痛止。

注意个体差异，证病同辨

有些病人在患急性肝炎之后，常转为迁延性肝炎或慢性肝炎，表现为四肢乏力、胫酸、腹胀、纳呆等气虚型病状；或为咽干口苦、内热、溲黄、少寐多梦等阴虚症状。这两种类型的患者，还可兼有湿热，表现为苔腻，口苦；或兼肝气郁滞，胁胀腹满；或兼肝肾两虚，腰酸胁痛。或兼气阴两虚。这些症状，往往错综交叉。也有少数患者，毫无症状，或症状很不明显。姜氏治疗"迁肝"、"慢肝"，以化验指标作为衡量疗效的标准。这种病，在过去只是根据症状治疗。症状固然与病的本质有关，但有时症状还不能完全反映出病的本质。现代检查，可以反映病的本质，但不反映人的本质。姜氏认为病与人不可分割，通过客观检查，看到病的实质；通过诊察症状，了解人的体质，两者不能偏废。只有将两者结合起来，辨证论治，才能达到治病的目的。

如一女性青年，肝炎已 3 年，转氨酶一直不正常，面色红润，仅大便数日 1 行，别无痛苦，但面颊多瘀瘰。此种瘀瘰在青年男性为常见。对此开始没有重视，照样采用清热解毒，针对转氨酶的药。初服 14 帖，转氨酶不见改善；再服 14 帖，反见增高；仍用此法，仍然增高。后经仔细考虑，才想到女性面部瘰疬如此之多是少见的，于是改用防风通圣散，服两周后化验，转氨酶大见下降，又服14帖后，完全正常。此后服药巩固，迄今从未复发。防风通圣散为刘河间方，治风热壅盛，气血怫郁，表里三焦皆实之证。据河间所述，能治多种疾病，举凡疮疡肿毒、斑疹瘰疬等皆可应用。此方据姜氏临床经验，用途确实很广。本例说明，固定的几味下降转氨酶的药（如田基黄、垂盆草等），不一定对所有的患者起作用，古方对证施用有时也能使转氨酶下降。另一例为男性中年，亦系慢性肝病，在某医院治疗时所用药也是清热解毒，半年不见好转。经友人介绍来诊，见其有气虚表现，乃改用补气药，不一月恢复正常。姜氏体会益气药对治疗迁、慢性肝病有效，故常将它与清热解毒药同用，以扶正与祛邪并举。不过，湿热偏重，或实热之证，先不用补气药，等情况适合时再加入。此外黄芪常用大量，少则25g，多至100g。

姜氏对气虚脾弱类型的患者，常用党参、黄芪、白术、茯苓、陈香橼（或陈皮）、蔻仁、藿苏梗等以益气健脾；对阴虚火旺类型的患者，常用生地、五味子、旱莲、女贞子、首乌、杞子、夜交藤、柏子仁、功劳叶等以养阴清热；如气阴两虚，则将以上两类药合同。对于"慢肝"锌浊度等指标高的，有时加入丹皮、连翘、羊蹄根等以清血热。有黄疸的，加入治疗黄疸型肝炎的药。

姜氏对化验异常的一般处理是：锌浊度、絮状反应阳性，加丹皮9g，连翘12g，蒲公英、羊蹄根各30g；血浆蛋白比例倒置、γ球蛋白升高，加炮山甲9g，鳖甲15g；肝在肋下可触及，超声波揭示肝脾肿大，加活血化瘀药丹参12g，当归、赤芍、红花各9g，甚者合用下瘀血汤。"迁、慢肝"常见免疫功能低下，加党参9g，黄芪15~30g，益气药与清热解毒药同用，扶正祛邪并举。但湿热偏重，或实热之证不宜应用。表面抗原阳性而无体征者，姜氏常用其经验方：太子参、全瓜蒌各 15g，五味子 9g，羊蹄根 30g。每收较好的疗效。对于单项转氨酶增高者，除考虑湿热外，尚须鉴别：转氨酶是肝功减退变化最早的一项指标，比较有价值，但并非肝病特有，它如胆道疾病、心肌病、流感、疟疾、流脑、糖尿病、甲亢等，均可升高。临床最常见的为牙齿病。姜氏曾治多人，均因义齿、蛀牙而使转氨酶剧增，而一经清除坏齿，转氨酶即下降。

治疗慢性乙肝，重扶正祛邪

慢性乙型肝炎患者，常见乙型肝炎表面抗原（HBsAg）长期阳性，缠绵不愈。治疗上，扶正与祛邪是不可忽视的两个方面。

中药黄芪、党参为益气之药，以黄芪为主药，辅以党参（或太子参）、五味子，能增强人体免疫力，提高抗病功能。这是扶正的一面。黄芪用量为 15~150g，或言黄芪多用有壅气之弊，但临床上未见。另一方面是针对病毒祛邪的治疗。有毒当清当解，可采用全瓜蒌（对黄疸、转氨酶增高有效）、羊蹄根、大黄、丹皮、连翘（有活血凉血作用），或加蒲公英、板蓝根以加强解毒。临床上可视病人之虚实，毒邪大小，增损用药。

如上所述，慢性乙型肝炎既有正虚的一面，又有邪盛的一面，正虚邪盛除产生一系列证候外，同时出现相应的病理变化；反过来又可导致正更虚或邪更实。故在治疗时，对人体、病原、证候三者应通盘考虑，扶正治人，可以增强病人抗病力、恢复力；治疗症状，可因症状的消失而增加人体抗病能力；治疗病原可以消除证候，使之不复损害病人身体。三者互有联系，相互影响。主要矛盾在哪一方面就抓哪一方面。

张某 女性，45 岁，职员。

有无黄疸型肝炎史，乙型肝炎表面抗原反复阳性1年半，其他肝功能正常。饮多尿少，浮肿，头晕耳鸣，唇干，烘热汗出，经汛紊乱，舌偏红，苔薄，脉细数。辨证为气阴两虚，兼有邪毒留恋。药用：

党参9g　黄芪15g　五味子60g　茯苓15g　黑大豆30g　全瓜蒌15g知母6g　黄柏6g　羊蹄根15g

加减服用一个月，肿消，其他症状明显好转，乙型肝炎表面抗原转阴。后又连续化验数次，随访2年，乙型肝炎表面抗原持续阴性。

谢某　男性，41岁，干部。

有慢性肝炎史，乙型肝炎反复阳性1年余。其他肝功能正常，偶有肝区刺痛，大便溏，脉弦细，苔中白厚。辨证为肝虚气郁，脾虚湿阻。方用：

太子参15g　五味子6g　全瓜蒌15g　柴胡9g　延胡索9g　苍术9g茯苓9g　羊蹄根15g

上方连续服用2个月后，乙型肝炎表面抗原转阴，随访1年无复发。

（姜光华　整理）

胡希恕

祛瘀疏肝胃，胁痛柴胡方

胡希恕（1899~1984），著名经方家

《灵枢·五邪》篇有"邪在肝，则两胁中痛，寒中，恶血在内，行善掣节，时脚肿。取之行间，以引胁下，补三里以温胃中，取血脉以散恶血，取耳间青脉以去其掣"的记载，颇适用于无黄疸型肝炎的证治论述。治肝炎，即宗其义，确有良验。前段是诉其证，后段是论其治。肝肿大则胁中痛，肝区在右，本应右胁痛，剧则涉及于脾，故两胁中痛。寒中，即胃中寒，因肝病传脾，胃不和而有寒。恶血，即瘀血。恶血在内者，肝藏血而喜疏泄，肝病气郁，血液凝滞，因致恶血在内。行善掣节者，谓下肢酸软，行动则觉关节牵掣不利，由气滞血瘀所致。时脚肿者，由于胃虚有寒，不能制水。取之行间，以引胁者，谓刺行间穴，用泻法以疏肝。补三里以温中者，谓刺三里穴，用补法以温胃中。取血脉以散恶血者，谓以针刺放血以散瘀血。取耳间青脉以去其掣者，谓放耳间静脉血以治行则掣节。基于这种论述，则肝病之治，可归纳为三点：即疏肝、和胃、祛瘀。

基于以上论述，知肝之为病，则气郁而血瘀，治疗既宜疏肝又须祛瘀。胃为生之本，肝病每使胃不和，治宜和之，和者当重视其胃气，不可使胃气有伤。胃气衰老，病必不除，胃气败则死。因

214

此疏肝、祛瘀、和胃三者，为治肝病之原则。特别需要指出：具体证治，还须细辨方证，方证者，方药的适应证，此本出自仲景书，为用经方的准则。例如柴胡方证均有疏肝作用，然各有一定的适应证，用得其反，不但无效，而且有害。无黄疸型肝炎的证治，有着很多相对应的方证，临床必须细辨。常见的方证有以下几个。

1. 柴胡桂姜汤合当归芍药散方证：胸满胁痛，温而不呕，身倦乏力，下肢酸软，或肩背痛，或腰痛，或头晕，大便常干。苔白，脉弦细。药用：

柴胡 24g　黄芩 10g　花粉 12g　牡蛎 10g　桂枝 10g　干姜 6g　白芍 18g　当归 10g　川芎 10g　丹参 30g　茯苓 12g　苍术 10g　泽泻 18g　炙甘草 10g　茵陈 20g

加减法：若上证见肝区痛剧者，加王不留行 10g；口舌干燥而烦渴不已者，加生石膏 45g；肝功已正常，而证犹不了了者，上方去丹参、茵陈。

2. 柴胡当归芍药茯苓饮方证：胸胁苦满，心下逆满，恶心，噫气，甚则吞酸，胃痛，不能食，大便时溏，苔白腻，脉弦细。药用：

柴胡 24g　党参 10g　半夏 12g　黄芩 10g　枳实 10g　陈皮 30g　生姜 10g　白芍 18g　当归 10g　川芎 10g　茯苓 12g　苍术 10g　泽泻 18g　丹参 30g　茵陈 18g　大枣 4枚　炙甘草 6g

加减法：同上方。

3. 柴胡丹参茵陈甘草汤方证：食欲不佳，无明显不适，但肝功不正常。小儿肝炎多见本方证。药用：

柴胡 24g　党参 10g　半夏 12g　黄芩 10g　丹参 30g　茵陈 20g　生姜 10g　大枣 4枚　炙甘草 10g

4. 四逆散合当归芍药散方证：胸胁及心下满，时有眩悸，肝区隐隐痛，不呕不渴，腹胀或痛，小便不利而大便溏频，苔薄白，脉弦。药用：

柴胡 12g　枳实 12g　白芍 18g　当归 10g　川芎 10g　茯苓 12g　苍术 10g　泽泻 18g　炙甘草 10g

加减法：肝区痛加王不留 10g；肝功不正常加丹参 30g，茵陈 20g。

5. 大柴胡汤和桂枝茯苓丸方证：胸胁苦满，心下急，微烦欲呕，肝区痛剧，谷丙转氨酶偏高。舌苔黄，大便干燥。药用：

柴胡 24g　半夏 12g　黄芩 10g　枳实 10g　白芍 10g　桂枝 10g　桃仁 10g　丹皮 10g　茯苓 10g　生姜 10g　大枣 4 枚　茵陈 18g

伊某　女，26 岁。

自 1976 年 4 月起肝功一直不正常：麝浊 8U，TFT++ 谷丙转氨酶 766U，乙型肝炎表面抗原 1：32。症见：下肢酸软，右胁疼痛，恶心嗳气，纳差，夜间肠鸣，月经前期，苔薄微黄，脉弦细。证属肝郁血虚兼停饮，治以疏肝和血化饮，与柴胡桂枝干姜汤合当归芍药散加减：

柴胡 18g　黄芩 10g　天花粉 12g　生牡蛎 10g　桂枝 9g　干姜 6g　白芍 9g　丹参 30g　茵陈 24g　茯苓 15g　苍术 9g　炙甘草 10g

上方加减服用 2 个月，12 月 17 日查肝功正常，乙型肝炎表面抗原 1：16。

王某　男，25 岁，病历号 3343。

患者腹胀，低热，纳差，乏力，头晕，便溏，尿黄，舌质红，苔薄白，巩膜轻度黄染，脉弦数，形体消瘦，腹部膨隆，腹水征 +，下肢可凹性浮肿 ++，实验室检查：谷丙转氨酶大于 600U，麝浊 17U，TFT+，乙型肝炎表面抗原 1：32。蛋白电泳：白蛋白 0.46（46.4%），α 10.034（3.48%），β 0.05（14.9%），γ 0.25（26.7）。腹腔穿刺见淡黄色腹水。证属肝气郁结，湿热内蕴，药用：

柴胡 12g　半夏 10g　黄芩 10g　枳壳 10g　白芍 10g　生姜 10g　大枣 4枚　木防己 10g　椒目 10g　大黄 6g　葶苈子 10g

上方加减 5 月余，诸证消失。查肝功正常，乙型肝炎表面抗原 1∶16。蛋白电泳：白蛋白 0.65（65%），α_1 0.046（4.6%），α_2 0.06（6.1%），β 0.095（9.5%），γ 0.15（15%）。

余瀛鳌

理气疏肝难为主，滋肾和肝可收功

余瀛鳌（1933~   ），中国中医科学院研究员

迁延性肝炎或慢性肝炎，根据其临床的不同表现，其辨证大致宜在中医"胁痛"、"黄疸"、"肝气"等门中寻求治法。迁延性肝炎一般病期较短，证候较轻。但消化系统症状、肝区疼痛、神疲乏力等症可反复发作，肝功能试验可有轻度损害。慢性肝炎病程须在 1 年以上，患者体质一般较差，面色多呈暗黄或灰滞，多有肝肿大或肝脾均肿大（质较急性期为硬）；黄疸可有可无，有些患者可有蜘蛛痣、肝掌。血液化验检查，往往显示肝功能损害比较明显。不论是迁延性肝炎或慢性肝炎，我认为从总体而言，不宜以疏肝理气法为主，而应注意肝肾并治（或兼顾脾胃）。

肝区疼痛明显，不思饮食，甚则呕恶者，可用遣怒丹（白芍、柴胡、甘草、乳香末、广木香、白芥子、桃仁、生地、枳壳）去白芥子，加川楝子、姜半夏施治，有较快的止痛效验。其具体方药剂量是：

白芍 18g　柴胡 6g　桃仁 12g　生地 12g　乳香末分冲, 4g　广木香打, 4g　枳壳 4g　川楝子 12g　姜半夏 6g　炙草 5g

此方重用白芍以疏养肝木，助柴胡之疏泄；滋肾阴、养肝血；桃仁、川楝子以逐肝瘀、利肝气；更以乳香、木香、枳壳以止痛；姜半夏合炙草以止恶和中。全方突出"滋"、"养"、"和"三字，效著而较少流弊。

对于迁延性肝炎或慢性肝炎，胁痛较轻，胁腹或有胀痞感，消化系诸证明显，乏力肢倦，嗌干咽燥，无明显黄疸，肝功能1项或数项不正常者，在治疗上我较为赞赏清·陆定圃的观点。他认为肝病"初起即宜用高鼓峰滋水清肝饮、魏玉璜一贯煎之类稍加疏肝之味，如鳖血炒柴胡、四制香附之类。俾肾水滋濡，肝木、肝气得舒，肝火渐息而痛自平。若专用疏泄则肝阴愈耗，病安得痊"（《冷庐医话》卷三）。我曾用此法加减治愈多例。基本的思路是偏重于肝肾同治，稍加疏泄之品。

曾治刘某，男，34岁。患慢性肝炎已有2年余，来诊时肝区轻度痛胀，引背及腰，左胁下亦有痛胀感，面呈暗褐色，神疲，足膝无力，嗌微干，食欲减少，厌见油腻，肝大肋下3cm，脾大肋下4cm，有不明显之肝掌。近半年来，谷丙转氨酶有逐渐增高趋势，絮状和浊度试验多为（+）。血化验：白细胞 $4.5 \times 10^9/L$，血小板计数 $112 \times 10/L$，血清蛋白电泳显示丙种球蛋白增高。舌质紫暗、边尖微红，舌中心有浊腻苔，其脉虚弦，左尺尤甚。药用：

干生地 18g 山萸肉 10g 枸杞子 10g 山药 12g 云苓 10g 丹皮 10g
当归 10g 赤白芍各 12g 醋炒柴胡 6g 栀子 6g 川楝子 10g 制香附 10g
牛膝 12g 鳖甲先煎, 15g

此方（滋水清肝饮加减方）连服20剂，诸症悉缓。后以该方去栀子、牛膝，加桑椹子、制首乌，又服近3个月而渐痊。肝脾缩小（按之均不足肋缘下1指），质亦转软，肝功能化验渐次恢复正常。曾予追访，未复发。

我也曾用一贯煎加鳖甲、柴胡、香附、首乌治疗慢性肝炎取效者。有的患者肝肾阴虚、肝燥胁痛，咽干口燥较甚，舌红少津，脉弦虚、细弱，用加味一贯煎方更为合宜。口苦燥者，宜去香燥之品。

姚玉兰

辨证察秋毫，投药守宜忌

姚玉兰（1924～　），上海中医药大学附属岳阳医院主任医师

慢性肝炎急性发作，宜清不宜补，宜疏不宜收

慢性肝炎急性期大多有身热不扬，食欲不振，脘腹作胀，恶心胸痞、口苦、溲赤、舌苔黄腻等时邪侵袭表现，尤其是黄疸的出现，湿热交蒸，脾胃受困，累及肝胆。姚老认为：此种湿热之邪是一种特殊的湿热疫毒之邪，其除时邪特性外，还具有明显的疫毒伏藏，胶固不清的特殊性。其定位在肝而不止肝，肝病犯胃，邪遏三焦，其湿热疫毒相困，结而不散，湿热助长疫毒，疫毒滋生湿热，互为因果。夫肝为风脏，其性善伸而恶屈，湿热、疫毒遏郁，肝气失其疏泄，其症则为嗳为呕，为胸腹满闷，甚则为胀为痛。治则宜清不宜补，宜疏不宜收。

慢性肝炎急性发作期一基本方：

柴胡 9g　延胡 9g　茵陈 30g　金钱草 30g　水线草（或白花蛇舌草）30g　土茯苓 30g　苍术 30g　苡仁 30g　黄芩 9g　车前子 15g　虎杖 15g　制川军 9g

此方以清热化湿为主，解毒为辅。疏肝取柴胡，伍延胡行血中气

滞；黄芩清肺火，下泄大肠，配柴胡一升一降，疏肝导壅滞；苍术甘辛温燥，芳香化气，李士材云"苍术下气消痰食水，开郁有神功，肿胀为要药"，配柴胡宣泄肠胃积滞；姚老认为：柴胡引诸药入肝，配甘淡、微寒之苡仁，既除柴胡之燥，又起培土柔肝之功；水线草、土茯苓、虎杖清解疫毒；茵陈、金钱草清利湿热退黄；苡仁健脾祛湿，车前子祛湿利小便，制川军通腑清热，前后分消。

姚老临床辨证，对不同主要症状亦加以严格区别，通变化裁。

1.泛恶呕吐，有属于肝、属于胃之别。脉弦口苦，兼胸胁胀痛者，其病在肝，可用左金丸、四逆散加味；脉缓淡，兼厌食痞满者，其病在胃，可用旋覆代赭汤或二陈汤加味。

2.食欲不振，有病在脾、病在胃之分。见食不喜者病在胃，可加用炙鸡金；食后不运者病在脾，可加用焦楂曲。

3.腹胀便溏，有属肝、属脾之辨。如少食少胀，多食多胀，病多在脾，宜用人参宜用四逆散用加木香、砂仁、香附等。

姚某 男，21岁。

1980年1月8日初诊。主诉：1979年8月，因过度疲劳，查肝功能GPT196U，后住院治疗3月余，出院时GPT85U，HBsAg（+），出院后曾服中药。1980年1月5日复查肝功能，GPT 455U，胆红素1.3U，TTT6.2U，ZnTT20U。刻诊：面色萎黄，胃纳欠佳，肝区隐痛，小便色深，大便不畅，苔薄，脉弦。证属肝气郁滞，湿热内蕴。治予疏肝理气，清利湿热。

柴延胡各9g　金钱草15g　茵陈15g　白花蛇舌草30g　黄芩9g　土茯苓30g　泽泻12g　焦山栀9g　猪苓9g　半夏9g　陈皮6g　碧玉散包煎，12g

服药两周后复诊：大便溏薄。原方去黄芩、山栀，加白术10g，木香5g，川连3g。服药2月余，肝功能GPT从455下降至137、67，至 3 月 6 日检查全部正常。再以健脾和胃，疏肝渗泄收功，迄今未发。

患者慢性肝炎急性发作，黄疸、谷丙转氨酶急聚升高，姚老抓住湿热疫毒之本，取茵陈、白花蛇舌草、土茯苓、金钱草逐疫毒；柴胡、延胡相伍而疏肝，伍以山栀、猪苓、泽泻、碧玉散前后分清。用药简洁，主药量重，伍药量轻，逐毒不伤脾胃。临床上有少数患者谷丙转氨酶持续不降，姚老佐 1~2 粒片仔癀吞服即愈。

肝炎慢性期，宜柔不宜刚，宜甘温不宜辛温

姚老认为，慢性肝炎症状复杂，病情迁延，不易速愈，应注重于调理脾胃。迁延型多数是肝脾同病，两经症状往往同时杂见，难分先后。疫毒稽留，伤肝克脾。肝之清阳具有升发和疏泄功能。在内升发元气，助长五脏之生机，疏泄清阳，调节周身之气血及脾胃运化水谷之功能；在外有抵御外邪之作用。姚老临证治疗，抓住湿热疫毒稽留肝胆，肝脏肿胀，柔肝清肝；脾虚，病久及肾，清阳被遏，宜甘温，振奋正气。

1. 治肝郁脾虚、气血不调基本方

柴胡 9g　延胡 9g　制香附 9g　当归 10g　赤白芍各 10g　丹皮 9g　白术 15g　茯苓 10g　八月札 10g　岗稔根 15g　广郁金 10g　甘草 6g　垂盆草 15g　茵陈 15g

主证：肝区隐痛不适，不思饮食，或两胁窜痛，腹胀便溏，嗳气，或头晕乏力，舌苔薄，脉弦数。

方中柴胡擅长疏肝，升清阳，利胆气，配延胡、香附行血气，利三焦，解六郁，对"慢肝"脘闷腹满，胸胁胀痛有显著疗效。柴胡配赤白芍，刚柔相济，调护肝阴，以柔克刚。芍药合甘草，缓急舒挛，止痛和中。肝藏血，取当归和血养血，又取丹皮凉血清热。八月札甘

寒理气，茯苓、白术健脾化湿。岗稔根、垂盆草、茵陈逐疫毒。此方治血，取血中之气药，延胡、香附、郁金、八月札。治湿，取健脾化湿之白术、茯苓。若兼气滞血瘀，症见肝区刺痛，苔薄，舌紫暗或有瘀斑，脉细涩或弦，加丹参、刘寄奴、马鞭草、川楝子；若兼肾虚，症见眩晕头痛，腰膝酸楚，形寒尿频，舌淡白，脉细弦或沉弱，加淫羊藿、露蜂房。

2. 治乙肝带毒者正虚邪实基本方

太子参30g　白术15g　土茯苓30g　炙甘草6g　水线草30g　虎杖15g　炙黄芪15g　苡仁15g　半枝莲15g　紫草9g　升麻9g

方中太子参、黄芪、白术、苡仁健脾益气，以"脾实则肝自愈"，"补土所以敌木，治本可以治标也"。水线草（或白花蛇舌草）、虎杖、半枝莲、紫草、升麻、土茯苓清热解毒，炙甘草调中。临证对于脾肾两虚者，可酌加淫羊藿、桑寄生、巴戟天等。

姚老对正虚治疗中，强调健脾益气法。认为"乙肝"患者本虚即为"脾虚"。治疗中紧紧抓住这一法则，可以抗肝损伤，提高人体免疫功能，调整人体脏腑功能，有利于克制病毒。同时要注意"乙肝"的特点，虚实错杂，要辨明虚实之孰轻孰重、分清主次，补不助邪，攻不伐肝。一般不可纯补、大补，以免助长邪热疫毒，使谷丙氨酶波动。二则，健脾兼和胃，表里互助。有胃气上逆者，加入半夏、旋覆花、川朴花、枇杷叶、苏梗等和胃降逆之品；饮食停滞，食后作胀者，佐消食导滞的炙鸡金、砂仁、谷麦芽、神曲之类。胃气和，则脾气舒，肝气则利。三则，肝主疏泄，脾主运化，以气为本，故补而不滞，运用健脾益气之品，少佐炒莱菔子、川朴花、苏梗行气之味。

3."慢肝"并发症的验方

（1）早期肝硬化：大多为肝经郁热，伤阴化火，瘀浊内结所致。治则采用养阴柔肝，活血软坚。基本方：

沙参 15g　麦冬 9g　丹参 15g　赤白芍各 10g　当归 10g　广郁金 10g　川楝 9g　炙鳖甲 12g　凌霄花 10g　桃仁 9g　生牡蛎 30g

（2）脂肪性肝硬化：大多为饮食不节，肝脾阳虚，痰湿瘀阻所致。治则采用疏肝化痕，健脾化湿软坚。基本方：

太子参 15g　白术 15g　猪茯苓各 15g　泽泻 20g　桑寄生 30g　生山楂 30g　生蒲黄包, 15g　五灵脂 10g　生首乌 30g　干姜 3g　丹参 15g　莱菔子 10g　甘草 6g

（3）肝硬化腹水：大多为气滞血瘀，水湿内停所致。治则采用健脾益气，化湿利水。取方：

陈葫芦 30g　大腹皮 10g　白术 30g　茯苓皮 30g　黄芪 30g　防己 15g　泽泻 15g　干蟾皮 10g　车前子包, 15g　炙鳖甲 12g　丹参 15g　腹水草 30g　水红花子 15g

胡某　男，41 岁。1979 年 2 月 19 日初诊。

主诉：素体健康。春节前因牙宣鼻衄，验血小板 5.2 万,HbsAg（＋），GPT（－），TTT＞20，TFT（＋＋），ZnTT20U，电泳：γ 26.3%，AKP24，颌部有蜘蛛痣。西医诊断：慢性肝炎，早期肝硬化。刻诊：腹胀不适，大便溏，日 2~3 行，两目干涩，舌淡红，脉弦缓。治拟益气健脾，柔肝软坚。拟方：

太子参 10g　白术 10g　茯苓 10g　甘草 10g　丹参 15g　赤白芍各 10g　炙鳖甲 15g　白花蛇舌草 30g　虎杖 15g　杞子 9g　川楝子 9g　木贼草 12g

前后加减：腰背酸痛，加淫羊藿、菟丝子；衄血，加水牛角、脱力草、炙龟甲。如此治疗半年余，实验室检查均正常。后曾波动两次，但很快恢复，至今未发。

此患者为肝、脾、肾同病，治疗时健脾柔肝，兼温肾阳，用药看似简单，但临床效果卓著。

（张亚声　整理）

孟景春

虚实夹杂难循一法，效方达药亦须应机

孟景春（1922~　），南京中医药大学教授

肝炎的治疗原则

一、初起实证居多，不宜用补

从肝炎的传统认识，其邪大多不离湿热。但要分辨湿与热的轻重。从众多肝炎的治验者，初起时大多不用补药，故有人明确提出"用补勿过早"。因实热之邪，其为患，易见身困而乏力，食欲欠佳，形似虚象。昧者不知，误以为虚而用补剂，往往使毒邪留恋，胶结而难解，人为地造成"迁肝"、"慢肝"。治疗肝炎喜用补剂，不仅中医界有，西医亦有，为迎合病人喜补心理，把护肝、补肝药品作为常规，更有甚者为之注射白蛋白氨基酸等，谓可增加抵抗力。殊不知当肝炎初起邪盛时，骤用补剂，无异"为盗资粮"。这一点，不能强调中、西理论不同，应该说义无二致。故凡肝炎初起时，大多应以祛邪为主，邪去则正自安。

二、"迁肝"虚实相杂，补泻应分轻重主次

肝炎至迁延期，常因时间较久，或因服药不当，或因不谨调养，

除肝病外亦有其他脏腑功能失调，而病毒之邪郁而不解。故在这一阶段，虚实夹杂者较为多见。例如肝肾阴虚兼湿邪困遏之正虚邪实；或肝火旺盛而脾胃虚弱之虚实相杂；或脾阳虚而肝火旺盛。既有虚实又有寒热交错之象，若辨证稍有差错，使失之毫厘，差之千里。而对此种症情，必须权衡虚实轻重，分清主次关系，才能丝丝入扣。古代医学家李士材曾有精辟的论述："因病致虚者，祛其病其虚自复；因虚致病者，补其虚其病自去。"要做到这一点，又必须在问诊时，细询其症状出现之先后，从症状表现的先后中，便可分辨其主次从属的关系。

三、"慢肝"正虚邪微，法当扶正祛邪

肝炎至"慢肝"，已经过相当长的时间，湿热病毒之邪，虽长期未解，但已不如初期时鸱张，此时可命之曰"微邪"；人之正气，经较长时间与病邪相反亦因之而损耗，正虚则不能抗邪外出，所以在治疗上应扶正祛邪。但肝炎的扶正，又应立足于肝。经云："邪之所在，皆为不足。"肝炎之虚，毕竟以肝为主。肝虚又有肝血虚、肝阴虚与肝气虚的不同，故补肝之法又当辨别气血阴阳而分别调补。若有他脏之虚亦当兼顾。用补的方药中必须参以活血之品，因肝为藏血之脏，号称"血库"，肝病日久，易生瘀血，若专一用补，恐更增血郁，故常配丹参、赤芍、红花辈。肝主疏泄、喜条达，虽未见肝郁之症，但在补剂中亦要适当地稍加疏理之品，如香附、郁金、麦芽等，但剂量宜轻，能起疏理即可。如是用补，久服才不致滋腻呆胃之弊。至于祛邪药物亦当据邪毒之性而有针对性地选用之。

上述肝炎的治疗，只是就一般症状而言，并不是绝对的。如初起虽曰邪盛，但亦有正气较虚的；"慢肝"虽曰正虚，但亦有邪盛之象者，更有感受邪者，故临床时还应灵活辨证，切不可以此划分而印定眼目。

肝功能异常的治疗

肝功能异常，对肝炎来说，主要是黄疸指数、谷丙转氨酶的升高，麝絮、锌浊度等异常，蛋白的比例失调，故在治疗中对这些是值得研究的。

一、退黄

退黄之药，一般常用茵陈。但茵陈之退黄，只适用于湿热黄疸，而实际上黄疸一症的形成，非此一端，有由于血瘀者，有由于毒聚不解者，亦有由于寒湿者，更有由于痰凝者，故退黄之法，不能拘泥于湿热。

1.属于血瘀者 强调"治黄必治血，血行黄易却"而用活血之法，又须据血瘀之因而分别治之。引起血瘀之因。

常见者有：

血热生瘀，宜用凉血活血法。常用药物如生地、丹皮、赤芍、小蓟、藕节、白茅根等。

血虚致瘀，则宜养血活血法，常用药物如白芍、当归、丹参、益母草、泽兰、红花、郁金、香附等。其中尤以泽兰为首选。因其有通肝脾之血的特点，化瘀退黄颇有良效。

寒凝血瘀，则用温通血脉法。常用药如附子、桂枝、归尾、桃仁等。

2.毒聚不解者 有"治黄需解毒，毒解黄易除"之说，但从中医理论认识，所说之毒其蕴聚部位不同，治法亦有不同。

毒聚于上、下者。凡毒聚上焦者，宜用化湿解毒法。用芳香化湿或清解之法。常用药物如藿香、佩兰、川朴花、焦苡仁、黄芩、黄连、野菊花等。毒蕴于下焦者，以通利其小便，"黄疸者，茵陈五苓散主之"。后世亦有"治黄不利水，非其治也"。常用药物除五苓散外，更有金钱草、车前子、木通、萹蓄、六一散等。

湿热瘀阻于血分者，当用凉血解毒法，常用药物如银花、蒲公英、草河车、板蓝根、土茯苓、白茅根、青黛、紫参（石见穿）等。

湿热蕴结阳明（症见大便燥结，或大便黏滞不爽），当用通下解毒法，常用药物如大黄、黄柏、败酱草、白头翁、秦皮等。

3.痰聚脏腑血络，治宜化痰通络，故有"治黄要治痰，痰化黄易散"之说。常用药物如杏仁、橘红、瓜蒌等，但痰之因又有多种，又应随症加味，如食积之痰加山楂，湿痰加半夏，脾虚生痰加白术，阴虚燥痰加麦冬、川贝，热郁顽痰加海浮石，肝郁生痰加郁金等。

在以上多种退黄药物中的大黄、瓜蒌尤为众多医家所推崇。有人从古方中作过统计，在百余首古方中三分之一的方中有大黄，如《千金要方》治黄16首方中有8首,《圣济总录》治黄36方中有6首。其中有位专家十分推崇大黄的作用，并说用大黄小量可健胃，服后若有腹泻，请患者勿讶，此乃热毒得泄，3~5日后毒去则泻止。还有专家指出，如大便稀溏者可用制大黄。连续服用后，大便不但不泻反而会正常；大黄除有清热解毒，退黄作用外，并有止血、消瘀、化癥之功。故在急、慢性肝炎中亦常配用大黄。关于瓜蒌，有些专家亦甚喜用，认为其不仅可以退黄，且有降酶作用，对肝炎胁痛亦有良效，常配红花、甘草。

二、降酶

肝炎谷丙转氨酶的异常，是检测肝功能的一项重要指标，故治疗肝炎者常千方百计地探求降酶药物，有所谓降酶汤、复方降酶汤，更有甚者罗列所有能降酶的药物，但事实上效果并不理想，甚至更加升高，也有出现反跳者。深究之，导致转氨酶的升高，亦有多种因素。如：

1. 由于肝血瘀阻者，须用活血化瘀。常用药物如山楂、丹皮、葛根、赤芍、三七、水牛角、蒲黄芩。

2. 由于湿热者，治宜清化。常用药物如田基黄、垂盆草、平地木、荷包草、夏枯草、蒲公英、虎杖；热甚者加龙胆草、黄芩、大黄芩。

3. 肝血瘀滞，余毒未尽者，治宜活血化瘀，清解余毒。常用药物如赤白芍、丹参、郁金、三七、白花蛇舌草等。

4. 由于肝阴虚者，宜酸甘养阴法。常用药物如五味子、白芍、乌梅等。

以上诸多降酶药中以夏枯草、蒲公英最为平稳，副作用少，且降酶很少反跳。转氨酶升高除上述因素外，还有情志因素，烦躁失眠、口腔龋齿、义齿经常发炎，以及面部痤疮等均有可能，临床时不可不知。

某女。肝炎三年，转氨酶一直不正常。面色红润，仅大便数日一行，别无所苦，但面颊多瘰疬，对此未予重视，故处方能以清热解毒，降酶药物，先后服用 28 剂，转氨酶反见增高。于是重视面部瘰疬，改用防风通圣散，服二周后化验，转氨酶大见下降，又服 14 剂，完全正常。

亦有用五味消毒饮（天葵、地丁草、蒲公英、野菊花、金银花）合平胃散加丹皮、赤芍等。对面部痤疮伴有小脓疱、疼痛，伴有灼热感、脓疱彼伏此起，反复不断者宜用。

三、蛋白倒置与絮、浊异常

蛋白倒置，大多出现于"慢肝"及肝硬化患者。从症情来说，大多属虚，并以脾虚为主，亦有肝肾阴虚者。脾（胃）气虚者，常用四君子汤加柴胡、白芍，亦有用党参、白术、黄芪、当归、白芍等；肝肾阴虚者，常用一贯煎合二至丸、白芍；有脾虚明显者重用白术加红枣、杞子、黄精、蚕蛹等。其重用白术治蛋白倒置，是从现代药理实验，证实白术能升高白蛋白，并能纠正球、白蛋白的比例……对白术的用量也十分讲究。规定：小剂 15~30g，中剂 30~60g，大剂 60~100g。在用法上凡脾虚湿甚者舌苔白黏腻，炙用；阴虚，舌红苔少者，生用；脾虚气衰者，舌淡苔薄，边有齿印，炒用。但肝炎至"慢肝"，或肝硬化，有久病多瘀的特点，且肝炎未愈，一般都有余毒，故在补虚的基础上仍需配合活血化瘀，清热解毒之品。如丹参、郁金、三七、红花。甚者可加鳖甲；清解除毒可选用白花蛇舌草、连翘、黄芩等。

蛋白倒置之所以用补脾为主，以脾为仓廪之官，生血之源，后天之本，脾强则水得化，精微得布，气血荣生，蛋白代谢之紊乱，亦多能得到调整。

絮、浊异常者，与血瘀血热有一定的关系，故多参用活血、凉血药，常用药如丹皮、水牛角、蒲黄、五灵脂、连翘、羊蹄根等。但絮、浊异常者，转氨酶亦多有升高者，故在降絮、浊的同时，亦多有降酶药物。

乙肝表面抗原转阴问题

关于乙肝表面抗原转阴问题，在目前可以说中西医尚无特效药物，故临床工作者，常在众多的解毒者中寻找。现将它归纳为以下几种：

1. 清热解毒类：有贯众、板蓝根、黄芩、黄柏、黄连、蒲公英、白花蛇舌草、夏枯草、连翘等。

2. 凉血化瘀解毒类：有紫草、水牛角、败酱草、丹皮、赤芍、青黛、大黄芩。

3. 化湿解毒类：有茵陈、土茯苓、苦参、蚕沙、虎杖等。

在以上这些药物中，作体外抑菌试验，结果表明，其中的大黄、黄柏、黄连、虎杖、贯众、石榴皮、地榆、穿心莲等，对乙肝病毒都有一定的抑制作用。

亦有人从张仲景治阴阳毒之升麻鳖甲汤，钱乙治小儿麻疹之升麻葛根汤，《圣济总录》黄疸门所载湿热黄疸多用升麻，或升麻配葛根等方剂中得到启发，重用升麻以解乙肝病毒，最重达45g。

乙肝表面抗原转阴之用解毒药，虽有较好的作用，但不宜单纯应用，更不赞同集众多的解毒药于一方，结合扶正药，更应以扶正为主。因为乙肝病毒的侵入，是由于人的正气相对不足所致，故其消退，亦取决于人的正气强弱；解毒及祛瘀药，有利于扶正，加速机体对毒气的排泄。故有人明确提出"解毒当扶虚"的观点。亦有主张从扶正入手，调整机体脏腑功能，亦可使乙肝病毒抗原转阴。亦有人介绍乙肝表面抗原阳性而无体征者，常用太子参、全瓜蒌各15g，五味子9g，羊蹄根30g，每获良效。

临床上对肝炎的一般禁忌，如禁食辛，辣食物，肥甘厚腻，禁酒、戒烟，似乎是众所周知的，唯禁吃鸡肉，恐鲜为人知。有人十分强调，谆谆告诫应绝对禁食鸡肉，临床常见肝炎已愈因食鸡肉而症状发展。据本草论述，鸡属巽木，木能动风，且鸡性热，肝为风木之脏，最易动风，故宜忌食，其实质原理有待进一步研究。

此外生活起居严禁无规律，情绪上切忌忧郁、愤怒。盖忧郁不仅易使肝失疏泄，气滞血郁，而忧思亦能伤脾，使脾运失健。愤怒最易伤肝，使肝气怫逆，使肝血不畅，甚或导致出血。

王伯祥

伏其所主清热解毒，兼顾正气重用化瘀

王伯祥（1924~　），湖北中医药大学藏象肝病研究所教授

王老认为，乙型肝炎在我国流行已久，中医病因应责之于湿热疫毒。湿者有黏滞之状，热者为阳蒸之态，疫者乃传染之性，毒者寓隐、显之变。本病感即发者，常随身体状态而演变不同，多数可随症状改善而逐渐痊愈。亦有急黄发于血分，热毒弥漫三焦而变证从生，势迫而急，不可收拾。本病由胎毒而致者，常深伏体内，隐而不发，待劳倦、外感引动内邪，则可变为黄疸、积聚、臌胀。关于乙型肝炎的病机，王老注重一个郁字。认为肝为木脏，主生发，喜条达，若内外合邪，则肝失疏泄，气机紊乱。纳呆、腹胀、倦怠乏力，则为脾气不升；恶心、呕吐、嗳气、厌油，则为胃气不降；心烦、易怒，或郁闷、沮丧，则为肝气不舒。均由郁由滞而致。日久肝郁乃乘脾土，气滞而致血瘀，湿热为之熏蒸，邪毒为之嚣张，阳气为之亏损，阴液为之耗伤。因此，王老从70年代开始就系统地研究了肝郁证的本质和产生机制。

一、临床按五型辨证　治则以六法分理

在肝郁证研究的基础上，王老治疗乙型肝炎通分为5型，即肝郁气滞、肝郁湿热、肝郁脾虚、肝郁血瘀和肝肾阴虚。他提出辨病应结

合辨证，但分型不宜过细过多，也不能太少太粗。分型太少无法应对多变之病机，分型太多则难以达到规范化诊疗。上述所列 5 种证型，是在长期临床过程中根据中医理论和本病最典型的临床表现综合而成，动可以寓变于常，静则能抓纲挈目，体现了他对乙肝的诊治重视肝郁的学术思想。在治疗上，他认为既要伏其所先，又要治其所遗，标本兼顾，攻补并施，常以六法应对之：一曰解毒，二曰祛湿，三曰导滞，四曰活血，五曰益气，六曰养阴。临证必活法方圆，因机而变，才能获良效。

二、组方遵三大原则　用药重活血化瘀

根据现代药理作用选药组方：清除病毒抗原，常用虎杖、蚤休、白花蛇舌草、仙鹤草等；利胆退黄，常用柴胡、黄芩、赤芍、大黄、郁金、丹参、金钱草、海金沙、龙胆草、青蒿、半边莲等；降低转氨酶，常用五味子、垂盆草、败酱草、田基黄、水飞蓟、葛根、蒲公英等；调整蛋白代谢，常以当归、生地、黄芪、白术、大枣、丹皮、刺五加、阿胶、炮穿山甲、紫河车、片姜黄芩；抗肝纤维化，常以丹参、红花、桃仁、鳖甲、当归、川芎、冬虫夏草、莪术、防己等；抗脂肪肝，常用泽泻、山楂、荷叶等。

根据中医理论选药组方：遵循中医"久病必虚"、"久病及肾"等理论，采用扶正补虚、补益肝肾等治则；遵循"肝病实脾"理论，采用健脾益气，培补中土等治则；遵循"久病入络"理论，采用养血活血，祛瘀通络等治则；遵循"毒邪内陷"理论，采用清热解毒，行气祛湿等治则。

根据辨证论治原则选药组方：出现以肝区疼痛为主症者，多从湿热、肝郁和瘀血辨证论治；出现纳差、厌油、恶心、腹胀等消化系统为主症者，多从肝郁脾虚、脾虚湿盛或肝胃不和辨证论治；以失眠、烦躁

等为主症者，常采用疏肝解郁，养心安神等治则；以低热、口苦等胆道功能障碍为主者，常采用清热利湿，解毒活血，行气通腑等治则。

此外，王老根据前人经验，"病初起在经在气，久病入络入血"，认为乙型肝炎病情缠绵，病症复杂，多为邪毒深伏络脉，虽然有时单纯表现为气郁之征，治疗尚须搜剔于络。临床常用鳖甲、炮穿山甲、土鳖虫、地龙、僵蚕、蜈蚣、牡蛎、三棱、莪术、丹参等药，并根据不同病情分别配合解毒、疏肝、养阴、化痰、祛湿、消癥诸法。他认为，慢性乙型肝炎全程均有血络瘀阻之征，仅轻重程度差别而已。活血通络可减轻肝脏瘀血状态，活跃肝脏微循环，促进肝脏胶原代谢和纤维吸收，减轻肝细胞变性和坏死，抑制炎症反应，调整机体免疫功能，解除胆汁淤积，改善蛋白、脂肪代谢和肝组织病理等等。因而王老常以活血化瘀药物为先导，并针对病机选方用药，临床有多效验。

某男 41岁。患乙型肝炎10余年，近5年每逢春季（2~5月）出现肝功能异常，ALT在1333.6~4117.49nmol·s^{-1}/L之间，SB在12~46/μmol/L之间。1992年3月就诊。症见：身目尿黄，肝区隐痛，纳差厌油，恶心乏力，脘痞腹胀，舌红、苔黄腻，脉弦滑。检查：ALT41177.48nmol·s^{-1}/L，SB46pmol/L，A/G 0.94，HBsAg（＋）、抗HBs（＋）、抗HBe（＋）。治以清热利湿，活血祛瘀。处方：

柴胡 10g　黄芩 10g　龙胆草 10g　大黄 10g　青皮 10g　干地龙 10g　白僵蚕 10g　青蒿 10g　茵陈 15g　丹参 15g　葛根 15g　赤芍 15g　秦艽 15g　虎杖 15g

服药半月，黄疸尽，肝功能接近正常。改用健脾和胃，活血祛瘀中药巩固1月余，ALT、SB恢复正常，A/G1.2，HBsAg（－），抗HBs（＋）。随访2年未见复发。

（聂广　整理）

邢锡波

胁痛难循一法，辨证方可应机

邢锡波（1905~1977），天津名医

胁痛（病毒性肝炎）

黄某 女，38岁，工人。

近2个月来右胁痛，身倦无力，食欲不振，恶心，腹胀，厌油腻，心烦喜怒。右侧卧觉胀痛不适。检查肝大肋下2cm。化验：转氨酶360U，胆红素24μmol/L，麝浊9.6U。脉弦滑而数。舌质红，苔黄腻。证属：肝气郁结，毒热内蕴。治宜：清热解毒，疏肝化郁。处方：

重楼18g 银花15g 板蓝根15g 丹参15g 丹皮12g 栀子9g 莪术9g 姜黄9g 五灵脂9g 木香9g

二诊：连服5剂，胁胀痛轻，食欲增加，不烦热，仍倦怠无力，睡眠不沉。脉弦数。舌红、苔微黄不腻。处方：

茵陈15g 板蓝根15g 丹参15g 丹皮12g 生山药12g 栀子9g 白术9g 三棱9g 五灵脂9g 枳壳9g 木香9g

三诊：连服2周，胁胀痛大减，脘腹不胀，食欲增加，身觉有力。脉弦滑力软，较前沉敛，是肝热外宣，肝气畅达之象。前方加青黛1.2g，冰片0.09g，白水送服1日两次，连服2周，症状消失。复查肝功能，转氨酶120U，麝浊5.6U，胆红素13.7μmol/L，以前方配成丸药，连续服用月余，肝功能正常，仍继续服用，后未复发。

肝主怒，故肝病心烦喜怒、脉弦、舌红，为湿热侵及肝胃。本例属肝气郁结，毒热内蕴。一般病程较长。在治则上宜清热解毒，疏肝化郁（清肝化郁汤）。在用药上，清热药有银花、连翘、板蓝根、栀子。解毒药有板蓝根、青黛、冰片、银花。疏肝药有姜黄、郁金、丹皮、五灵脂。化郁消积药有三棱、莪术、丹参等。如转氨酶高，左脉多弦滑、弦数，重清热解毒药，或送服冰黛散 1.2g。胆红素高可酌加茵陈、大黄。麝浊高可着重补气健脾，或送服振肝散 1.5g。（振肝散：人参面 1.5g，麝香、冰片各 0.09g，同研冲服）。白蛋白低应育阴健脾。

肝炎脉象演变规律：急性肝炎，脉多弦滑、弦大、弦数，左数大于右部。迫病势减轻，则脉沉敛，弦象渐缓。病情稳定则脉弦细、弦虚、偏沉。如脉弦有力而浮是病热发展之象征。慢性肝炎脉右大于左，即左脉多弦细、弦虚。脉弦细数，偏沉是病势稳定之象。左脉弦滑、弦数，多转氨酶高。弦细、弦虚无力多麝浊偏高。

李某 男，52 岁，干部。

10 天来右胁胀痛，恶心厌油腻，食欲不振，食后腹胀，身倦乏力，腰酸，下肢关节痛，尿黄量少，某院诊为传染性肝炎。

检查：体温 37.8℃，巩膜及皮肤不黄。肋缘下肝大横指，脾大 5 横指。肝功能：麝浊 18.8U，胆红素，转氨酶 180U，总蛋白 64g/L（白蛋白 31g/L，球蛋白 33g/L）。脉弦大有力，左甚于右。舌质红，苔黄腻。证属：肝气郁结，湿热内蕴。治宜：清热利湿，健脾和胃。处方：

板蓝根 15g　丹参 15g　青皮 15g　重楼 15g　丹皮 12g　栀子 12g　郁金 9g　乳香 9g　三棱 9g　姜黄 9g　犀角 0.6g　琥珀 1.5g　青黛 1.2g　冰片 0.15g　同研冲服。

二诊：连服 5 剂，胁痛腹胀减轻。脉仍弦大。舌红、苔薄黄。是毒热减轻，而肝之郁热未解。宜清热利湿加活血化瘀之剂。处方：

丹参 24g　茵陈 15g　丹皮 15g　重楼 15g　赤芍 12g　桃仁 12g　大黄 12g　郁金 9g　姜黄 9g　木通 9g　犀黄丸 6g 送服　青黛 1.8g　朱砂 1.2g　冰片 0.3g　同研冲服。

三诊：连服 3 剂，胸胁胀痛大减，腹胀减轻，食欲好转。每日大便 2~3 次，睡眠好。脉弦细。舌淡红、苔薄黄。是肝热已清，湿毒渐解。原方减大黄、木通。又服 7 剂，胁痛不显，腹胀消失，食欲正常，仍身倦乏力，消化不好，失眠多梦。脉由弦软变虚，于清肝化瘀药中，加健脾益肾剂。处方：

丹参 18g　鳖甲 15g　杭芍 12g　山药 12g　青皮 12g　郁金 9g　栀子 9g　白术 9g　三棱 9g　木香 9g　犀黄丸 6g 送服　琥珀 1.2g　青黛 1.5g　冰片 0.15g　同研冲服。

四诊：连服 2 周，症状消失，身觉有力，饮食正常。肝肋缘下 2 横指，脾 2 横指。复查肝功能：麝浊 8.4U，其他各项已正常。脉弦虚。舌淡红，无苔。宜补气健脾，活血化瘀，以期肝脾回缩及肝功恢复。

丹参 24g　黄芪 18g　鳖甲 15g　重楼 15g　栀子 12g　山药 12g　三棱 9g　莪术 9g　白术 9g　人参 3g　琥珀 0.3g　麝香　冰片各 0.15g　同研冲服。

又连服 4 周，处方根据脉证略有加减。查肝肋缘下刚可触及，脾触不到，肝功能各项已恢复正常。又服 4 周，肝脾不大，配丸药继服，以防复发。

本例系肝脾不和，脾失健运停湿，肝气郁结化热，以致湿热内蕴，毒热炽盛，中焦阻滞，胃浊不降，以致恶心，厌油腻，食欲不振。肝失条达，气滞血瘀，故胸胁胀痛。先以利湿清热解毒及健脾和胃之剂治疗。板蓝根、重楼清热解毒。青皮、郁金行气祛瘀止痛。三棱破血行气，丹参活血祛瘀止痛。栀子清热利湿，犀角清心安神解毒，琥珀镇惊利窍并活血化瘀，青黛为清肝凉血解毒之剂，善于散肝经郁火。冰片辛散芳香走窜，通窍散郁。二诊加用犀黄丸取其解毒活血消肿止痛之效。

对肝脾肿大者，应并用活血化瘀通窍散郁之剂，使肝脾回缩及恢复功能，方易收到满意疗效。

胁痛（慢性病毒性肝炎）

姜某 男，43 岁，教师。

患慢性肝炎已 3 年，经常胁痛腹胀，时轻时重，身倦无力，失眠多梦，心烦食少，右侧卧感胀痛不适。

检查：肝功能，转氨酶 240U，麝浊 17U，血浆蛋白（白蛋白 22g/L，球蛋白 38g/L）。肝大肋下 2cm，中等硬度。脉弦细数。舌质偏红。证属：肝肾阴虚，肝热郁滞。治宜：育阴健脾，疏肝解郁。处方：

首乌 15g 桑寄生 15g 丹参 15g 钩藤 15g 板蓝根 12g 生山药 12g 杜仲 9g 栀子 9g 白术 9g 三棱 9g 五灵脂 9g 乳香 9g 人参打碎嚼服，1.5g 琥珀 1.2g 冲服。

二诊：前方连服 1 周，夜能入寐，胁胀痛大减，右侧卧睡无不适感。食欲增加，腹胀不显，脉弦虚不数。舌尖微红。是肾阴渐复，肝热疏解之象。以原方加青黛 1.2g，冰片 0.9g，同研冲服。共服 3 周诸症消失，身觉有力，精神清爽。5 周后复查肝功能转氨酶 88U，麝浊 7.2U，血浆蛋白恢复正常。以原方配成丸药连续服用，后一年未复发。

本例是肝气郁结，正气不足，再受外邪侵袭，表现为胁痛，胁为肝脉循行之部位，热邪陷入，故右胁作痛。平素体弱，肝肾阴虚，故身倦无力，失眠多梦。治疗除补肾阴外，清热解毒之剂要根据脉证，用量酌情增减。在用药上宜健脾疏肝并用，则补不滞，破不伤。如三棱、莪术、白术、生山药，可大量辅用。通络理气止痛可用五灵脂、乳香、没药、延胡索等。犀黄丸疗效较好。如脉弦大可加栀子、板蓝根等。养阴潜敛、镇静安神用桑寄生、何首乌、五味子、南星、钩藤、琥珀等。

胁痛（脂肪肝）

王某 女，42岁，干部。

患慢性肝炎3年，胸胁痛，经常卧床休息，吃高营养食物，半年来身体逐渐加胖，头晕、胸闷、胸胁疼痛加剧，食欲好，大便秘结，身倦不愿活动。

检查：体质肥胖，肝大肋缘下4横指，质软，化验肝功能正常。腹腔镜肝活检：肝细胞脂肪浸润，诊为脂肪肝。脉弦滑。舌质淡红，苔黄腻。肝郁气滞，痰湿阻络。疏肝理气，祛痰通络。

丹参 15g　青皮 12g　栀子 9g　枳实 9g　郁金 9g　乳香 9g　没药 9g
五灵脂 9g　三棱 9g　沉香 9g　甘草 6g

二诊：连服5剂，胸胁疼痛减轻，脉舌如前。仍依前方治疗。加礞石、大黄、皂刺、丹皮。减栀子、没药、沉香、丹参。又服5剂。每日溏便3~4次，便中有油腻物，胁痛大减，胸闷消失。脉沉缓。舌质淡苔薄黄。是瘀浊下行，气血畅通之象。处方：

钩藤　丹参各15g　礞石 9g　皂刺 9g　三棱 9g　莪术 9g　郁金 9g
乳香 9g　五灵脂 9g　南星 9g　甘草 6g

连服5剂，症状消失，肝肋缘下2横指，质软。仍以前方配成丸药，又服1个月，肝肋缘下1横指，体重较前减10kg。肝功化验正常。

肝脉布于两胁，肝气郁滞，故胁痛。脾受肝制，运化失常，过分摄入营养，生湿聚痰。本例以疏肝理气，除湿化痰为治则。先以郁金、栀子、枳实、青皮疏肝理气止痛，丹参、乳香活血止痛；三棱、莪术化瘀散积消痞。待胁痛减轻加礞石、大黄、沉香以荡涤湿痰，从大便排泄。皂刺攻走血脉，直达病所，能消肝脾肿大。在涤荡湿痰时，要注意体质、脉象。体胖脉滑可用，体弱脉弱者不用。

胁痛（急性胆囊炎）

佟某 男，41 岁，工人。

10 天来右胁疼痛，阵发性酸痛，不放射。食欲不振。口苦，大便稍燥。住院前日晚，右胁痛加剧，伴呕吐及冷烧，口渴喜冷饮。

检查：体温 39.2℃，急性病容，面色潮红，巩膜不黄，右上腹有明显压痛及反跳痛，未触及胆囊及肝脾。WBC16.9 × 10⁹/L，尿三胆、肝功能，血、尿淀粉酶均正常。脉弦数左关甚。舌质红，苔黄腻。诊为急性胆囊炎。属肝郁气滞，胆经湿热。治宜疏肝理气，清热利湿。

茵陈 15g　银花 15g　连翘 15g　重楼 15g　栀子 12g　郁金 12g　柴胡 9g　枳壳 9g　半夏 9g　五灵脂 9g　川楝子 9g　甘草 6g

二诊：连服 3 剂，体温下降，胁痛减轻，恶呕不作，知饥思食，腹软压痛不显，脉弦细，舌淡红、苔薄黄。是胆热外宣，络通郁解。仍以前方减半夏、枳壳、五灵脂，加黄连、黄芩各 9g。

连服 3 剂，体温正常，胁痛消失，出院休养。

本例热盛痛剧，治疗可大胆用清利湿热，理气止痛之剂。柴胡可用 9~24g，银花、连翘、重楼等可用至 30g。郁金、栀子可用至 18g，黄连、黄芩可用 9~20g。总之用药以胜病为主。根据脉症权衡轻重缓急，决定用药剂量。止痛用延胡索、五灵脂。止呕用半夏、代赭石。泻实火用栀子、龙胆草。便燥加芒硝、生大黄。食欲不振加藿香、佩兰。要随症加减用药，治疗要彻底，以防止迁延成慢性胆囊炎。

曹永康

肝炎中的肝阳虚证治发微

曹永康（1917～　），镇江医学院教授

　　肝阳虚证的形成有几种因素：一是药源性的，由将"炎"字的概念作为"火"的同义词，一遇肝炎病证，治疗都用清利之品，甚至长期使用，损伤阳气，渐而变成肝阳虚之证。二是素体阳虚，罹患肝病以后，生发之用不足，条达之性多郁，使阳气更难伸展，气血不得条畅，由郁致虚，因虚生寒，延久成虚寒之证。三是习惯于"肝阳常有余，肝阴常不足"之说，肝阳虚证常被忽视（或由脾阳虚证所替代）。殊不知肝应春而性主升发，以阳为用，具生生化育之机；阳用衰则生气索然，机体何以发挥"自我康复"作用！

　　肝阳虚证在辨证上要注意：肢体怠惰，不耐劳累，胆怯忧郁，面淡乏华，即使晦滞亦较淡薄，四末欠温，肝区隐痛，劳则加重，舌色淡，苔薄净，脉弦而弱；特别要重视精神懈怠，怏怏寡欢，消极悲观等情绪上的表现，这是肝为罢极之本、性喜条达的生理病理反映。它与脾阳虚证的鉴别在于：大便不溏，舌苔不腻，面部不呈现菜色。

　　此种肝脏阳虚，功能衰退，治唯温润酸甘，养肝补虚，以助生气升发功能；偏温偏滋，有损于肝脏条达、柔驯之性能。

　　1. 治肝补脾

　　肝为乙木，肝之生发，必得脾土之温升。如土虚木郁，阳用衰微，则兼见神疲少气，食欲不振，腹膨（膨与胀不同）气坠，脉濡弦或大而无力；其食欲之进退，每与情绪有关。治当治肝补脾，甘温养阴，偏于寒则用桂枝汤，偏于虚则用黄芪建中汤。取桂枝温阳，芍药和营，生姜、大枣以刺激肠胃功能，令化谷食为精微，渊源既开，血乃渐滋，血液充旺，阳热自振。

2. 温肾暖肝

乙癸同源，肝阳不足则水中阳微，命门火衰则肝寒随之。兼见头脑空鸣，眼眶黑晕，腰酸冷，小腹弦急，脉微尺弱，男子阳痿，遗泄，女子月经衰少。治宜温肾暖肝，以右归丸、暖肝煎主方。于附子、肉桂中复入熟地黄、苁蓉、枸杞子、当归、山茱萸、杜仲、菟丝子、小茴香等温润补虚，阴中求阳，使精气互化，阳得阴助而生化无穷。

3. 养血散寒

肝主藏血，肝脏血虚生寒；或外寒袭虚，寒伤肝脉。此证血虚肝寒，阳用不支为其特点。可见手足厥寒，脉微欲绝，腹痛里急，头痛呕逆等症。治当养血散寒，温通经脉，方用当归四逆汤，取生姜、细辛温经散寒，当归、芍药补血和营，桂枝入走血分，助长生气。如阳虚偏甚，则合附子汤温肾助阳。

4. 滋阴和阳

肝脏体阴而用阳，体用相依，如肝阴不足，亦可阳用虚衰，兼见头眩目瞑，形瘦色苍，毛发欠泽，智力减退，脉软或芤大不耐重按。夫上气不足，脑失供养，血虚之人，往往头眩，咎在血虚营弱，肝不强。《金匮发微》载防眩汤，用党参、熟地、当归、芍药、川芎、山茱萸、白术、天麻、半夏、陈皮等养血补肝，血分充足，阳热可复，阳运当空，脑目清明。

5. 导阳平冲

肝肾同居下焦，内寄相火，肝肾精血充沛，相火始得制约。若肝寒子盗母气，使水寒阳越，相火失位，则可见烘热时起，头昏耳鸣，心烦头汗，下肢清冷，当脐筑动，小腹板窒，尿黄难出，脉象虚弦尺露，舌苔白尖红。治用桂枝加龙骨牡蛎汤合滋肾通关丸，导阳泻火，育阴潜阳，平冲降逆。此为肝阳虚证中的"冲逆阳浮"之变局，临床不乏其例。当先调整阴阳，摄纳浮越；然后再进滋填，以培元固本。

秦伯未

肝炎胁痛大法疏肝和胃

秦伯未（1900~1971），北京中医药大学教授，著名中医学家

　　秦老根据临床诊治传染性无黄疸型肝炎的体会，将该病的症状作了归纳。主证：胁痛（包括胀满），其疼痛可表现为刺痛、剧痛、隐痛、压痛、胀痛、时痛时止等。兼证：有潮热或头部掌心热，或自觉发热而体温不高，头痛，头晕，四肢麻，皮肤粗糙瘙痒，肝大等，其他还有蜘蛛痣、出血点。分析症状，秦老认为应着重解决如下几个问题：首先，如何认识"肝生于左"。《素问·刺禁论》曰："脏有要害，不可不察。肝生于左，肺藏于右，心部于表，肾治于里，脾为之使，胃为之市。"这里分明是讲针刺禁忌的部位，而不能将文意割裂来看。所以张景岳《类经图翼》说："肝之为脏，其治在左，其脏在右胁右肾之间。"由于中医治病从整体出发，往往离开本脏专就其生理作用和经络部位治疗，如《医学心悟》治胁痛，便以痛左为肝气不和，用"柴胡疏肝散"，闯中为肝邪移肺，治用"推气散"。前人的经验应当借鉴。其次，肝的经络布于两胁，故肝病表现为胁痛。在肝炎过程中，胁痛的发生一般先由气滞而至血瘀，所谓新病在气，久病入络。其诊断除发病新久外，从痛的程度及兼证入手，如刺痛多瘀，剧痛多寒，隐痛多虚，压痛多实，胀痛或时痛时止多气。由于肝脉从少腹贯膈布胁，其支脉又注于肺，故胁牵及胸腹等处疼痛是同属于肝的范围。其三，

经络以脏腑为基础，肝体阴而用阳，以血为本，以气为用，故在胁痛基础上可以出现血虚血瘀、气旺气郁等病变和气旺化火、血虚生热，以及因热生燥生风等现象，因而产生种种症状，从根本上都是肝脏的病变。其四，对内脏的有机联系，中医是用五行生克来表述的。本病以木克土为多，因而伴有一系列脾和胃肠症状，虽然不是主病，但能影响后天生化，从而促使本病发展，不可忽视。

从主症和兼症来探测肝脏病变，有虚实寒热之分。虚证在本病初起比较少见，实证包括瘀阻气滞，气滞又包括气郁、气逆，总之是气血不能舒畅条达。胁痛的初期往往因此发生，瘀阻亦由气滞引起。至于寒热也不能离开气血，是在气血不和的基础上出现偏寒偏热现象，本病的寒证较热证为少，热证分瘀热气火和虚热，虚热由阴虚、血虚续发。

肝炎多以胁痛为主诉，除伴见肝脏本身兼症外，往往突出在脾和肠胃方面。说明肝病最易影响脾胃，一般称为木克土，但木克土多为木旺土弱，然在肝炎的肝虚证上也能出现脾胃症状。这就必须注意木与土，此胜彼负的相互关系，从而分别木旺克土，木不疏土，土壅木郁等不同病理。大凡木旺克土最易脾弱；木不疏土最易形成肠胃壅滞；因脾胃消运不健而影响肝脏又多郁结。肠胃壅滞多为实证，脾弱则有中气不足和水湿不化之分，因而同样疲劳乏力和嗜卧，有属于气虚或湿阻。而全身乏力也能引起腰背酸痛，转侧不舒，然小便频数而量少色黄，多系肝失疏泄，肝病及肾所致，仍属肝病范围。

月经不调的症状，包括周期不规律，经量或多或少，经色或鲜或暗和痛经闭经等。在本病常见者多为肝气之变，因气机郁滞影响冲任不调。

秦老认为分别肝脏虚实是治疗本病的前提，提出任何治法当以调气为重要环节，倘能抓住重点订出基本方剂，随症加减可收执简驭繁的效果。其次，必须分清主次，还要懂得先后缓急，如果一味强调治肝，也不能达到满意的目的。故拟基本方和加减法如下。

一、疏肝法

白芍 10g　柴胡 5g　丹参 10g　郁金 6g　枳壳 5g　青陈皮各 5g

适应证：右胁或连左胁胀痛、剧痛，或牵及右胸少腹肩胛亦痛，肝大压痛，或兼见腹胀、食减、恶心、矢气等胃肠症状。舌苔薄腻或净，脉弦滑或细弦。

加减法：胁痛重的或痛引少腹者，加金铃子 6g，荔枝核 10g；久痛不止、痛如针刺或日轻夜重者，加红花 3g，或制乳没各 5g；肝区有内热感或口苦口干，或小便短黄，或皮肤瘙痒者，加大小蓟各 6g，或加黄芩、竹茹各 5g；兼有头痛者，加白蒺藜 10g，菊花 5g；食欲呆滞、纳食不香者，加六神曲 10g；有潮热、头热、掌心热、牙龈出血者，加鳖甲 12g，丹皮 5g；有头晕等血虚症状的加当归 5g；有腰痛酸痛、小便频数等肾阴虚症状者，加细生地 6g；全身酸倦，中气虚弱者加黄芪 6g，炒白术 6g。

二、和胃法

白芍 6g　柴胡 5g　厚朴 3g　清夏 6g　青陈皮各 5g　枳壳 5g　云苓 10g　砂仁冲, 2g

适应证：胁痛不剧烈，或痛虽重而肠胃症状特别明显，包括脾困湿阻，如食少，厌恶油腻，腹胀后更甚，嗳气，矢气，四肢懈怠，大便不调等。舌苔薄腻或厚腻，脉濡细或细弦。

加减法：腹胀甚者加木香 3g；腹胀满大便不畅加大腹皮 10g；舌苔黏腻，湿阻极重者加重厚朴 5~6g，或再加苍术 5g；腹痛便溏者加乌药 5g。

　　秦老指出：两个基本方，从肝炎的整个过程来说，当然是不够全面的，临床之时还当灵活加减。基本方主要是说明本病的主要矛盾所在，确定治疗方针，根据这原则随症加减照顾全面。所以基本方不是固定的，加减法也不受限制，明确了标本先后缓急，更不必见一症用一药，这是中医辨证论治的精神，如何善于运用，不能离开理论指导。

　　在用药方面，秦老特别指出本病柴胡不主张大量，因本病用柴胡的目的仅在疏畅气机，不同于升散，如果用得太重是不符合本病治疗原则的。

（张田仁　整理）

张海峰

肝炎治疗中的几个问题

张海峰（1915~1985），江西中医药大学教授

肝　痛

张氏认为肝炎之肝痛多属肝失条达，气机郁结，致肝络被阻，不通则痛或气滞日久，血行不畅，瘀血停积，或久病体虚，导致肝阴不足所致。肝气郁结引起的肝痛，多为胀痛或隐痛，选用四逆散合金铃子散加减：

柴胡 10g　白芍 24g　枳实 6g　炙甘草 6g　郁金 10g　川楝子 10g　延胡索 10g　小青皮 6g

瘀血停着引起的肝痛，痛如针刺，痛处不移，入夜痛甚，选用手枯散加味：

延胡索 10g　五灵脂 10g　没药 6g　丹参 20g　川芎 6g　泽兰 10g　代赭石先煎，30g

肝阴不足之肝痛，肝区隐痛，悠悠不休，伴有咽干心烦，选用一贯煎加减：

北沙参 20g　麦门冬 10g　当归 10g　枸杞 20g　鳖甲 20g　合欢皮 15g　绿萼梅 10g　延胡索 10g　代赭石先煎，30g

张氏认为在治疗时，要注意正确运用疏肝理气法药，如果滥用，则不仅损伤肝肾之阴，也耗伤脾肾之阳，从而使肝痛加重。正如叶天士说："肝为刚脏，非柔润不能调和，养肝之体，即可柔肝之用。"王旭高说："疏之更甚者，当养阴柔肝。"可见古代医家对滥用疏肝行气法（药）所导致病情加重的经验教训也是深刻的。张氏认为活血化瘀药运用亦要注意，一般新瘀宜急散，久瘀宜缓攻，正邪兼顾。肝痛，适当选用活血化瘀药，可加速临床疗效。

食欲不振

中医认为胃的纳食反常，原因不外两类，一类是实证，一类是虚证。实证由于风寒湿热等外邪，阻塞胃气，而发生食欲不振；虚证多属胃气不通或胃气衰败。肝炎病人的食欲不振，以上两种情况都可发生，早期病人的食欲不振，多属实证，如黄疸未退的食欲不振，多由湿热之邪阻塞胃气引起，因此，治疗当清其湿热，黄疸消退而食欲自开。如黄疸消退而食欲仍不开，则多属热去湿存，湿邪困脾，治疗应芳香化浊或理脾燥湿，必须使其食欲正常，否则饮食少进，或食入不化，致令脘腹胀满，逐渐导致脾气虚弱，而招致肝木来克。在肝炎后期的食欲不振，则多属胃气不足，或胃气衰败。胃气不足者可用助气益胃兼以芳香化浊之药物，胃气衰败的食欲不振，多发生在肝炎病人的晚期，已有腹大胀满（臌胀）的阶段，证属"土败木贼"，这种食欲全无，其预后多不良。

治疗食欲不振的方药很多，张氏在临床上对实证的湿浊阻塞胃气，常用芳香开胃法，以四逆散或平胃散加减：

柴胡 10~15g　炒白芍 15~20g　枳实 6~10g　甘草 3~6g　藿香 10~20g
白蔻仁后下，10~15g　西砂仁后下，10~15g　鸡内金 10~15g　生谷麦芽各

15~30g

方中谷麦芽不可炒焦，必须生用，才能起到开胃作用。如舌苔黄腻者，可于方中加入川黄连 3~6g；小便黄赤者，可再加入焦栀仁 2~6g。此二味药量不可重，待黄腻苔及小便黄等症消除，即当除去，以防苦寒伤胃。

若属虚证的食欲不振，神疲，脉弱，舌苔不腻或舌净无苔者，可选用香砂六君子汤加减：

广木香后下，10~15g　西砂仁后下，10~15g　西党参 15~30g　焦白术 6~10g　茯苓 15~20g　甘草 3~6g　法半夏 10~15g　广陈皮 10~15g

舌苔微有白腻，口淡，焦白术改漂苍术 10~15g，加藿香 6~15g；大便溏者，砂仁必重用，再加猪苓 10~20g，炒泽泻 10~20g；脘闷者加川朴 6~10g，藿香梗 10~20g，枳壳 6~10g。另外，肝炎病人的食欲不振，亦可由胃阴不足引起，当运用养阴开胃法，方药如沙参麦冬汤、养胃汤等，药物如石斛、麦门冬、北沙参等。但这种类型，在临床上、较为少见。

转氨酶高，辨证使用达药

关于用中草药降低肝炎患者的转氨酶升高，国内杂志曾报道过许多药物，如龙胆草、五味子、覆盆子、虎杖、鸡骨草等等。临床有的有效，有的见反复，疗效不稳定。某药降酶风行一时，日久又不时行，其原因何在？

张氏认为：主要原因是没有把握好辨证论治，故不能正确地使用中草药。必须在辨证相符，掌握药物性味、功能特性的前提下才可使用。反之，不区别证候的虚实、药性的温凉，一味滥用某种药物，是取不到理想疗效的。

实证：肝胆湿热偏重者，治疗以清泄湿热为主，选用龙胆泻肝汤加减：

龙胆草 10~24g　茵陈 10~18g　木通 3~6g　炒泽泻 6~12g　柴胡 5~10g　黄芩 136g　郁金 5~12g

热偏重证：龙胆草、茵陈、黄芩用重剂量，其余用轻剂量。如大便干结者，再加生大黄 3~10g，泡水冲服，得泻即去；湿偏重证：木通、车前子、泽泻用重剂量，其他则用轻剂量，再加虎杖 15~24g。若湿热症状并不明显，而且有一系列肝郁症状者，治疗以疏肝解郁为主，选用四逆散合金铃子散加减：

竹叶柴胡 10~18g　炒白芍 10~12g　枳实 5~10g　甘草 3~6g　川楝子 5~10g　延胡索研末冲服，则用量减半，6~12g　郁金 10~18g　麦芽 15~30g

转氨酶升高，同时有口苦者，加龙胆草 10~18g，口不苦者加虎杖 12~24g；腹胀者，加川朴 5~10g，陈皮 5~10g，胀而且满者，再加青皮 5~10g，炒莱菔子 6~18g；食欲不振者，加鸡内金 5~10g，白蔻仁 5~10g，藿香 3~6g。

虚证：湿热久羁，则必伤正；热邪伤阴，湿邪伤阳，多见于"慢肝"、"迁肝"的病程中，治疗阳虚者（多属脾阳不足），选用柴芍六君子汤加减：

竹叶柴胡 6~12g　炒白芍 10~18g　党参 10~18g　焦白术 5~10g　茯苓 10~18g　法半夏 5~10g　陈皮 5~10g　炙甘草 2~3g　五味子研末冲服，6~12g

腹胀者，不用党参、白术，重用陈皮，再加川朴 5~10g；食欲不振者，加白蔻仁（后下）5~10g，藿香 3~6g，鸡内金 5~10g，麦芽 15~30g；肝痛者加延胡索 6~12g，郁金 5~10g，煅代赭石 5~10g；治疗阴虚者，选用一贯煎加减：

北沙参 15~24g　麦门冬 10~18g　当归 3~10g　生地黄 10~18g　枸杞

子 12~24g　川楝子 5~10g

食欲不振，口干者，加钗石斛（先煎）12~24g，鸡内金 6~12g，麦芽 15~30g；肝痛不愈者，再加煅代赭石（先煎）15~30g，郁金 6~12g；肝肿大者，加酥鳖甲 15~30g 先煎，京三棱 5~10g。

张氏对肝炎转氨酶升高从辨别虚、实两大类入手，选用了两个基本方（龙胆泻肝汤、一贯煎）和四味基本药（五味子、枸杞、龙胆草、虎杖），作为治疗的主要方剂和药物。五味子、枸杞具有补益作用，用于肝炎转氨酶升高属虚证者。虚有阳虚、阴虚之别。五味子酸温，适用于阳气偏虚证；枸杞甘平，适用于阴血偏虚证。龙胆草与虎杖，均能清湿热之邪，用于肝炎转氨酶升高属实证者。湿热实证中有偏胜之异。龙胆草苦寒泻火，适用于热偏重证；虎杖味苦性平，有利湿退黄、活血通络之功，适用于湿偏重证。肝炎转氨酶升高属湿热郁蒸之实证，以龙胆泻肝汤治之，重用龙胆草，或用龙胆草、虎杖两药煎水服，用量各 10~30g；肝炎转氨酶升高属肝肾亏虚之证，以一贯煎治之，重用枸杞达 30~60g，气虚者加五味子 15~30g；肝炎转氨酶升高属阴虚而挟湿热者，则于一贯煎中加入虎杖和龙胆草。这样治疗，有些肝炎转氨酶升高持续数月，甚至数年经多种治疗不下降者，也获得降低，并且疗效巩固。至于和单味中草药降低转氨酶，也根据药物性味的差异的功效主治不同，针对性地选择符合其治疗适应证型的肝炎转氨酶升高患者。如五味子具有温补的作用，对于临床表现为气虚不足的肝炎转氨酶升高患者疗效较理想。而属湿热郁结者，使用五味子则非但无效，多服、久服还会助其湿热而贻误病情。再如垂盆草，药性甘淡微酸而偏凉，有清热解毒的作用，为江南民间治疗疮痈及毒蛇咬伤的常用药物，对肝炎转氨酶升高属湿热，尤其是热偏者有效。

如是，对于肝炎转氨酶升高，临床见到的虽是同一客观指标，但运用中医理论和中医辨证方法，就能区别其寒、热、虚、实的属性和阴阳盛衰的程度不同，然后视其不同证型，针对性地使用龙胆泻肝汤、一贯煎、五味子、垂盆子、枸杞、虎杖、龙胆草等，或复方，或单味，丝丝入扣于西医学辨病的结果。

（徐复霖等　整理）

屠揆先

肝病须扶脾，补中益气求

屠揆先（1916~2003），常州中医院主任医师

慢性肝炎，虽然在临床上可有若干不同的症状与体征，可以分成为若干不同的型别，但恰有一个主要的共同点，就是所有慢肝患者自始至终都有一系列的脾虚症状存在，如四肢无力，容易疲倦，腹胀，面色灰黄，大便不正常等。故慢性肝炎的形式不仅与患者急性期的受邪轻重、护理是否得当有关，更重要的是患者有潜在的脾虚因素存在。一旦受邪之后，由于脾弱而正气不强，抗病力不足，又未给予适当的补脾药物治疗，脾胃正气愈加不足。病邪久羁，肝脾气血阻滞，而成慢肝。证之临床，大部分患者有引起脾胃虚弱的因素存在。在临床上，对急性肝炎连续治疗2个月以上效果不显著者，即考虑是否有脾虚因素存在而加用补脾药物，慢性肝炎则以强壮脾胃为主。

补脾方剂很多，其尤以补中益气汤为佳，既着眼于参、术、草之补脾气，以恢复脾胃功能，更寄托于升、柴之升散解郁，以疏达肝经之邪；肝为血脏，当归为养血和血之妙品，酌情重用当归，以解肝郁血滞。对于慢性肝炎，补中益气汤确较四君子、六君子汤为优。

临证时，还可据其他兼症，随症加减化裁。

脾虚湿困，舌苔较腻，胸闷，腹胀较著者，可加茅苍术、藿香；脾郁气滞，胁下胀痛较着，得嗳气则舒者，选加香附、木香；舌苔黄

腻，口苦，湿热较著者，加半枝莲、黄芩、一见喜；血分有热，齿鼻出血者，加生地、大小蓟、仙鹤草等；肝脾肿大显著，有血瘀症状者，可加虎杖、莪术、山楂、马鞭草等；口干，舌苔少，有阴虚征象者，酌加石斛、天花粉；若舌红无苔，五心烦热，阴虚证著者，暂去升麻、柴胡，多加养阴药如生地、麦冬、玄参等；如舌苔白或舌质淡，畏寒脉细，脾细虚衰者，加用干姜。

黄某 男，50岁。1978年9月13日初诊。

患者于1977年7月患肝炎后，肝功能化验持续不正常。头常昏痛，睡眠欠安多梦。胃纳差，大便溏，胸脘饱胀，两肋下胀满，肝区隐隐作痛。肝肋下1指，脾侧卧可触及。肝功能检查：麝浊12.2U，锌浊18.9U。诊见舌苔黄腻，中根部尤厚，尖边偏红，右边有淡紫斑，脉来濡数。湿热久恋，脾虚而湿不化，肝胃气机失和，拟补脾和肝，理气化湿。

党参10g　茅术10g　茯苓10g　茯神10g　陈皮5g　青木香5g　广木香5g　制香附10g　川连4g　乌梅15g　生白芍12g　柴胡15g　黄芩15g

服7剂。

1978年9月20日二诊：食欲稍好，大便成形，肝区尚痛，舌中根部黄腻苔未化。原方去茯神、香附、白芍、青木香，加黄芪10g，升麻10g，当归10g，甘草3g。

上方服至1978年10月中旬，脘腹作胀已轻，肝区痛减，食欲好转，舌中根部黄腻苔未清，舌边紫红。按原方去黄芩、川连、茯苓，加一见喜10g，藿香10g。

服药至1979年1月底，肝区痛平，精神食欲均正常，二便自调，肝功能化验亦转正常。

屠揆先

越鞠丸方化裁治疗慢性胆囊炎

屠揆先（1916~2003），常州市中医院主任医师

无急性胆囊炎史的慢性胆囊炎患者，大都由于肝郁气滞，气郁化火，气火阻扰于胆腑，因而产生胁下胀痛，胸闷，口苦等症状。有过急性发作史的慢性胆囊炎，多数中焦脾胃之湿热，逆传于胆，急性期的湿热壅盛，虽已衰减，但残余湿热，久郁不化，故脘胀胁痛，嗳气泛酸，口腻而苦。治疗用越鞠丸方（香附、川芎、苍术、神曲、山栀）改作汤剂，其组成药物可以随证进退，收效较为满意。如患者消化不良、脘腹饱胀、嗳气泛酸、舌苔厚腻、中焦湿重者，应重用方中的苍术、神曲；如右胁下痛甚，右肩酸痛、胸闷、肝胆气郁较重者，须以川芎、香附为主；如湿热或气火较盛，口干苦、胃部灼热感、舌苔黄腻或舌边红，重用山栀且应生用，必要时还可以加用黄芩、川连；如伴有胆结石，须加海金沙、金钱草，但由于金钱草品种不同，化石效果不一。金钱草须茎叶作淡紫红色者化石效果较好，茎叶青色者较差。单用金钱草化石，须持续服用半年以上，每日 30g 煎汤服，对泥沙结石有效，巨块结石效欠佳。脾胃气虚，体质较弱者，可用六君子汤配合越鞠方治疗。

陈玉峰

疏肝健脾，理气化瘀

陈玉峰（1903~1992），长春中医药大学教授

慢性肝炎，病涉肝、胆、脾、肾四脏。患病日久，正气已伤而邪留不去，故多虚实错杂、本虚标实之证。其虚表现为脾胃气虚、气血两虚、肝肾阴虚、脾肾阳虚等，其实表现为气滞血瘀、胁下积块、湿热未清、水湿内停等。治疗慢肝，宜攻补兼施。因为正虚实因实邪久不留不去所致，如肝郁不舒则脾胃难健，瘀血不去则新血难生，积滞不消则正气难复，对此虚实错杂之证，未有一味纯补，不用祛邪所能治愈者。陈氏主张用药宜小剂缓进，慢慢调理之法，必须时时注意顾护胃气。尝谓："治久病又如理丝，急则愈坚其结，缓则可清其绪。"慢肝尤不可操之过急。善于化裁古方，用平常之药治愈久病重病。同时要注意病人精神、饮食、生活作息的调摄，综合治疗，以促进病人的康复。

在辨证方面，应根据慢性肝炎的临床表现，将病分为肝郁脾虚、气滞血瘀、肝肾阴虚、脾肾阳虚等四证。其中尤以肝郁脾虚、气滞血瘀证为多见。

肝郁脾虚证为肝气郁结，木郁克土，导致脾胃运化失司所致，约占本病的半数以上。病人症见胸闷、胁肋胀痛、烦躁易怒、善太息、嗳气、倦怠乏力、食少纳呆、腹胀便溏、舌淡苔白、脉沉弦或沉细

等。治疗本证，多采取疏肝理气，健脾和胃之法，应用古方逍遥散、柴胡疏肝散灵活化裁：

　　当归 15g　白芍 10g　柴胡 10g　茯苓 15g　郁金 10g　木香 5g　白术 10g　香附 10g　陈皮 15g　枳壳 10g　川芎 5g　麦芽 15g

　　方中木香、郁金、香附疏肝理气，消除肝经郁滞；白术、陈皮、茯苓、麦芽健脾和胃，培补后天之本；当归、川芎养血活血；枳壳宽胸利膈；白芍柔肝；柴胡升发少阳之气。药虽平常而配伍精当，疗效较高。陈氏治疗本证，注重疏肝理气与健脾和胃相结合，这既可消除胁肋胀痛，脘闷纳呆等肝郁克脾的症状，又可增进饮食，提高免疫功能，增强抗病能力，可达攻不伤正，补不恋邪之效。临床上还可根据病情随证加减：如病人有黄疸、发热时，可加茵陈、板蓝根、大青叶利湿退黄，清热解毒；湿重腹胀呕恶，可加苍术、半夏、竹茹健脾燥湿，和胃止呕；胁痛较剧，可加三七粉、延胡索粉冲服，活血化瘀，理气止痛；少气倦怠，可加人参、黄芪，培补元气。

　　于某　男，30岁，工人。

　　患右胁肋胀痛，倦怠乏力已半年，于1983年1月在某医院诊断为慢性迁延性肝炎。肝功：麝香草酚浊度试验 8U，硫酸锌浊度试验 18U，谷丙转氨酶 117U。经服西药效果不着，遂请陈氏治疗。自述心烦易怒，善太息，胸闷腹胀，右胁肋胀痛，食少纳呆，倦怠乏力，时有便溏。查体：精神郁闷，面色萎黄，舌质淡，苔白滑，脉弦细。此证属肝郁脾虚，治宜疏肝理气，健脾和胃。处方：

　　当归 15g　白芍 10g　柴胡 10g　茯苓 15g　郁金 10g　木香 5g　白术 10g　香附 10g　陈皮 15g　枳壳 10g　焦山楂 15g　麦芽 15g

　　服药1周后胁痛明显减轻，腹胀消失，饮食增加，周身亦觉有力。前方加减继服一个半月后诸症消失，肝功经复查已恢复正常，上班工作。

气滞血瘀证为肝气郁结日久，导致肝血瘀阻所致，多有肝脾肿大。病人症见面黑暗晦、胁肋胀痛或刺痛，胁下有积块，质硬拒按，有肝掌或蜘蛛痣，心烦易怒，善太息，食少纳呆，舌质隐青或有瘀斑，脉沉弦。陈氏治疗本证，采取疏肝理气，活血化瘀之法，方用木香槟榔丸、鳖甲煎丸灵活化裁：

当归 15g　川芎 10g　木香 5g　郁金 10g　香附 10g　枳实 15g　厚朴 15g　槟片 10g　青皮 10g　鳖甲 20g　桃仁 15g　麦芽 20g

方中青皮、郁金、木香、香附疏肝理气止痛；当归、川芎、桃仁养血活血化瘀；鳖甲软坚散结，枳实、槟片、厚朴宽中除满，麦芽开胃进食。陈氏对本证的治疗，重视疏肝理气与活血化瘀相结合，这样可使肝气得舒而脾胃得健，瘀血去而新血萌生。方中重视川芎的运用，认为川芎入肝胆经，乃血中之气药，对活血行气、祛瘀生新具有良效。尤善用鳖甲，认为鳖甲入肝脾二经，软坚散结，消痞化积力强，可消除肝脾肿大，并认为生用效果更佳。如病人肝脾肿大质硬明显者，还可加三棱、莪术以增强散结消积之力，继发脾功能亢进，血小板减少而出现肌衄、血衄者，还可加杞果、龟甲、藕节等，对增加血小板和止血具有较好疗效。

陈某　男，48 岁，干部。

患者于 1978 年开始自觉右胁部胀痛，连及右背部，头晕脘闷腹胀，纳少乏力，不能坚持工作，1979 年 1 月在某医院住院治疗，诊断为早期肝硬化、脾功能亢进、门静脉高压症，建议做脾切除术，因本人不同意而出院。同年 2 月请陈氏诊治。自诉周身乏力，右胁部胀痛，脘闷腹胀，纳呆。查体：面色晦暗，形体消瘦，有肝掌及蜘蛛痣，舌质隐青，脉沉弦。超声波检查：肝较密微波，上界第五肋间，剑突下 3cm，脾肋下 2.5cm，体积 4.0cm×11.5cm×14cm。钡餐透视：食管中下段静脉曲张。血常规：白细胞：$3.4×10^9/L$。辨证为气滞血瘀型，治宜疏肝理气，活血化瘀。处方：

当归 15g　青皮 10g　川芎 10g　柴胡 5g　枳壳 10g　香附 10g　木香 5g　郁金 10g　鳖甲 20g　生牡蛎 20g　桃仁 10g　麦芽 15g

经加减服 20 余剂后，各种自觉症状消失，遂将前方减青皮、木香、郁金、桃仁，加党参、厚朴、焦楂、神曲，配蜜丸服用。

（于沧江　陈受平　整理）

张　琪

慢性肝炎效方四首

张琪（1922~　　），国医大师

慢性肝炎及迁延性肝炎属于肝脾不和，肝胆郁热者，临床常用丹栀逍遥散；肝脾不调、脾虚气滞者可用香砂六君子汤，肝肾阴虚者常用杞菊地黄汤。

在多年的临床实践中体会以下几个方子，尚属应手。

肝一方：柴胡 15~20g　白芍 50g　枳实 15~20g　甘草 15g　白术 15~20g　茯苓 15~20g

适应证：迁延性或慢性肝炎见下列症状者。

1.肝区（右季肋部）隐痛（或胀痛、刺痛），腹胀满，食纳不佳，全身疲乏，头昏心烦，目干涩，手足心热，小溲色黄，舌苔白腻，脉弦滑或滑数。

2.肝肿大（少数病人有脾肿大），触之痛，肝功能有改变（或无改变），有蜘蛛痣及肝掌。

3.随症加减：血清谷丙转氨酶活性增高，可加龙胆草 15g，板蓝根 30g；乙肝表面抗原阳性者加白花蛇舌草 50g，公英 30g，以清热解毒；舌质红，小溲黄赤，手足热，热重于湿者，可加金银花 30g，败酱草 25g，大青叶 20g；食纳不佳，可加山楂 15g，麦芽 30g，神曲 15g；腹泻除加重茯苓、白术用量外，可选加扁豆 15g，山药 25g；脘腹胀满加厚朴、木香、槟榔；体弱气虚酌加人参、黄芪；部分正虚邪恋患者可以人参、黄芪与解毒清热之剂合用，肝功能亦多随之恢复或好转。

本方以白芍药为主药，取其柔肝止痛，敛阴养血，为治肝脾不和，肝气郁滞之要药。适用于肝气不和所致的胸腹疼痛、痛经、手足拘挛等症。日人吉益东洞氏谓："白芍主治结实拘挛也。"以白芍能解痉而缓和肝气之"刚悍"，称之谓柔肝。

从临床观察，慢性或迁延性肝炎一般都出现肝气亢盛，肝脾不和之证候。如头昏，目干，五心烦热，烦躁易怒，胁痛，腹胀，疲乏无力等。肝藏血，体阴而用阳，肝气亢逆，则化热而伤血，血热外溢，故出现蜘蛛痣，肝掌。少数病人还出现鼻衄、齿衄等。不少妇女患肝炎有月经不调，随着肝炎治疗的好转，月经亦随之恢复正常。故在治疗本症时，必以柔肝止痛敛阴养血的白芍为主。方中柴胡疏肝，枳实理气，协同芍药以平肝气之横逆，和以甘草敛肝阴缓肝急。如胃脘痛，肝气偏亢横逆犯脾则出现消化功能紊乱症状，腹胀便溏等，为部分肝炎病人的常见症状，故用白术、茯苓以健脾。

在临床上运用本方的增减化裁颇为重要。如肝气亢盛化热和脾虚化湿同见，在治疗中必须分清主次。如以肝气热为主，应加清肝平肝药物，以脾虚为主，必须加健脾之药。否则用药不当，不仅无效，反而产生不良作用。

肝二方： 当归 20g　赤芍 15g　生地 20g　丹参 20g　丹皮 15g　桃仁 15g　柴胡 15g　甘草 10g

适应证：慢性肝炎、迁延性肝炎见下列症状者。

1.肝区、脾区（左、右季肋部）有顶、胀、热、痛之感，心烦易怒，掌心热红紫，目干，视物不清，有时齿衄、鼻衄，面色黧黑，妇女月经异常，经行发热。

2. 舌质紫，有瘀斑，口唇紫，有蜘蛛痣，脉弦有力。

3. 肝大或脾大，肝功能有改变。

本方适用于慢性肝炎、迁延性肝炎有瘀血体征者。"肝藏血"，"肝为刚脏"，"肝在志为怒"，喜条达，恶抑郁，故肝气郁则烦躁易怒，肝瘀血热则妄行外溢出现蜘蛛痣，齿衄、鼻衄，面色黧黑，掌心红紫，舌紫瘀斑，肝气郁而化热则胁下有顶、热、痛之感。

本方为活血化瘀之剂，但见典型血瘀症状即可应用，不必悉具。瘀血肝肿大，则用真武汤加活血之剂往往收效满意。

血瘀的辨证有时明显，有时不甚明显，应用本方时，当根据舌紫暗唇青等。瘀血作痛系由气血瘀滞所致，"不通则痛"，其特点是，"痛有定处"，"痛处拒按"，可作为辨证的依据。

肝三方：人参 15~20g　黄芪 30g　当归 25g　白芍 30g　白术 20g　茯苓 20g　枳实 15g　郁金 15g　丹参 15g　山楂 15g　甘草 15g

适应证：用于慢性肝炎见下列证候者：

1. 病程久，体质瘦弱，呼吸气短，体衰乏力，食纳欠佳，腰酸腿软，眩晕耳鸣，脘腹胀满，便溏，胁痛。

2. 无里热证（间或有假热现象，如口干苦，尿黄，脉虚数）。

3. 肝脏肿大，肝功能有明显改变，舌苔白润或腻，脉弦细无力。

本方应用于病程久，病人身体虚弱，腰胁作痛，无里热证者。其功效为益气补血，疏肝理脾，寓消于补之中。适用于慢性肝炎见上述症状者。肝炎病人除湿邪郁壅实证者外，亦常见虚证，如胀满、嗳气、不思食、便溏等。

另外，清阳不升，浊阴不降可见眩晕、耳鸣，苔白或腻。若脾气虚失于运化，气血不足可见倦怠乏力，面黄不泽，脉沉细无力等，均可用此方治之。

本方黄芪、人参大补肝经生升之气。黄芪性升对于肝弱而不升之病情最为适宜，故以黄芪为主药，助以人参加强其补气升清之作用。气弱则血不足，故辅以当归、白芍养肝之体以助肝之用（肝体阴而用阳），肝气弱不疏，则气自留结，故用枳实、郁金、丹参等疏其壅滞，参、芪与枳、郁同用"补而不滞邪，通而不伤正"，同时重用参、芪，辅以归、芍，又具有"阳生阴长"之妙，更增强了益气补血之作用。

肝四方：醋炙鳖甲 40g　白芍 40g　当归 25g　郁金 15g　红参（或党参 50g）15g　丹皮 15g　青蒿 20g　生地 30g　丹参 20g

适应证：慢性肝炎、肝硬化、脾功能亢进。以下症状：为应用本方之依据。

1. 头昏，疲倦，手足心热，两胁胀痛，腰酸乏力，肝掌、蜘蛛痣，面色不华，口唇紫，舌紫无苔，腹胀，鼻衄或齿衄、吐血、便血，脉弦滑或数。

2. 肝脾肿大，尤以脾肿大为明显，另见血红蛋白、红细胞、白细胞、血小板降低。

本方具有益气补血，育阴软坚的作用。以鳖甲为主药，具有滋阴潜阳，散结消癥之作用。古人谓治胸胁积聚作痛，或久疟、疟母等症。疟母即脾肿大，故本药为治脾肿大之主药，辅以人参补气，当归、白芍与鳖甲、郁金、丹参合用则"补而不滞，消而勿伤"，此消补兼施乃治癥积之大法。

本症若兼出血，如吐血、便血等，则于方中加入小蓟、藕节、地榆、血见愁、仙鹤草等止血之品。如气虚体弱，可加黄芪 25~40g，人参 15g。

李昌源

解郁岂止疏润，安脾亦即补肝

李昌源（1916~2001），贵阳中医学院教授

三期三法辨治原则的具体内容是将慢性乙肝分为前、中、后三期，并根据各期的主要病机和临床拟定出治疗三大法则及常用方药。

前期的主要病机为肝胆湿热，疫毒蕴结，症见胁痛较重，呈胀痛性质，持续不止，神疲乏力，心烦失眠，口苦咽干，呃逆食少，甚至食入即吐、肠鸣腹泻，或腹泻与便秘交替，舌质红、苔黄少津，脉弦细数，其治疗大法是清热解毒，利湿疏肝，方选柴平汤与甘露消毒丹合方化裁，酌加板蓝根、大青叶、山豆根、青蒿、丹参、郁金、蛇舌草、鸡骨草、田基黄、碧玉散等。

中期的主要病机为脾虚肝郁，湿阻阳遏，此期病机重点与急性无黄疸型肝炎肝郁脾虚不同，属脾气先虚，以致肝木相乘，如《素问·五运行大论》所谓"其不及，则己所不胜侮而乘之"。症见胁痛不甚，喜温喜按，食少纳呆，尿清便溏，舌胖淡或有齿痕，苔薄腻，脉左关弦而右关细弱或两关弦细，其治疗大法为健脾疏肝，温中燥湿。方选四逆散与香砂六君子汤合方化裁，酌加黄芪、怀山药、苍术、楂肉、香附、青皮、九香虫等。四逆散方中，柴胡、枳实、白芍、甘草的用量应大致相等，如便溏而无下重坠胀感时，枳实麸炒宜减半或换用麸炒枳壳。

后期的主要病机为肝肾亏虚，瘀血内停，症见胁痛隐隐，头晕目眩，夜寐不安，目涩耳鸣，腰膝酸软，舌瘦苔少，脉细，尤以左关尺沉细无力，其治疗大法是滋水涵木，疏肝解郁，方选四逆散与一贯煎合方化裁，酌加温肾而不燥之品如淫羊藿、巴戟天、肉苁蓉及女贞子、旱莲草、赤白芍等。有血瘀阻者，症见胁痛如刺，痛处不移，肋胁下或见痞块，舌质紫暗或见瘀斑，脉沉细涩，其治疗大法为通络活血，行气化瘀，方选四逆散与桃红四物汤合方化裁，酌加丹参、郁金、三七、蜂房、蜈蚣、坤草、鸡血藤等。

三期三法只是一种大致的划分，临证可两法甚至三法同用。

李氏除按"黄疸"、"胁痛"等辨证分三期三法加常用方药对慢性乙肝进行论治外，还采用辨证与辨病相结合的思路，在免疫调节，抑制HBV，恢复肝功能，纠正蛋白倒置等方面进行辨病用药。根据他的经验：凡HBsAg、HBcAg、HBeAg持续阳性者，属HBV复制活跃，用白花蛇舌草、半枝莲、鸡骨草、虎杖（便溏者不宜）、蒲公英、地丁、山豆根、苦参、丹皮等可促使其阴转，其中苦参、丹皮，对HBsAg转阴率效果理想；ALT升高者，多因HBV损伤肝细胞所致，以板蓝根、大青叶、车前草（鲜品尤佳）联用，其降酶效果显著：TBLL>50mmol/L者，酌加赤芍、红藤、田基黄；TTT、TFT升高者，属瘀血阻滞，瘀轻者酌加丹参、郁金、蜂房，重者酌加坤草、三七、蜈蚣；A/G比例倒置者酌加炙黄芪、太子参、白术、当归、阿胶、鸡血藤；无症状慢性乙肝，多属中医所称的正气虚损，治当调节其免疫机制，酌加黄芪、绞股蓝、太子参、黄精、白芍、鸡血藤等。

滥用苦寒偾事，温通助阳正误

一般治疗病毒性肝炎多主清热解毒而施以苦寒之品，这在原则上是对的，但"物无美恶，过则为灾"，由于滥施苦寒重剂，以致酿成种种医源性坏病。就临床所见，除肝炎早期或黄疸较显著者施以清热解毒较为有效外，对慢性肝炎或乙肝病毒携带者、无症状性肝炎等，苦寒清解非但收效不著，甚至会越清越剧。究其原因，是只看到疫毒热邪为患的一面，而忽视了脏腑气机升降出入及阴阳平衡。苦寒之药用之过度会郁遏肝脏升发之气，同时又会戕伤脾胃阳气，使纳化呆滞，运化不及，从而出现升降乖戾，气机逆乱之候，因此，对滥用苦寒的治疗应"补火以生土，祛浊以生清"。临床体会随证少佐干姜或仙茅、淫羊藿，取其能走能守，温脾灵动之性，既防滋脾黏腻之偏，又鼓舞脾阳升发之气，与脾性颇相适宜，用之得心应手。

解郁岂止柔润，宣达芳化去湿

"郁"是病毒性肝炎的一个十分重要的病理机制。致"郁"的因素除肝失疏泄，湿闭清阳外，还有误用或过用阴柔之药。由于受"肝为刚脏，非柔润不能调和"的影响，往往过用阴柔之药，但病毒性肝炎所出现的阴虚与热病伤阴之阴虚有本质的不同，热病伤阴是热邪直接灼伤阴液，病毒性肝炎则是木不疏土，土壅失运，治当调脾补肝。再者，"湿"是致病主邪，故临床用药当注重化解，应以宣达芳化为法，使上焦能散，中焦能化，下焦能渗。甘露消毒丹即为宣达芳化的代表方，该方用藿香、佩兰芳香化浊以去湿，白蔻温中焦之阴，湿为阴邪，得温则化，得阳则宣，苡仁、滑石渗湿，湿邪重者，可配五苓散治之。

疏肝当分虚实，实脾亦即补肝

疏肝是治疗病毒性肝炎的常用方法之一，但疏肝应着重辨证，分清虚实，实际上肝虚不能疏土的情况相当多见，若以虚为实，概以疏肝之法治之，则犯虚虚之戒，肝炎日久，必及于脾而成肝脾两虚，轻则肝气郁滞而胁痛，进则肝络瘀阻而成"痞"，再则土薄木贼成"臌"，故治疗以调补肝脾为法，只疏肝而不实脾不可取，实脾就是治本，实脾就是治肝，实脾一则可使脾气旺盛，杜绝病邪入侵，二则可养肝体，使肝用复常而正胜邪却，实脾并不能单纯理解为补脾，而应以辛通、香透、温运、淡渗，并调以苦泄，才能使三焦宣达，决渎通行，郁滞得开，才能使脾阳复运而不他传，另外，脾以升为顺，以运为健，当在辨证方中酌情佐以升品，如升麻、柴胡、桔梗、陈皮等，引而行之，可起到升提助运的作用。

郭谦亨

邪滞胆腑，主以通泄

郭谦亨（1920~ ），陕西中医药大学教授

气郁邪结

主症：右上腹轻度或间歇性隐痛，有时出现阵发性绞痛或窜痛，并多在情志不畅或过食油腻之后而发作或痛甚，病者多急躁易怒，常恶心口苦、纳差或食后脘闷不适，寒热不显，无黄疸，右上腹有轻度压痛。舌红、苔薄白或微黄腻，脉沉弦。或 B 超显示有结石存在。治法：利胆解郁，化石通结。方药：解郁通结汤。

柴胡 9g　郁金 9g　川楝子 9g　枳壳 9g　木香 9g　白芍 9g　黄芩 9g　滑石 9g　金钱草 30g　甘草 3g　元明粉分冲，9g

加减法：有黄疸者，加茵陈 15~30g；大便秘结者，加大黄 9~15g；大便次数多者，去元明粉，加火硝 2.4g；小便不利者，加木通 6g；绞痛甚者，加延胡索 9g，青皮 6g；呕吐甚者，加法夏 9g，竹茹 9g；血瘀者，加丹参 15g，桃仁 6g；气虚体弱者，加太子参 15g。

本方有疏肝利胆，理气解郁，通结排石的作用。"六腑以通为用"，"不通则痛"，故所用的药主在理气通降、导之下行。方中木香、枳壳、川楝理气；柴胡、白芍疏肝；芩、茵清热利胆；甘草配芍药以缓

挛急；更以金钱草、滑石、郁金开郁散结排石，并借元明粉软坚消结而通降，或佐以大黄荡涤下行，导石从大便而出，以达石去病除的目的。新订消石散：

火硝10g　郁金10g　滑石10g　三棱10g　乳香10g　没药10g　明矾10g　熊胆10g　甘草6g

上药共为细末，贮瓶内，每服3~6g，日服2~3次，用金钱草15~30g煎汤调服。

本方有行气散结，清热胜湿，消瘀化石的作用：方中以硝、矾二药，一入血分消坚，一入气分化结。主以郁金、熊胆，一行气消瘀，一清胆化石。更助以三棱、乳、没可增强其行气消瘀，散结止痛的作用。用甘草以缓急，滑石、金钱草以清热利胆，导浊下行，共达郁解结消的目的。

湿 热 蕴 结

主症：轻者，中右上腹隐痛，并有压痛。可见轻度黄疸，纳呆、口苦、嗳气、发热、怕冷、便秘、尿黄、舌红、苔黄腻。重者，持续胀痛，或伴有绞痛而阵发性加重，多在饮食不节或过食油腻后诱发，压痛明显，中右上腹局部肌肉挛急，并可扪到肿大的胆囊。高热，畏寒，胸腹闷胀、口苦呕恶，厌食，大便秘结，小便短赤。或见黄疸，舌红、苔黄腻，或舌质深红、苔黄糙，脉弦而滑。治法：清胆利湿，行气散结。方药：茵陈利胆汤。

茵陈30g　黄芩12g　山栀12g　龙胆草9g　板蓝根30g　木香9g
金钱草30g　大黄后下，9~15g　元明粉9g

加减法：热甚者，加黄柏9g，蒲公英30g；胆囊肿大显著者，加丹皮9g，赤芍9g；痛剧者，加延胡索9g，乳香6g，没药6g；小便短赤不利者，加滑石 18g，木通 9g。

本方以茵、栀、芩、板蓝根、胆草清胆热；以木香、枳实、郁金理气解郁；金钱草协同茵、栀、芩有增强清胆利湿的作用；硝、黄软坚通下，荡涤热浊。诸药协同，可收清热利湿，理气泄结的功效。

热毒蓄积

主症：寒战高热，黄疸，腹胁绞痛，并有压痛而拒按，肌肉挛急，口干唇燥，大便秘结，小便短赤，舌红绛，苔黄燥，脉弦滑数或细数，甚或谵妄、神昏，或精神委顿，肤冷自汗、血压下降。治法：泻火解毒，利胆养阴。方药：清热解毒汤。

茵陈 30g　山栀 12g　黄芩 12g　大青叶 15~30g　龙胆草 15g　生地 30g
丹皮 12g　败酱草 15~30g　柴胡 9g~15g　郁金 9g　川朴 9g　大黄 9~15g
元明粉分冲, 12g　犀黄丸分服, 3g

加减法：出现神昏、谵语，为热毒传心，方中去犀黄丸加安宫牛黄丸二丸分服；口干渴甚，舌质深绛，为热极伤阴，加玄参 12g，麦冬 12g，芦根 30g，以加强生津养阴的作用；如见肢冷，脉沉细，为热深厥深（但必有舌绛而干，腹热如焚，脉重按至骨而有劲急之象），方中加石膏 30g，知母 9g，甘草 6g，另用人参 9g 单独煎服。

若体温下降，汗多而凉，脉象微弱，为正虚邪陷，阴损及阳的危象（相当于西医学之休克），速以参附龙骨牡蛎汤煎服，待阳回脉复，再按证立法，或继以调阴养阳。

本证为湿热与郁火相合，毒热蓄积，热腐化脓的危重证候，故以大青、芩、栀、败酱等泻火解毒，更用犀黄丸以强化其解热毒之作用。热盛必灼营阴，故以生地养阴滋液，丹皮清营凉血。热毒蓄积于胆，则以茵陈、胆草利胆清热，柴胡、郁金、川朴理气解郁，佐以硝、黄涤邪荡热。合而成为泻火解毒，利胆理气，清热养阴之剂。

从上列三个证型可以看出：气郁邪结证，属于单纯性的胆石症或合并有胆囊轻度炎症；湿热蕴结证，是属于胆道重度炎症，或合并有胆道结石。而热毒蓄积证，则是胆石症急性梗阻，感染合并有胆道蓄脓、积水、坏疽，甚至穿孔等危急证候，这三者的发展变化是为互为因果，相互转化的。即气郁邪结，郁久化火，阻塞胆道，则可形成湿热蕴结证。如湿热蕴结不解，则可形成热毒证。因此，在治疗上必须谨守病机，因势利导。对湿热和热毒证，治疗上首先是以清热利湿或清热解毒为急。但当湿热清，火毒除而转入气郁邪结，病情稳定时，则应根据正气强弱，适当地以解郁排石为主。此间缓急先后，务必严加注意。

治疗中还应注意以下几个问题。

1. 本病临床表现多为肝胆实证，一般不宜用参、芪、姜、枣等甘温药物，至于甘腻酒肉辛辣等食物，即使在病愈后，亦须忌用或少用以免复发。

2. 本病以肝、胆为主，但治疗时，应注意到脾胃。一方面因本病多湿热郁阻，所以疏肝利胆，必须清化脾胃湿浊。另一方面，过多使用苦寒药物，也易损伤脾胃，妨碍其运化，以致留湿不去。所以，在苦寒清泄药中，须稍助以醒脾开胃之品。

3. 通利二便，是治疗中的关键之一。祛邪必须有出路。

邪出之路，不外汗、吐、尿、便。而二便乃是本病病邪外出之路。况且在病程中，多有二便不利，所以通下之药在所必用，但以经常保持二便通利为度。

4. 胆石的不同类型及分布与治疗也有一定的关系。临床体会是：从分布部位来说，肝管内结石，以中药排石为优。在胆管的结石，较之在胆囊的容易排出。从结石类型来说，凡泥沙样结石，较之其他结石易于排出。从体积来说，凡横径在1cm左右者较易排出。如果结石过大，位于胆囊，尤其是胆囊收缩功能不良者，药物排石就较难成功。

5. 泥沙样结石，用药虽易排出，但由于与肝化生"精汁"的功能失常有关，所以在治疗中一般持续时间反较长。于排石后，还应积极调理肝的化汁功能，才可避免反复，彻底治愈。

6. 临床实践证明，单独使用"解郁通结汤"，以疏肝利胆，通结排石，疗效常不尽满意。如配合消石散，以行气散结，消瘀化石，二者协同，则不但加强排石作用，而且大大减轻排石时的疼痛。

7. 本病属于急腹症，特别是重病例，要从时间上抢生命！所以诊断必须谨慎、准确、迅速，绝不能掉以轻心。治疗也不能固执一法。如长期用药无效而病情危重者，严重梗阻、中毒性休克、结石过大，肠道瘢痕化、狭窄、结石，与胆囊壁粘连，以及胆囊积脓、积水、坏疽，甚至穿孔等，必须中西医结合治疗，或先行手术，脱险后，再根据病情予以治疗。

张志雄

二金茵积黄汤治疗胆道疾病

张志雄（1916~1991），第二军医大学长征医院主任医师

笔者从师张志雄教授十余年，体会到张老以二金茵积黄汤治疗多种胆道疾病，一方面多用，灵活变通，确有独到之处。临床实践证实，凡右上腹、右胁疼痛，黄疸或B超提示胆囊炎胆石症，胆囊息肉，胆道蛔虫等等，中医辨证属肝郁气滞，湿热交阻者，用该方均能收到良好的效果，而且重复使用同样有效。

二金茵积黄汤

金钱草 15g　郁金 15g　茵陈 15g　枳壳 15g　生大黄 9g

随症加减：疼痛剧烈者加制香附 6g，炙延胡 9g；发热重者加丹皮 6g，土茯苓 15g；呕吐者加姜半夏 9g，苏梗 9g；湿重者加苍术 9g，白术 9g，厚朴 6g；谷丙转氨酶升高者加白花蛇舌草 15g。

张老认为，胆为中清之腑，喜疏泄，恶壅滞，故凡治胆道疾病必不离疏泄清利之品。同时还认为，山栀虽能清热利胆，但其性苦寒，易伤胃引起呕吐，而胆道疾病已有胃中空虚，客气动膈之象，故多不用。

方中茵陈清热利胆，治湿热黄疸。《本经》："主风湿寒热邪气，热结黄疸。"《别录》："治通身发黄，小便不利。"现代研究证实对消退黄疸和缩小肝脏有明显作用。金钱草辛凉，清热利尿，消肿退黄。郁

金一味,《本草备要》谓有行气、解郁、泄热、破瘀、散肝郁之功,近代研究认为对止痛、退黄,使肝缩小有较好的效果,对降低转氨酶,提高血浆白蛋白亦有效。枳壳有破气消积之力,治胸痞,胁胀食积,恶心,呕逆。大黄下瘀血寒热,破癥瘕积聚,通利水谷,安和五脏。诸药合用,共起疏肝利胆,行气解郁,通腑退黄的作用。

一、胆道术后综合征

胆道术后综合征,又称胆道切除术后患者"痛苦的明天"症候群。张老认为,本病多因手术后气血未复,脾运失司而致湿热交阻,气机不畅,用二金茵枳黄汤,一则清利湿热,二则疏肝利胆,三则调畅气机。

刘某 男,60 岁。患者右上腹阵发性绞痛伴发热黄疸,住院检查诊断:蛔虫性总胆管梗阻伴感染、肝右叶囊肿。于 1983 年 3 月 25 日行胆总管切开取石引流术。手术后 10 天,发热,体温 38.8℃,黄疸不退,黄疸指数 81U,总胆红素 150.5μmol/L,血浆白蛋白 27g/L,球蛋白 38g/L,白、球蛋白明显倒置,谷丙转氨酶 118 单位,甲胎球蛋白试验 1/10 阳性。中医会诊:患者右胁胀痛,肝热,目黄,溲黄,一身尽黄,纳谷不馨,神疲懒言,脉来弦数,舌质红,舌苔黄腻。术后气血两伤,脾运失司,胆失疏泄,胆热液泄,溢于肌肤发为黄疸。治拟清热利胆退黄。处方:

茵陈 15g 金钱草 15g 生大黄 9g 炒枳壳 15g 郁金 15g 全当归 9g 赤白芍各 9g 车前子 30g 茯苓 15g 焦谷麦芽各 15g 焦山楂 9g 大枣 7 枚

服药 1 周后疼痛消失,体温 37.6℃,食欲始增。2 周后复查肝功能,黄疸指数 35U,总胆红素 66.7μmol/L,血浆白蛋白 32.5g/L,球蛋白 22.5g/L,谷丙转氨酶 40U。再行调理脾胃,以扶后天之本为主,治疗 3 周，症状全部消失，肝功能恢复正常，痊愈出院。

胡某 男，49 岁，工人。患者因间歇性右上腹隐痛伴皮肤发黄 2 个月，于 1984 年 1 月 6 日入院。经多方检查，确认为原发性胆管结石、萎缩性胆囊炎。行胆道取石术，术后 2 周黄疸不退，谷丙转氨酶 400U 以上，用西药治疗效果不明显。中医会诊：患者切口已拆线，愈合良好，轻度胁痛，皮肤巩膜黄染，纳呆泛恶，精神疲惫，脉弦缓，舌质红，舌苔黄腻。诊为脾胃肝胆湿热交阻。治拟疏肝利胆，健脾助运。处方：

茵陈 15g　金钱草 15g　生大黄 9g　炒枳壳 15g　郁金 15g　苍白术各 9g　厚朴 6g　焦米仁 15g　姜半夏 9g　虎杖 15g　大枣 7 枚

服药 2 周后复查肝功能，黄疸指数 4U，总胆红素 6.8μmol/L，谷丙转氨酶 100 单位。随证调治 1 个月，肝功能完全恢复正常，症状消失，治愈出院。门诊随访 1 年无复发。

二、慢性胆囊炎胆石症急性发作

慢性胆囊炎胆石症病人，往往因饮食不节或劳累过度引起急性发作。患者都有胁痛、恶心、不同程度的发热，部分病人出现黄疸、谷丙转氨酶升高。用二金茵枳黄汤加味治疗，同样取得较好的疗效。一般服药 1 周后疼痛减轻，症状缓解。

张某 女，50 岁。患者因参加婚礼餐后突然发病，高热，体温 39.7℃，右胁胀痛伴恶心呕吐，但无黄疸，白细胞 12×10^9/L，B 超证实胆囊炎、胆石症。右胁压痛明显，舌苔垢腻，脉弦数。经用抗生素、输液、解痉等治疗，效果不佳，因病人惧怕手术而来中医科就诊。初诊用二金茵枳黄汤加味，同时加西药抗生素治疗。1 周后病情缓解，停用抗生素，继续中药治疗，巩固疗效。服药第 1 个月每日 1 剂，以后每周服药 5 天，半个月后逐渐改为 1 周 2 次或食过油腻后服药，饮食基本开放。门诊随访 6 年未复发。

三、胆道蛔虫症

胆道蛔虫症患者，以右上腹阵发性绞痛为主要特征，同时可伴恶心呕吐，个别病例出现黄疸。一旦明确诊断，张老在二金茵枳黄汤中加用乌梅、川椒目、贯众，每每奏效。

陈某 女，42 岁，工人。患者在慢性胆囊炎胆石症急性发作，于 1983 年 9 月 2 日急诊入院。当日于硬膜外麻醉下行胆囊切除 + 胆总管探查"T"型管引流。术后患者持续发热，体温波动于 38~38.8℃，腹痛如绞，呕吐。"T"型管胆道造影提示，肝总管及胆总管各有 1 条蛔虫影，胆总管下端通畅。中医会诊：患者术后 3 周，发热不退，精神软弱，不思纳谷，泛泛欲恶，脉弦数，舌质红，苔薄腻。肝郁气滞，郁久化热，用二金茵枳黄汤加炙乌梅 9g，川椒目 3g，贯众 9g。1 周后疼痛减轻，体温降至正常。巩固服药 1 周后，病情稳定，于 10 月 10 日出院。1 月后，病情又有类似发作，门诊用同样方剂治疗获效。随访 3 年，病情稳定。

（朱秋琴 整理）

傅再希

肝胆要药为虎杖，通降良方小陷胸

傅再希（1899~1984），江西中医药大学教授

一、虎杖为肝胆病要药

虎杖入药，远在 1200 年前中医学即有过记载，诸家本草，皆盛赞其治暴癥之功。曰："腹中暴癥，坚硬如石，痛刺，不治百日内死。"治法只用虎杖一味，酒浸服。并云："此方治癥，大胜诸药。"

1970 年 10 月，余在南昌医疗服务站工作时，省交通邮政局职工林某，男，40 余岁，患右上腹部肿块如鹅蛋大小，按之作痛，自诉起病不到两月，某院疑为慢胆囊炎、胆囊肿大，建议手术治疗。患者因惧怕开刀，改服中药。余想此当属中医所谓暴癥，遂处方用虎杖 10g，锉碎浸烧酒 500g，密封 1 周后，开瓶取服，每次大约 50g，日 2 次。药酒服完后又来我处复诊，肿块已较软，按之亦不甚作痛，嘱原方再服 1 剂，肿块竟已全消，随访至今，未见复发。自后余治肝胆疾患，常在辨证的基础上加入虎杖，每获良效。

二、小陷胸汤加味在胆道疾病中的运用

余族妹如凤，年方及笄，即患上腹部剧痛，在床上乱滚，手足厥冷，呕吐黄水苦水，必痛过三四日，才逐渐缓解，停止。但不过两三

月，又复如此，已两三年。时余尚在老师处学医。其祖母嘱余带往就诊，时值间隔期间，并未发作。先师详细询问，诊察其脉，但云肝胃气痛，胆火横逆。方用：

全瓜蒌 15g　川连 6g　姜半夏 9g　党参 9g　泡吴萸 4.5g　黄芩 9g
麦冬 9g　白芍 9g　枳壳 6g　甘草 3g

10 剂，焙研为末，用极稀面糊和丸如梧子大，每服 9g，开水送下，早晚各 1 次。当时告余曰：此方治肝胃气痛有特效，往往可以断根，但必须用黄连以降胆火，用瓜蒌以宽胸膈，用半夏以下逆气，此 3 味是治此症必不可少之药，同时用黄芩以佐黄连，枳壳以佐瓜蒌，麦冬以佐半夏，白芍以调和营卫。所以用吴萸、党参者，以温养胃气，不使苦寒之药太过伤胃。但吴萸必须用贵州出产的，带褐绿色，味苦温而不辛辣。凡温药多上升，惟独此药温而能降。故用之此症最宜。又古人用吴萸多合人参，《伤寒》《金匮》诸方皆是如此。同时必须注意，假使缺乏贵州吴萸，宁可不用此味，万不可用他处所产秦椒之类的吴萸代替，只有辣味而不能苦降，反致误事。又言服此而痛苦不能减轻者，每剂可加甘遂 2.4g，同制丸服。余当时怀疑方中有甘草，可否加甘遂，师言无妨，《金匮》甘遂半夏汤已有先例，况此制成丸剂，其中含药量极轻，决无妨碍。余当时偕如凤回来，将此方交与其祖母，嘱其遵方制服。乃服不到 1 剂丸药，已不剧痛，虽或偶然发作，亦甚轻微，且间歇的时间甚长，效验较著，乃接连服两三剂，病遂断根。

后不数年，先师归道山，余亦离开师门，独自开业，兼涉一些西医书籍，知中医所谓肝胃气痛，多属西医学所谓胆结石等，余用先师此方治疗胆结石，每获良效。胆绞痛发作时，宜先服汤剂，间歇期间，改用丸药，以图断根。若推而广之，加减运用，对急、慢性胆囊炎及胆道蛔虫等胆道疾患，亦有良效。余因得先师心传，复经数十年临床之验证，确然有效，不敢自秘，故特为书出，转告后学。不过吾师所谓加甘遂的丸法，因未遇此等顽固病例，故未用过，姑亦载录于此，以备需要时选用。

（傅幼荣　整理）

程亦成

着眼升降，治疗慢性胆囊炎经验

程亦成（1926~　　），安徽省徽州地区医院主任医师

慢性胆囊炎为一常见疾病，大体属于中医胃脘痛范畴。主要表现胃脘部或偏右处胀痛、恶心、不喜荤腻等。

本病病机，余以为实乃胆降之用失常。肝为乙木，胆为甲木，两者一升一降，互为表里。肝升助脾之升清，胆降助胃之降浊。经云："邪在胆，逆在胃。"若胆失其通降，则胃脘痛、恶心呕逆诸症作矣。

本病治疗，余着重通降之法。常以川郁金、川朴、枳实、陈皮、半夏、茯苓、麦芽为基本方。取郁金、枳、朴降气舒郁，助胆之用；二陈和胃；麦芽不仅有消导功能，且有疏利肝胆作用。古有以大麦苗或麦芽单方治疸者，余曾屡试之于小儿黄疸，多效。故肝胆病余每喜重用麦芽。若胸脘痞胀者，加广木香、佛手片，量不须重，3~5g即可；舌边略偏紫者，是气滞将成血瘀之征，须加香附；呕吐而苔白滑者，可用吴萸1g，黄连2g，呕逆自平；苔白腻而欲呕是有湿困之象，宜加白蔻，不用砂仁；苔黄口干有热象者，选用黄芩、制大黄；伴有结石，可加金钱草；如属泥沙样结石，加用白矾12g，甚效。如泥沙样结石女性患者程某，31岁，曾在本院外科住院治疗，经两个月而黄不退，自动出院求余诊治，见其面色黄晦，目黄如金，右季肋隐隐作胀不痛，肤痒，苔白厚微腻，或恶心，大便不畅，脉细缓。

茯苓 10g　川郁金 10g　川朴 10g　法半夏 10g　金钱草 20g　白矾 2g
广皮 5g　广木香 3g　鸡内金 5g　炒麦芽 30g

半月后，黄渐退，肤痒减，大便淘洗出黑棕色泥沙样颗粒甚多。复诊守原法，连续服用二月后，目黄已退，面色红润，纳增神旺，胁胀平矣。

胆囊炎发作不剧者，余以上法治之；即发作剧者，如无逆象出现，治疗大法亦不外此。不因高热、血象高而投大量苦寒，徒伤胃气。如：患者孙某，女，35 岁。于 1983 年 5 月 4 日因脘痛发热两日而来我科诊治。主要是脘右隐隐胀痛，拒按，背胀，发热微感恶寒，恶心，厌油，不思进食，神疲懒言，苔白，脉细数。体温 39.8℃，白细胞总数 $18 \times 10^9/L$，中性 90%。外科会诊为急性胆囊炎。收住观察病室，专用中药治疗。

茯苓 10g　法半夏 5g　广皮 5g　川郁金 10g　黄芩 10g　炒谷麦芽各 10g　炒枳实 10g　鸡内金 5g　川朴 10g　青蒿 10g　佛手片 5g　金钱草 15g

二剂，日夜各服一剂。入夜，体温上升至 40.2℃，因其一般情况尚好，未加用西药，继续观察。次日凌晨三时许，汗微出而热度下降至 38℃，8 时体温已降至正常，精神亦见好转，复诊而去。

又本病痛剧者，余取阳陵泉或胆囊穴针刺，效果不甚满意，改取胆经丘墟穴，常见到有立竿见影之效。

慢性胆囊之诊治，余尚注意以下两点。

慢性胆囊炎有与胃病不易区别者，或造影检查无胆囊炎之征而胃镜检查胃部确有疾患者，但有右脘胀痛、恶心、不喜油腻之症，皆可以上述方法治之。余临床常胃脘痛患者多年从胃治不见效而以胆治收功。尝有一外县教师，素有胃脘痛之恙，初诊从胆治之，症减。返后遂往外地做造影检查，胆囊无明显变化，他医作胃治之，反复不愈。

两年再来余处诊治，作"B超"检查，慢性胆囊炎之征始显，仍从胆治两个月而愈。《临证指南》中辟有"木乘土"一门，华云岫解释说："因呕吐不食，胁胀脘痞等患，恐医者但认为脾胃之病，不知实所肝邪所致。故特为提出，以醒后人之目耳。"寥寥数语，对临床确有指导意义。

本病常易复发，虽服药二三日可见效，但若求其巩固，还须坚持较长时间。余常以两个月为期，并嘱须注意气候、饮食、情绪、劳倦诸方面的影响。又有春末至长夏，江南多雨，胆病尤易复发，即《内经》所谓"仲夏善病胸胁"。嘱患者倍加小心，预防复发。

俞慎初

胆道疾病效方加味五金汤

俞慎初（1915~2002），福建中医药大学教授，著名中医学家

"加味五金汤"是俞慎初教授在长期临床实践中创制的经验方。
组成：

金钱草 30g　海金沙 15g　鸡内金 10g　金铃子 10g　川郁金 10g　玉米须 15g

该方具有清肝利胆，化结排石之功效，临床主要用于肝胆湿热蕴结而引起的肝胆结石、胆囊炎症的治疗。

俞老认为，肝胆湿蕴化热，湿热交蒸，常出现脘胁胀痛如灼，尤以右侧脘胁疼痛较剧，每伴有胸闷口苦，嗳气泛恶，溲赤便结，或兼见黄疸，或热灼汁成石。此证多见于胆道感染或胆石症患者。俞老常运用清肝利胆法，并以经验方加味五金汤治之。加味五金汤中金钱草、海金沙、玉米须，有较好的清肝胆湿热，利水退黄排石作用，这三味药用量均在 15~30g，较其他药物用量多，体现了本方着重于清热通利。鸡内金有健脾胃、消食滞、止遗尿、化结石的作用。鸡内金的化坚消石之功，已为医家们所重视。俞老临床治疗胆石症，鸡内金是必用之药。加味五金汤是以金钱草、海金沙、鸡内金、金铃子、川郁金、玉米须等 6 味为主药，临床上常根据具体病情随症加减。如伴肝胆结石者加枳壳、川朴根；大便秘

结者加大黄或元明粉；胆区疼痛较甚者加延胡索、白芍、甘草。本方加石韦、猫须草亦可用于急性肾盂肾炎、膀胱炎、尿路结石的治疗。

李鸣真

夺关需猛将，泻实用巴豆

李鸣真（1930~　），武汉同济医科大学教授

　　胆囊炎、胆石症急性发作时无不伴胁腹疼痛（胆绞痛），乃"痛则不通"也。故治疗方针应围绕一个"通"字，以达"通则不痛"目的，泻下通腑为必不可少之大法。患者常谓腹泻一次，痛减一分；如能畅泻，痛可大减；如不泻下，则疼痛难减。根据少阳阳明合病辨证，多用大柴胡汤加减，且重用大黄通下，效果良好。然而，大黄复方味苦难咽，对呕吐患者难以发挥药效，此时可给服生巴豆末约 100mg（合半粒），既可免刺激呕吐，又可及时导泻，常能取效。如投药 4 小时未见排便，可再用一剂，以日泻 4~5 次稀便为宜。待便通呕止后，再易以大柴胡汤加减，病人既易受纳，亦符合肝胆实热病机。或谓，巴豆辛热，用治里实热证，不啻如火添薪？殊不知巴豆性猛峻下，具斩关夺隘之功，重在泻实。用治寒实，效如桴鼓，自不待言；然治实热，属实结而生之热，取通之义，一旦实邪得下，热无所附，亦易清解。动物实验表明，大黄、巴豆均具利胆功能，有利于除解胆道梗阻。

魏长春

六腑通为用，金钱开郁方

魏长春（1898~1987），浙江省中医院主任医师，临床家

余治疗慢性胆囊炎患者，常用自拟金钱开郁散（四川金钱草、郁金、柴胡、枳实、白芍、生甘草、海螵蛸、浙贝母）加减。本方取金钱草清湿热、化结石，郁金行气利胆、活血止痛，四逆散疏肝胆郁气。海贝散一般多认为是和胃制酸之剂。本人基于此两药有化滞散结之功，且慢性胆囊炎患者常有嗳气、吞腐、反酸、脘痛等胆病及胃之症，故用为辅佐之品。若热盛者可加入黄芩、黄连、山栀、苦参、茵陈。若素体阴虚、舌边红而苔燥中剥脱，神倦、眠差，大便干结者，可去海贝散加入增液汤或决明子、白蜜、蒲公英、竹茹、天花粉、玫瑰花等。若素体阳虚或经胆囊切除术，气虚血行不畅，脉细，舌淡或边有瘀点，形瘦肢冷，畏寒者，可予海贝散合当归建中汤、吴茱萸汤。若胆病夹食滞、虫积、右上腹剧痛，用利胆止痛汤剂疗效不佳者，可用乌梅安胃丸、木香槟榔丸各15g，加白蜜30g以滚开水泡后连渣饮用。

慢性胆囊炎急性发作时，其所现之证以湿热型居多，其症有寒热往来，目睛、皮肤、小便色黄，右上腹部阵发剧痛或持续胀痛，大便秘结，脉弦滑数，舌红苔黄腻或灰黄厚腻。按照"六腑以通为用"，"痛随利减"的规律，一般以清解少阳，通利攻下为法，常以大柴胡汤加金钱草、郁金、龙胆草、生山栀、广木香治之。

魏长春

瓜蒌甘寒滑润善理肝燥胁痛

胁痛，有因肝燥成病者，必需凉润。《重庆堂随笔》中载有瓜蒌实，润燥开结，荡热涤痰，夫人知之。而不知其疏肝郁，润肝燥，平肝热，缓肝急之功有独擅也。按瓜蒌实，即今之瓜蒌，此品原为皮、仁合用，故称为实；今则或分或合。其性味甘寒滑润，皮：清肺化痰，理气散结；仁：润肺涤痰，滑润大便；合用之：则上清肺胃之热，宁嗽定喘，涤痰导滞；中开胸膈，宣痹散结，降气除满；下则润肠通便而能开窍（张锡纯称瓜蒌仁善通小便）。长春在王氏之说启示下，常应用于肝病胁痛、胃痛，以及乳痈等，以此为主，适当配合他药为辅，屡获捷效。

李济仁

大法求通，兼顾于和

李济仁（1931~　），国医大师

慢性胆囊炎在治法上要着眼于"通"，兼顾到"和"。胆为腑，以通为用，慢性胆囊炎必有胆汁瘀滞，故有"通腑利胆"为正治之法。但瘀有不同，因热而瘀者要清而通之，药用焦山栀、蒲公英、青黛、黄连、大黄之属；因湿而瘀者，要利而通之，药用绵茵陈、薏苡仁、白茯苓、车前子、飞滑石、木通之属；因气滞而瘀者，要行气开结而通之，药用虎杖、炒枳壳、川朴花、金铃子、合欢花或皮、延胡索、广郁金、香橼或皮、制香附、佛手片之属。若湿热夹杂，气滞血瘀相兼，则数法合用。但慢性胆囊炎多久病伤阴，或数用柴胡类燥热劫阴之品，使阴血亏耗，故药宜刚柔相济，燥润配伍，时时顾护阴血。疏肝时宜加用当归、白芍、细生地等养阴柔肝，监制行气走窜药物之燥性。兼便结者，不能猛攻峻下，可用当归、火麻仁、郁李仁、杭麦冬等润燥滑肠；疼痛甚者，可加大白芍用量（25~50g），配以甘草缓急止痛；湿热重者，口苦、尿黄、苔黄厚腻，可用茵陈50~100g，蒲公英50g，配以黄芩、黄连、黄柏等。治胆切勿忘肝胃，通利兼顾阴血，使补而不滞，使利而不伤。

刘启庭

托里排毒汤治疗慢性胆囊炎

刘启庭（1934~　），山东临沂市中医院主任医师

全部病例随机分为治疗组与对照组。治疗组 136 例，男 62 例，女 74 例；对照组 87 例，男 31 例，女 56 例；常见的发病诱因有情志内伤、过度疲劳、过食油腻等。治疗组合并有胆结石 15 例，脂肪肝 6 例。对照组合并胆结石 9 例，脂肪肝 4 例。

所有病例均符合《内科疾病诊断标准》（1991 年 3 月第 1 版，上海科技教育出版社）所载：①临床症状：右上腹痛，莫菲氏征阳性；有反复发作胆绞痛史；②超声检查可发现结石、胆囊壁增厚、缩小或变形；③X 线检查：腹部 X 线平片，可显示结石，膨大的胆囊、胆囊钙化和胆囊乳状不透明阴影等；胆囊造影，胆囊不显影，显示结石，胆囊缩小或变形和收缩功能不良；④腹腔镜见色泽为灰白色，胆囊缩小和明显粘连以及胆囊变形。

托里排毒汤组成：

黄芪 30g　白术 15g　茵陈 15g　柴胡 15g　大黄 6~10g　蒲公英 30g　炮山甲 6g　苦参 15g　甘草 10g

水煎服，每日 1 剂。有胆结石者加金钱草、郁金、鸡内金、海金沙；脂肪肝者加山楂、丹参、桃仁；病程长者加赤芍、半枝莲、丹参；炎症明显者加龙胆草；不思饮食者加鸡内金、茯苓。治疗期间忌

油腻、辛辣、酒类食物。30天为1疗程，服用2个疗程，疗程期间不休息。对照组服用消炎利胆片（广东中药研究所生产），每次5片，日3次，30天为1疗程，服用2个疗程，所有病例在观察期间停用其他药物。

疗效判定标准　近期治愈：右上腹痛等症消失，B超检查正常。好转：右上腹痛等症基本消失，进食不当偶有反复，B超检查较前好转。无效：治疗后病情无变化。

结果　治疗组与对照组均经2个疗程后统计疗效。治疗组136例，近期治愈76例，好转55例，无效5例，总有效率96.32%。对照组87例，近期治愈38例，好转例，无效13例，总有效率85.06%。经统计学处理，两组间疗效有差异显著。

徐某　女，43岁，工人。1993年5月21日初诊。3个月前因情志抑郁，复加劳累引右上腹疼痛，恶心欲吐，不思饮食，进食油腻之品症状加重，全身疲乏无力。查体右上腹压痛，莫菲氏征阳性，舌质暗红，苔薄黄，脉沉弦。

超示：胆囊8.1（cm）×3.7（cm），壁厚0.6cm，毛糙，囊内模糊。曾到多家医院查治，服用抗菌消炎西药，清热解毒中药汤剂，效果不显，遂来我院查治。中医辨证：正气不足，无力托毒外出。给予托里排毒汤。药用：

黄芪30g　白术15g　茵陈15g　柴胡15g　大黄6g　蒲公英30g　炮山甲6g　苦参15g　甘草10g　赤芍12g　龙胆草12g

水煎服，日1剂，分2次服。服用10剂，右上腹痛消失，余症状减轻。治疗2个疗程，诸症皆失，B超检查正常。随访1年未复发。

慢性胆囊炎属中医的胁痛、胆胀、肝胀范畴，临床上常反复发作。刘老师认为慢性胆囊炎，十二指肠引流有脓细胞，说明内有毒邪。但由于病患日久，脾胃受损，正气不足，无力托毒外出，且多虚多瘀，炎症表现多不明显，此时单纯用清热解毒利湿之剂或抗生素治疗疗效不明显。因此，主张按阴疽治疗，创立托里排毒汤以应用。其中黄芪味甘性温，具有升发之性，不仅温补脾胃，升举清阳，还能鼓舞正气以托毒外出，正如《珍珠囊》说其能"排脓止痛，活血生血，内托阴疽，为疮家圣药。"白术健脾燥湿；柴胡疏肝解郁，理气止痛；茵陈、蒲公英、苦参解毒利湿，有抗菌消炎之效；大黄、炮山甲活血通经，祛瘀止痛；甘草解毒调和诸药。诸药合用，共奏益气托里解毒祛瘀之功。从治疗组病例分析，患者服药后症状改善显著，总有效率为96.32%，明显高于对照组之85.06%，$P < 0.01$，且起效快，作用持久并无副作用。

张志远

应用风药治疗肝胆病经验

张志远（1920~　　），山东中医药大学，临床家

风、肝、气血互用互患，人以气血为本，因风气而生长，风、气血皆统于肝。肝为风木之脏，在天为风，在地为木，藏有形之血，疏无形之气，"风气通于肝"，风和则畅养肝气，调和气血，身强而无病；"诸风掉眩，皆属于肝"，故风淫则直伤肝脏，致肝脏功能失调，气血失和，百病乃变化而生。风、气血相互影响，为病最多，故有"肝病繁多，为万病本贼"的说法，亦是疑难杂症从肝论治的理论基础。而且风药畅气活血调肝，对肝胆病的治疗，也具有极好的疗效。

祛除致病因素肝胆病，特别是慢性肝胆病，多外邪与内伤杂合为病，病机错综复杂。据《素问·至真要大论篇》"必伏其所主，而先其所因"之理，辨证求因，审因论治，祛除致病因素，其疗效较单纯治疗肝胆为胜。

风药治气，风药多味薄气厚，走窜行气，既可行经络肌表之气，又可理脏腑之气，调整上下表里之气。

疏肝行气解郁：肝性主升主动主散，风药有燥、升、发、散的特点，同类相召，可入肝经，疏调气机，升发阳气，助肝胆之用，如逍遥散中的柴胡、薄荷，痛泻要方中的防风。

行气止痛：肝胆病的主症为胁痛，李用粹《证治汇补》谓："当疏

散升发以达之，不可过用降气，致木愈郁而痛愈甚也。"风药能升阳解郁，有些风药善走窜行气或行血通络而有良好的止痛作用，如细辛、白芷、羌活、川芎、僵蚕、全蝎、蜈蚣。

补益作用：在补益肝阴、肝血时，以风药之流动，可增强补药的作用，况且有些风药本身就有补益强壮作用，如五加皮、绞股蓝、鳖甲。补肝阴以魏玉璜一贯煎为代表，张山雷认为，在原方基础上再加一二味理气流动之品，如延胡索或陈橘饼之属，收效更佳。张老每以升麻、牛膝升降气机以流动之，疗效卓著。王泰林补肝血用当归、续断、牛膝、川芎；补肝气用天麻、白术、菊花、生姜、细辛、杜仲、羊肝，即为顺肝性之自然，"以辛补之"的明证。

降气平肝：风药降气，历代诸家论述较少，但"升已而降"为气机升降的基本理论，况有些风药本身就具有降气作用，如羌活"泻肝气，搜肝风"（《本草备要》）；菊花"纳摄下降，能平肝火，息内风，抑木气之横逆"（《本草正义》）；张寿颐云："蔓荆子实虽不甚重，然其性必降"；"按二胡通为风药，但柴胡主升，前胡主降，有不同耳"（《本草逢原》）。故选用风药可平肝降逆，祝氏横推法用桑菊饮治肝阳上亢之顽固性高血压就是实例。风药降气平肝，有助于胆汁的泄降，且风药可疏肝解郁而利胆，故风药可收利胆之功，药如柴胡、威灵仙。

风药治血

风药治血体现在活血和止血两方面。

活血行血：风药多辛温而性轻扬，辛温通阳，开发郁结，宣畅气机，气行则血活；有些风药，特别是虫类药，有确切的活血化瘀作用，如川芎、蜂房、蜈蚣、䗪虫。

止血作用：风药可通过平肝降逆来实现降气止血之功，有些风药本身便具有止血之功，如荆芥炭、地榆炭；有些风药能升散郁火而收止血之效，如防风、升麻。

总之，风药的作用很多，如风药性燥，风胜湿而治湿，不管内湿、外湿皆可用之。肝气犯胃、湿邪阻滞之证，可以羌活、防风配茯苓、泽泻治之。

焦树德

推陈致新气化畅，和中运脾燮枢汤

焦树德（1922~2008），北京中日友好医院主任医师，著名临床家

多年来，在治疗胁痛的过程中，逐渐体会到中医治疗肝病应从整体观出发，根据脏腑相关等理论去进行辨证论治。据此自拟一方，名曰："燮枢汤"。在此方的基础上，再按照辨证论治的要求，随加减变化，经过多年应用，疗效较为满意。

北柴胡 9~15g　炒黄芩 9~12g　炒川楝子 9~12g　制半夏 10~12g　草红花 9~10g　白蒺藜 9~12g　皂角刺 3~6g　片姜黄 9g　刘寄奴（或茜草）9~10g　焦四仙各 10g　炒莱菔子 10g　泽泻 9~15g

每日 1 剂，分 2 次服（白天与睡前各 1 次）。

凡较长期具有右胁隐痛或两胁均痛，脘闷迟消，腹部胀满，食思缺乏，胁下痞块（肝脾大），倦怠乏力，小便发黄，大便欠爽或溏软，舌质红或有瘀斑，舌苔白或黄，脉象弦或弦滑或兼数等症状的肝胃失和、肝郁克脾、肝肺气郁、中焦湿阻、肝病及肾、肝热扰心、久病血瘀诸证，均可使用。这些证候包括西医诊断的迁延性肝炎、慢性肝炎、早期肝硬化、慢性胆囊炎、慢性胆道感染等疾病出现上述症状者。对临床症状不太明显，肝或稍大或不大而肝功能化验较长期不正常，或有时腹胀或消化稍慢，脉带弦意（尤其是左手）或右脉滑中寓弦，舌质或正常或略红，舌苔或薄白或微黄者，亦可使用。具有前述

症状，而西医诊断不是肝胆病者，亦可使用。主要按中医辨证论治加减变化。

中湿不化，脘闷少食，舌苔白厚（或腻）者加苍术，草豆蔻6~10g；气血阻滞，胁痛明显者加延胡索9g，枳壳10g，制乳没各5g等；如血瘀明显，胁痛处固定，或兼月经量少有块者，可改用茜草12~20g，乌贼骨6~9g，桂枝6~10g；胃纳不佳，食欲不振，饮食少进者加生谷芽10~12g，陈皮10~12g；肝热扰心，心悸、失眠、多梦、健忘者加珍珠母（先煎）30g、远志、天竺黄各9~10g，栀子仁3g（热象轻者可改夜交藤15~20g），血络瘀阻，面或胸颈等处有血丝缕（蜘蛛痣）者加茜草10~15g，乌贼骨6~9g，丝瓜络10g；下午低热者，加生白芍12g，银柴胡10g，青蒿15g；肝胆热盛，口苦、尿黄、目红者加栀子10g，胆草3g；胁下痞块，肝脾肿大明显者加炙鳖甲（先煎）15~30g，生牡蛎（先煎）20~30g，射干10g，莪术、三棱各3~6g，玄参12~20g；肝病累肾，脾湿不化而腹部坠胀、小便短少、有轻度腹水者加大腹皮12~15g，茯苓、冬瓜皮各30~40g，水红花子10~12g（猪苓20g，泽兰15g可代用）、车前子（布包）12~20g，泽泻可改为30g；每逢情志不遂即各症加重者，加香附10g，合欢花6g；肝胆郁滞，疏泄不佳，胃失和降而呕逆便秘、上腹及胁部疼痛、舌苔不化者，加生赭石（先煎）30g，旋覆花（布包）10g，生大黄生甘草3g，炒五灵脂9g；兼有胆结石者，加金钱草30g，郁金、炒内金各10g；肝功能化验较长时间不正常（尤其是谷丙转氨酶高者），可同时加服五芦散（五味子9~15g，芦荟1.5~2.5g，共为细末，每服3g，每日2次，温开水送下，或随汤药服用）；大便经常干燥，肝病久久不愈，或目赤涩，或月经闭止者，可酌加芦荟末0.3g左右，装胶囊，随汤药服，此药可引药力入肝。腹部喜暖，遇凉隐痛者减黄芩为6g，去川楝子；饮食正常者可去莱菔子、焦四仙，只用焦神曲；口渴明显者去半夏；女子月经不潮或经水量少者，可去刘寄奴，改茜草 15~30g；药后胁痛反而加重者，可去皂刺，减少片姜黄用量，以后再渐渐加入。

肝藏血，主谋虑，胆主决断，二者相表里，一身上下，其气无所不乘。清·沈金鳌说："肝和则生气发育万物，为诸脏之生化，若衰与亢则能为诸脏之残贼。"其性条达而不可郁，其气偏于急而易怒，其病多为气郁而逆。气逆则三焦受病，又必侵乎及脾。然虽郁但不可用攻伐，应遵《内经》以辛散之，以辛补之之旨。肝经郁热之实，又常因肝血之虚，亦须遵《内经》酸收、甘缓之旨。本方结合前人经验，参以己见，以柴胡苦平入肝胆，条达疏发，畅郁阳而化滞阴，解心腹肠胃间结气，推陈致新。黄芩苦寒入肝胆，降泄清热，治自里达外之热，尤其是协柴胡更可以清气分郁结之热，二药相配，柴胡升清阳，黄芩降浊阴，能调转燮理阴阳升降之枢机，而用为主药。以半夏辛温散降中焦逆气而和胃健脾。白蒺藜苦辛而温，宣肺之滞，疏肝之郁，下气行血。二药辛温入肝，又寓有《内经》肝欲散，急食辛以散之之意。川楝子苦寒入肝，炒则寒性减，能清肝热行肝气而治胁痛、脘腹痛。红花辛温，活血通经，并能和血调血，主气血不和。四药为辅药。以片姜黄辛苦性温，行血中气滞，治心腹结积，痞满胀痛。皂刺辛温，开结行滞，化痰消瘀，破坚除积。刘寄奴苦温兼辛，破瘀消积，行血散肿，治心腹痛，消散肥气、息贲、痞块。炒莱菔子辛甘性平，理气消胀，配焦四仙（焦神曲、焦麦芽、焦山楂、焦槟榔），其助消化而除胀满迟消，运中焦而健脾胃，是为佐药。以泽泻入肝肾，能行在下之水使之随清气而上升，复使在上之水随气通调而下泻，能降泄肝肾二经水湿火热之邪而助阴阳升降之机，用为使药。本方中又含有几个药组，一是柴芩合用有调肝转枢之效。一是白蒺藜、红花、皂刺三药相配，则有宣畅肺气，疏达肝气，通行胸胁季肋之间，行瘀散结之能；尤其是对久病者，三药合用能深达病所，斡旋枢机。一是川棟子、片姜黄、刘寄奴（或茜草）三药同用，既苦泄肝气之郁，又理血中气滞，而治心腹胁痛；结合皂刺、红花、白蒺藜三药，又对消散痞块有所帮助。一是半夏、焦四仙（或三仙）合用，和中运脾以健中焦，寓有"肝之病，当先实脾"之意。方中入血分的药物比重较大，是针对"病久入血"而设，以求推陈致新，新血生则气化旺，气化旺盛则康复之力增强。总之此方既着重于调转枢机，又照顾到肝主藏血和病久入血等特点，故名为"燮枢汤"。

黄某 男，41岁，干部。就诊日期：1972年7月14日。

1962年患无黄疸型急性传染性肝炎，经北京某医院中西医治疗2年多，肝功能正常而上班。1969年突发上消化道出血，经输血等治愈。1970年又出现肝炎症状，经北京某医院化验肝功能不正常，诊断为迁延性肝炎。经用中西药治疗1年多，症状不减，肝功能化验越来越不好，面部及手背出现蜘蛛痣，肝脏摸不到，诊断为早期肝硬化，经治无效而转来我院诊治。现症右胁疼痛，不思饮食，倦怠乏力，形体瘦弱，面色晦暗，面部鼻头有血丝缕（蜘蛛痣），手掌发红，严重失眠，腹胀迟消，大便溏软。肝功能化验：麝浊>6U，麝絮++++，转氨酶600U。澳抗弱阳牲。舌质略红、舌苔厚实微黄、中有剥脱。脉象滑数，左手略有弦象。肝郁犯胃，中湿不化，心神不宁。宜调肝和胃，佐以安神，用燮枢汤加减。处方：

柴胡12g　黄芩12g　炒川棟子9g　皂刺6g　白蒺藜12g　茜草12g　草决明9g　焦四仙各9g　香谷芽9g　青陈皮各9g　草豆蔻9g　珍珠母先煎，30g

6剂。

二诊、三诊：诸症略有减轻，均以上方加减。

8月11日四诊：右胸胁痛已有间断，食纳渐增，大便仍软，有头重腿沉之感。舌苔已化薄尚略黄，剥脱处已见新生之薄苔，脉同前。

再守上方出入：

柴胡 12g　黄芩 9g　白蒺藜 12g　红花 9g　刘寄奴 9g　桃仁 9g　当归 6g　赤白芍各 15g　川断 15g　茜草 9g　栀子 6g　焦神曲 12g　草豆蔻 9g　芦荟末装胶囊分 2 次随汤药服，0.3g

6 剂。

此后均以此方随证加减。1973 年还加服"五芦散"2 剂（每剂服约半月）。口腔有溃疡时，增加生石膏、连翘、玄参等。腰腿痛时，增加独活、威灵仙、附片等。以燮枢汤加减，服至 1973 年 5 月下旬，不但诸症消退，人已渐壮实，肝功能化验亦完全恢复正常。1974 年 1 月试作半日工作。以后到几个医院多次检查肝功能均正常，于 12 月上班正常工作。

1975 年秋、1976 年夏两次追访，身体很好，正常工作。

1981 年 6 月追访：7、8 年来，一直上正常班，并且常到基层工作，均能胜任，而且自从服药以后，多年的关节炎也未发作，面色红润，身体健壮。

1983 年 3 月追访：一直正常工作，未发作过肝胆病。

戴某　女，30 岁，外籍人员。初诊日期 1985 年 11 月 28 日。

主诉：右胁阵发性绞痛 20 余年，加重 1 个月。

病史与现症：患者从七八岁开始，经常发生右上腹及胁部绞痛，进食油腻后加重，伴恶心呕吐，疼痛向肩背部放射，大便正常。在本国时约 3 个月左右发作 1 次，来中国后约 1 个月发作 1 次，每次发作持续 2 天左右可自行缓解。曾在本国做胆囊造影及消化道造影，诊为"胆囊炎"。既往：在新生儿时期，曾患溶血性贫血，并有 13 年吸烟史。球结膜及皮肤无黄染。舌苔微黄，舌质正常。左脉沉滑，右脉沉滑略细弦。

理化检查：B 超报告：胆囊大小为 5.1cm×10.3cm，胆总管 0.6cm，胆囊壁上有多个形态不规则的强光团，最大约 0.7cm×0.6cm，后无声影，不随体位移动。肝、脾、胰正常。提示：胆囊大，胆囊赘生物，胆囊炎并胆囊炎性渗出物可能性大。总胆红素 3.3mg/dl，HBsAg 阴性，SGPT 及 TTT 正常。RBC $601×10^9$/L，WBC $9200×10^9$/L（中性 0.58，淋巴 0.4，单核 0.01，嗜酸 0.01。）

肝经气血郁滞，枢机不利，疏泄失职，木郁犯土，土木失和。调肝疏郁，行气和中，佐以活血。燮枢汤加减。

柴胡 10g　黄芩 10g　半夏 10g　炒川楝子 12g　红花 10g　皂刺 6g　泽泻 15g　白蒺藜 10g　香附 10g　焦四仙各 10g　丹参 30g　檀香后下,6g　砂仁 5g

7 剂，水煎服。患者服药 40 余剂，疼痛不再发作。1986 年 4 月 3 日复查：无不适症状，脉沉细而缓，舌苔微黄。B 超复查：胆囊前后径 4.7cm，囊壁光滑，胆总管内径 0.6cm，胆囊疾病已经痊愈。再予下方 7 剂，巩固疗效。

柴胡 10g　黄芩 10g　半夏 12g　化橘红 12g　茯苓 25g　炒川楝子 10g　红花 10g　皂刺 5g　白蒺藜 10g　香附 10g　丹参 30g　檀香后下,6g　砂仁 6g

7 剂，水煎服。

该患者表现为阵发性右胁绞痛，两胁为足厥阴肝经所过之域，肝藏血主谋虑，与足少阳胆相表里，胆主决断，为人体气血升降之枢机。枢机不利；则气机郁结而生胁痛，气滞血瘀，久致胆壁菀荩赘生。治疗要从肝胆入手，"肝和则生气，发育万物，为诸脏之生化；若衰与亢，则能为诸脏之残贼"（清·沈金鳌）。治法当以调肝舒郁、行气和中为主，佐以活化瘀血。方用燮枢汤化裁。取柴胡入肝胆、升清阳而条达疏发，黄芩入肝胆、降浊阴而清泄肝胆郁热作为主药。以半夏和胃，白蒺藜宣气行血，川楝子行肝气、治胁痛，红花活血通经，四药为辅。用皂刺开结行滞，焦四仙调中和胃，砂仁理气开胃，香附解郁，檀香理气宽胸膈，丹参行血、活瘀、散滞，共为佐药。以泽泻入肝肾，使肾精上泽，肝邪下泻，升降气机为使药。通过整体治疗，疏达气机，调理中焦，行血活瘀，使机体阴阳气血恢复动态平衡，经络通顺，血脉流畅，则临床症状及胆囊赘生物均消失，而达到痊愈。

让某 男，60岁，某国驻华大使。初诊日期1985年10月10日。

主诉：右胁下隐痛15年。

病史与现症：15年来经常右胁下隐痛不适，失眠有噩梦，无恶心呕吐，饮食及二便正常。4年前曾在法国B超检查诊为"肝内结石"，40年前曾患"黄疸性肝炎"已治愈。

皮肤黏膜及白睛未见黄染，舌苔白，根部微黄，舌质正常。腹部平软，未扪及积块，右脉沉弦滑有力，左脉沉滑。

理化检查：B超提示：肝左叶4.8cm×6.5cm，右叶厚12.3cm，肝右叶内可见1个0.5cm的强光团，后部有声影。胆囊前后径2.7cm，胆管0.6cm，B超诊断肝内小结石，余未见明显异常。

肝经湿热蕴结，久滞不散而成石。疏肝散结，清利湿热，佐以化石。燮枢汤加减。

柴胡12g 黄芩10g 炒川楝子12g 茯苓30g 猪苓20g 泽泻20g 土茯苓30g 鸡内金12g 海金沙包煎，15g 金钱草30g 郁金10g 生明矾2g 皂刺6g 珍珠母先下，30g 车前子包煎，12g

7剂，水煎服。

二诊（1985年10月17日）：右胁隐痛减轻，舌苔尚白，根部已不黄，脉象沉滑略弦。前方内去生明矾，加王不留行10g，泽泻改为25g。14剂。

三至八诊（1985年10月31日至1986年4月17日）：服上药20剂后，胁部隐痛即消失。饮食、大便均正常，睡眠好，小便有时混浊。即主要以上方去珍珠母，加焦四仙、红花、白蒺藜，改金钱草为40g，海金沙为25g进行治疗。下肢酸痛时加过威灵仙、牛膝。

九诊（1986年4月24日）：自觉良好，舌苔薄白，脉象和缓。1986年4月18日B超复查：肝内回声均匀，未见明显强回声。肝胆未见异常，肝内结石已消失。为巩固疗效，处方如下，隔日服1剂，服完即停药。

柴胡12g　黄芩10g　炒川楝子12g　茯苓30g　炒内金12g　泽泻20g
半夏10g　厚朴9g　远志10g　枳实10g　金钱草30g　藿香10g　红花10g
焦四仙各10g　土茯苓30g

14剂。

1986年12月又在法国做B超检查，肝内结石已不见。

《灵枢·经脉》篇说：肝之脉"布胁肋"，胆之脉"循胁里"、"过季胁"。病人右胁肋隐痛达15年之久，知病在肝胆，但因病久而以肝为主。肝久郁而病入络，血络不通，而致右胁隐痛，固定不移。肝郁化热，肝火燎心故睡眠不好而且多梦。左脉见滑象，弦象见于右手，知兼有湿邪不化。湿热蕴结，久滞不散，灼湿成痰，渐结为石。湿热、结石滞留脏内是为实邪，故脉象按之滑而有力。所以治法是在疏利肝胆的同时，又加清热利湿、消痰化石之品。药方选用燮枢汤的一大部分药物（柴胡、黄芩、炒川楝子、片姜黄、泽泻、皂刺，后来又加上了原方中的白蒺藜、红花、焦四仙）疏调肝气、活瘀散结，又加白金丸（郁金、白矾）消痰燥湿、除积滞，以茯苓、猪苓、车前子配柴、芩而清利肝胆湿热，更以鸡内金、海金沙、金钱草利湿化石。其中尤其是鸡内金能化铁、铜、瓷、石等异物，善于消石化积，又能增强中焦消化功能。我常用此药加入汤药中使用以治疗肝胆结石，每收良效，堪称治肝胆结石的良药。再借皂刺、片姜黄消瘀消癥之力，金钱草、海金沙利湿化石使湿热之邪下利之势，结石自可随之消化下行而被消除。加珍珠母则使之育心潜神以安眠，兼顾其兼症。至于土茯苓则是从解毒利湿能治梅毒角度考虑的，如无梅毒可疑者，则可不用。从整个治疗方药来看，虽然以治肝为主，但也同时治心、治胃、治脾、治胆，甚至还与肾、膀胱有一定联系，总之，并不是专治肝，更不是专化结石，而是运用辨证论治的指导思想，组方选药，取得了理想的效果。

许勉斋

痰饮胁痛

许勉斋（1900~1982），浙江余姚人，浙江医学院医师

刘右 年逾古稀，戊辰腊月，初则伤风咳嗽，继因挫闪，难于转侧，偶成咳嗽，牵动胁肋，其痛更剧。予旋覆花汤加三七、归尾，胁痛立止；乃误将驴胶调补，致胃纳式微，酿成痰饮。余曰：脾为生痰之源，胃为贮痰之器，肺为出痰之窍。脾肺亏虚，为痰为饮；津不上乘，有时口燥；肾阴不足，兼挟肝郁，气火郁阻，有时腹热；足痿不良于行者，以久卧床榻，经络不舒故也。脉右尺带弦，寸、关未起，症情复杂，颇费踌躇。兹拟补脾为主，脾健则痰饮自化，而浊自降，上下拜受其赐，四旁咸蒙其益。予六君汤加牡蛎、泽泻、川贝、杏仁、霍斛。隔数日，伊复函恳往诊，并详述前药服后，纳增气平，经过良好。余曰：服补剂而纳增气平，的系中亏之候。盖脾气上归于肺，中气下根于肾，建其中气，则肺肾出纳有权。效不更方，仍守原意扩充，以党参易吉林参须，冬术易江西术，去牡蛎、泽泻、霍斛，加茯神、益智、冬虫草、广橘白之属。

（《勉斋医话》）

余国俊

胁痛 3 年，悬饮阻塞肝络

余国俊（1947~　），四川乐山市人民医院主任医师

某某　女，35 岁。

患慢性肝炎 3 年，经常胁肋掣痛、刺痛，伴胸闷腹胀、呕恶、嗳气。选用中、西药物，症状改善不明显，舌质偏红，边尖满布紫暗小点，苔薄黄微腻，脉弦细。体检：肝肋下 3cm，GPT60U，TTT9U。

本例慢性肝炎胁痛，长期使用疏肝理气、清热利湿、活血化瘀、养阴柔肝等治法而症状改善不明显。肝居胁下，经脉布于胁肋，故胁痛为肝病之确证。

《灵枢·五邪》说："邪在肝，则两胁中痛。"此"邪"字当包括饮邪在内，前贤早有明训。如《金匮要略》说："饮后水流在胁下，咳唾引痛，谓之悬饮。"《温病条辨》下焦篇第 41 条说："伏暑、湿温胁痛，或咳或不咳，无寒但潮热，或竟寒热如疟状，不可误认柴胡证，香附旋覆花汤主之。"吴鞠通认为此种胁痛，即《金匮》水在肝而用十枣汤之证。因其为患尚轻，仅用香附旋覆花汤涤饮通络即可。

投以香附旋覆花汤加减：

香附醋制,10g　旋覆花包煎,10g　法夏 10g　茯苓 15g　陈皮 10g
杏仁 10g　薏苡仁 20g　瓜蒌仁 10g　降香 15g　桔梗 10g

2 日 1 剂。

病人服至 15 剂，胁肋掣痛消失，刺痛及其余诸症亦减轻。乃守前方，去法夏、陈皮，加丹参 15g、丹皮 10g、茜草 15g、赤芍 10g、䗪虫 3g（炙，乳细吞服）、葱茎 9 根。

病人又服 15 剂，胁肋刺痛消失，舌质转淡红，边尖已无紫暗小点，苔薄白，脉弦缓。遂疏柴芍六君子汤加味以善后。

前后服药 3 月余，除偶感纳差、乏力、易疲劳外，一如常人。经复查，肝肋下 1.5cm，肝功能正常。

临床治疗胁痛，确有忽视涤饮通络，转用涤饮通络的香附旋覆花汤加减治愈。据临床观察，饮邪胁痛来路多端，非仅限于饮后、伏暑、湿温等，但饮邪阻塞肝络、不通则痛的病机则一。

准确无误地使用本方，最关键的是要掌握这种胁痛的特征性症状——掣痛。而不是胀痛、刺痛或隐痛。即体位固定时不痛或仅微痛，一旦移动体位，如翻身、转侧、俯仰、走路等，便牵掣疼痛不已。此皆得之于问诊，故疏于问诊者戒之！而此证初起，易被误诊为柴胡证者，亦缘于未尝掌握其特征性症状之故。

江老 20 岁时，仲秋月，偶感寒，咳嗽，胁肋掣痛，寒热如疟。自书小柴胡汤加减不效，其业师笑曰，"此非柴胡证，乃香附旋覆花汤证也"。即书原方（生香附、旋覆花、苏子、广陈皮、茯苓各 9g，法夏、苡仁各 15g）。江老颇恶药味之苦涩难咽，咽下便呕，半日许，断续呕出黏涎碗许，不意胁痛、寒热竟完全消失。

江老暗喜本方之妙，乃请教先师。先师出示《温病条辨》下焦篇第 41 条时，江老才茅塞顿开：原来是误认了柴胡证！但既非柴胡证，其胁痛、寒热又当作何解？吴鞠通自注："此因时令之邪，与里水新抟……"真是一语破的！

待到江老阅历渐多，乃复取柴胡证与香附旋覆花汤证对照合勘，益知二证之寒热虽相似，而胸胁之症状却大异之。

柴胡证为胸胁苦满，或兼痛，但绝非牵掣作痛，乃无形邪气郁于少阳，偏于半表；香附旋覆花汤证为胸胁牵掣作痛，而非苦满，乃有形水饮停聚胸胁，偏于半里。二证之鉴别诊断，关键即在于此。

江老认为，柴胡证与香附旋覆花汤证是临床上少阳病最为常见的两大证型。

而确定少阳病位，归根到底就是确定腠理与胸胁归属于哪一个脏腑的问题。《金匮要略》说："腠者，是三焦通会元真之处，为血气所注；理者，是皮肤脏腑之纹理也。"可见腠理是归属于三焦的。而胸胁既是胸腹腔，处于躯壳之里，脏腑之外，亦是三焦部位。所以修园说："少阳内主三焦，外主腠理。"这就是少阳病的病位。

或问：本例慢性肝炎胁痛，并无寒热往来或寒热如疟等外证，若严格遵守"方证对应"的原则，就不应使用香附旋覆花汤。

答曰：不一定要有外证才可使用本方，这一点也是江老从自身体验中总结出来的。用他的话说，叫作"如鱼饮水，冷暖自知"。他年届六旬时，患面神经炎初愈，亦在仲秋，偶着凉，外证不显，唯右胁掣痛，未介意。至夜，胁掣痛加重，牵引肾区。夜半，胁痛增剧，不敢翻身和深呼吸。家人扶坐，亦难支持。

次晨，西医诊为"小叶性肺炎"，欲用抗生素。江老自书本方加降香、白芥子、瓜蒌仁，服1剂，至傍晚，胁痛大减；又服1剂痛止。

数十年来，江老曾用本方治愈过不少胸膜炎、胸腔积液病人，亦大多无外症。一般用2~4剂，便可止住胸胁掣痛。而将本方扩大运用于治疗慢性肝炎、慢性胆囊炎、哮喘等属于饮邪阻滞肝络者，亦大多无外症。而在守法守方的基础上随症加减，坚持服用，亦可默收敏效。

所以江老提倡读古书时，一不要以文害辞，以辞害意；二不要脱离临床，死于句下。

或问：本方药物较为平淡，而疗效却不同凡响，其中必有加减秘诀，才能化平淡为神奇，是这样的吗？

答曰：大多数经方或著名的时方，其药物组成都较为平淡。只要准确地针对病因病机，疗效显著且经得起重复，"平淡"又何妨！吴鞠通自注本方："香附、旋覆，善通肝络而逐胁下之饮；苏子、杏仁（原方无杏仁——笔者注），降肺气而化饮，所谓建金以平木；广皮、半夏，消痰饮之正；茯苓、苡仁，开太阳而合阳明，所谓治水者必实土，中流涨者开支河也。"以临床效验视之，吴氏自注毫无溢美之词。

香附主入肝经，可以引领旋覆花入肝通络。若伴邪阻膜理，乍寒乍热，可加青蒿、柴胡开膜透邪；伴饮邪上逆，眩冒，可合苓桂术甘汤化饮降逆；伴脾虚失运，脘痞腹胀，可合香砂六君子汤健脾助运；伴湿浊困脾，舌苔厚腻，纳呆，可重加石菖蒲、佩兰、广藿香化浊醒脾；伴瘀血凝络，胁肋刺痛，可加降香、丹参、茜草、蟅虫等祛瘀通络。

此非秘诀，观其脉证，详察兼夹，随证化裁而已。

某女 56岁，1990年3月18日初诊。

患者从北方迁居四川不久，即感肩背酸痛，纳差体倦，自忖为"水土不服"而就医。医曰："蜀多雨湿，夹风寒而成痹，所以肩背酸痛；纳差体倦者，脾为湿困也。"

初用羌活胜湿汤、五积散等，肩背酸痛如故。继投以加减正气散、五苓散、推气散、小陷胸汤加郁金、降香等，纳差体倦依然。近2年间断服药百余剂而乏效，已失去治疗信心。

刻诊：面色青黄带晦暗（山根之下两侧尤显），神倦乏力，短气懒言；肩背酸痛，右侧为甚；右胁隐痛，胃脘满闷，小腹䐜胀，纳差，厌油腻，口干苦，大便微溏；舌质稍红，苔薄黄微腻，脉弦濡。

本例患者后来经西医确诊为慢性胆囊炎、胆囊萎缩、胆囊息肉，因其自觉症状较多，难分主次，不容易抓住主症，从而给诊断、治疗带来很大困难。

前医先以肩背酸痛为主症，诊为风寒湿痹，用疏风散寒除湿之方；复以纳差体倦为主症，诊为"脾为湿困"，投醒脾利湿，行气化痰之剂，间断服药近2年，均乏效验。

患者面色青黄带晦暗这一显著体征便隐含着"木土失和"的基本病机。再参酌其右胁隐痛、小腹膜胀胀、厌油腻、口干苦等肝郁胆热之症，以及神倦乏力、短气懒言、纳差、胃脘满闷、大便微溏等脾虚胃寒、气滞湿阻之象，便不难从整体上诊断出"肝郁胆热，脾虚胃寒，夹气滞湿阻"。木病乘土，土虚则聚液成痰，痰湿流窜肩背经络，障碍气机，不通则痛。

《内经》上多处强调"知其要者，一言而终；不知其要，流散无穷"，深刻地揭示了"一"与"多"的辨证关系，其精神实质就是强调要从整体上高屋建瓴地掌握病机。

如本例之自觉症状看似杂乱无章，却有"木土失和"这样一根主线贯穿其间。而从宏观整体的高度紧紧抓住这根主线，就容易理清头绪，就不会陷入"流散无穷"的窘境。

我早年工作的地区，慢性胆囊炎发病率颇高。因初涉医林，缺乏临床经验，又无法与书本上的知识"对号入座"，只能在实践中慢慢摸索，教训倒是积累得不少。

所幸临证既久，亦渐有会悟：慢性胆囊炎患者，无论是否存在结石，其自觉症状均不少。有的患者就诊时不擅表述，听之既多且乱，茫无头绪。医者如不善于归纳概括，便不得其要领，抓不住主要矛盾，见症治症，方药漫投，收效甚微。

据临床体察，此病所涉及的脏腑，主要是肝胆脾胃。其肝胆症状，多为右上腹反复疼痛，或放射至肩背，长期口苦，属于肝郁胆热，疏泄失职；脾胃症状，多为胃脘满闷，纳呆食少，嗳气，嘈杂，短气乏力，属于脾胃虚弱，升降失调。此外，患者忧思恼怒，或啖油腻及生冷食物之后，以上症状往往加重。其舌边多偏红，苔薄白或微黄薄腻，脉多弦弱带滑。

治宜疏肝清胆，健脾和胃，升清降浊。我常用简裕光老中医"柴胆牡蛎汤"合张锡纯"培脾舒肝汤"取效。

柴胡 10g　生牡蛎 30g　胆草 3~6g　白术 10g　黄芪 10g　陈皮 10g　厚朴 6g　生麦芽 10g　炒谷芽 10g　鸡内金 6g　白芍 12g　生姜 6g　生甘草 5g

方中柴胡、生麦芽疏肝达郁；胆草、生牡蛎、白芍清敛胆火；黄芪、白术、甘草健脾升清；陈皮、厚朴、炒谷芽、生姜和胃降浊。

加减法：口苦甚者，胆草加至 10g；胸膈满闷甚者，去白术、白芍，加薤白 10g；大便长期偏稀者，加黄连 3g，山药 15g，仙鹤草 30g；肩背板滞掣痛者，加姜黄 10g。

如 1972 年曾治某女，32 岁，患慢性胆囊炎 8 年（无结石），经常纳呆，口苦，右胁隐痛，肩背酸痛，胃脘满闷，大便微溏，舌苔白腻，脉濡滑。先用柴胆牡蛎汤合三仁汤加藿香、佩兰、桔梗、仙鹤草，连服 10 剂，口苦消失；右胁隐痛、胃脘满闷减轻，大便成形。继用柴胆牡蛎汤合培脾舒肝汤 16 剂，诸症基本消失。尔后偶有复发，辄以本方化裁，连服 3~4 剂，便可安然。

本例考虑为肝郁胆热，脾虚胃寒，夹气滞湿阻。治宜疏肝清胆，健脾温胃，行气化湿。予柴胡桂枝汤合柴胡桂枝干姜汤化裁：

柴胡 15g　黄芩 6g　法夏 10g　党参 12g　甘草 3g　生姜 5g　桂枝 10g　白芍 12g　干姜 5g　生牡蛎 30g　天花粉 12g　姜黄 10g

2 剂。

嘱其戒除忧思恼怒，勿食油腻、生冷食物；并告曰：以西医辨病论之，其病灶可能在胆囊，建议做胆囊造影以确诊。

二诊：服药后右胁隐痛、胃脘满闷、小腹膜胀、纳差等症稍有减轻。旋即做胆囊造影。诊断为：慢性胆囊炎，胆囊萎缩，胆囊息肉。因叹服诊断正确，治疗信心陡增。

续上方加乌梅20g，威灵仙10g，僵蚕6g，地龙6g（后2味烘熟乳细吞服）。

三诊：服药6剂，右胁隐痛、胃脘满闷、小腹膜胀基本消失，肩背酸痛显著减轻，纳开，大便成形，舌象正常，脉弦缓。

上方去桂枝、干姜、生牡蛎、天花粉，加黄芪30g，陈皮10g。

效果：服三诊方45剂，一切症状消失，面色较红润，若无病之象。随访1年未复发。

选用《伤寒论·太阳病篇》的柴胡桂枝汤合柴胡桂枝干姜汤，前者为太阳、少阳表里双解之轻剂，后者则为和解少阳、温化寒饮之方，似乎均与脾胃无明显关涉，不意竟获良效，是何道理？

本方是小柴胡汤与桂枝汤之合方。

若以六经辨证及治法观之，小柴胡汤可以从少阳之枢，达太阳之气，而领邪外出，故可通治"血弱气尽，腠理开，邪气因入，与正气相搏"的诸般病证；而以脏腑辨证及治法观之，则小柴胡汤以柴胡、黄芩疏肝清胆，人参、甘草、半夏、生姜、大枣健脾和胃，实为从整体上调理肝胆脾胃之妙方。

桂枝汤，前贤有"外证得之解肌和营卫，内证得之化气调阴阳"之美誉。

所谓"化气"，就是化生水谷之精气，亦即恢复或重建中焦脾胃的功能，俾其源源不绝地化生气血，以灌注、洒陈于五脏六腑、四肢百骸。其与脾胃之关涉，可谓大矣。

至于柴胡桂枝干姜汤，则源于《伤寒论》47条："伤寒五六日，已发汗而复下之，胸胁满微结，小便不利，渴而不呕，但头汗出，往来寒热，心烦者，此为未解也。柴胡桂枝干姜汤主之。"

此为少阳病兼水饮内结，故用本方和解少阳，逐饮散结。而本例借用之者，则是取方中之柴胡、黄芩疏肝清胆，桂枝、干姜、甘草温化脾胃之寒饮，生牡蛎、天花粉逐饮散结。可见本方亦属于肝胆脾胃同治之方，而与柴胡桂枝汤合用，则更能充分地发挥其疏肝清胆、健脾和胃、行气化湿之综合功效。

或问：患者经胆囊造影确诊之后，二诊方中加用了乌梅、威灵仙、僵蚕、地龙，用意何在？

答曰：希冀消除胆囊息肉。大家知道，中医视息肉为痰凝瘀积之赘生物，但近人治息肉却首选乌梅，值得玩味。这可能是从《济生方》一书所载之"乌梅丸"（乌梅、醋）悟出。近年来时贤用本方加穿山甲、三七、僵蚕等化瘀通络、磨坚散结之品治疗直肠息肉、十二指肠息肉、声带息肉、宫颈息肉等，屡获效验。

前年我曾治一妪，年五旬，患颈椎骨质增生。在治疗期间，其人舌下静脉处长一息肉如玉米粒大，西医动员其手术切除，其人惧，要求中药治疗。我即在原方中加入乌梅20g，僵蚕6g（轧细吞服），连服8剂，息肉消无芥蒂。

近年来治疗胆囊息肉，则必用乌梅、威灵仙、僵蚕、地龙4味药。经曰"木曲直作酸"，乌梅极酸而得木气极厚，故于酸敛之中，大具疏通之力；威灵仙辛香走窜，专以攻削消伐为能事。且据药理研究，乌梅、威灵仙均有较强的利胆作用；而僵蚕、地龙则长于化痰通络，磨坚散结。可惜验案不多，还望大家进一步开展临床验证。

临证时注意三个关键，则颇有助于较快地减轻症状并改善体质。

一是疏清要适度。此病患者体质较差，病程较长，虚实夹杂（虚在脾胃，实在肝胆）。肝郁胆热，应予疏清；但若唯事疏清，或疏清过度，往往戕贼脾胃元气，患者必更廉于饮食，短气乏力益甚。所以疏清要适度，尤其要将疏肝清胆与健脾和胃有机地结合起来，并贯彻始终。

二是慎用苦寒药。此病患者脾胃素弱，纳与运均差，一般受不得苦寒药。然因其存在胆热，又非用苦寒药不可。这实在是两难之事。

反复体验，深知清降胆火之药，有利于胆腑，而不利于脾胃，故用量宜轻，"少少益善"。若大便偏稀者，尤当慎用。唯胆草、黄连2味，少少用之（1.5~3g），既善清胆热，又能厚肠胃，大便偏稀者多可用之（若长期便溏，只宜用黄连）。

三是为配合药物治疗，亟宜劝导患者陶冶情操，乐观开朗，并节制油腻、生冷食物。不少患者服药效差，或易反易复，多因于此，值得引起重视。

余国俊

胆心综合征乃肝胆郁滞，
痰热内蕴，心络瘀阻

余国俊（1947~ ），四川乐山市人民医院主任医师

某某　女，56岁，1995年10月30日就诊。

5年来经常胸胁痛，心悸，某医院诊为"冠状动脉粥样硬化性心脏病"，常服潘生丁、复方丹参片、三七片，间服血府逐瘀汤、瓜蒌薤白汤等，似效非效，多进油腻食物，辄诱发胁痛并放射至肩背，伴胸痛、心悸、乍寒乍热。此时做心电图检查则出现ST-T波改变。经抗感染及解痉止痛，病情缓解后，心电图又可恢复正常。

B超示：胆囊结石2个，每个约0.5cm大小。曾服"胆道排石汤"10余剂，未见好转，迁延至今，体质差。刻诊：纳差，短气，头昏，胸胁隐痛，心悸，便秘，口干，舌嫩红，脉弦细。

根据本例的临床症状，可以考虑为"胆心综合征"。指的是由胆道感染引起的一过性心绞痛、心律失常并伴有心电图改变的综合症候群。

为了避免误诊或漏诊，临证时务必把握住构成胆心综合征的三个条件：一是反复发作的胆道感染；二是由胆道感染诱发的一过性心绞痛，无冠状动脉粥样硬化性心脏病心绞痛发作时的压榨感、恐惧感和濒死感；三是心电图为一过性的ST-T波改变，胆道感染控制后心

电图可恢复正常。而冠状动脉粥样硬化性心脏病心绞痛患者平时就有ST-T波改变。明鉴于此，误诊何来？

由此观之，胆病患者若不时发生心绞痛或胸痛、胸闷、心悸，医者宜先有"胆心综合征"概念存于胸中，避免误诊或漏诊。

据西医学研究，胆道感染时，胆道扩张而致胆管内压力升高，通过神经反射，引起冠状动脉痉挛，心肌因供血量减少而缺血，便产生心绞痛、心律失常。但据临床报道，有的患者胆道手术之后心绞痛及心律失常虽有明显改善，终不能完全消除。

胆心综合征患者在急性发作期即胆道感染期，多呈现一派肝胆郁滞、痰热内蕴、心络瘀阻证候，宜选用四逆散合柴胡陷胸汤、丹参饮加减。最好是中、西药合用，标本同治，以解燃眉之急。

而在稳定期即非感染期，则应仔细分析肝、胆、心三个脏腑的气机与气化状态，以审证求因，审因论治，本例即是。

中医学认为，胆附于肝，肝之余气，注之于胆，便是胆汁。故肝病容易波及于胆，胆病亦容易牵累于肝。肝郁胆亦郁，胆郁肝亦郁。疏肝方药多能利胆，利胆方药多能疏肝。而经方四逆散、小柴胡汤及其类方，则是肝病与胆病的通用方。肝郁与胆郁，都可影响及心，而形成一种病机上的"三角"关系。

《金匮要略》"见肝之病，知肝传脾"，而不是传心。肝郁或胆郁都可影响及心，有什么根据呢？以五行论之，肝胆属木，心属火木生火，母病及子。肝与胆同属木，肝为阴木，胆为阳木；而心属火，火为阳。则胆与心同属阳气。《周易·系辞》曰："同声相应，同气相求。"故胆与心的关系自然更为密切。

清代李用粹《证治汇补》一书中就有记载："胆郁则口苦晡热，怔忡不宁。"其中之口苦为胆郁主症之一，"晡热"即申酉时（下午3至7时）发热。申酉为阳明燥金主令之时，金来克木，木郁难伸，所以发热；而怔忡不宁者，心病也。这段文字是"胆郁及心"的最早记载了。

初步考虑为胆郁及心，气阴两虚。治宜利胆舒心，益气养阴。

方选四逆散合生脉散加味：

柴胡 10g　白芍 30g　枳壳 10g　炙甘草 10g　西洋参另煎, 10g　麦冬 20g　五味子 10g　桂枝 6g　郁金 10g　白蒺藜 15g　木蝴蝶 10g　乌梅 30g

服 10 剂后，胸胁痛、心悸未发作，纳增，大便通畅，口干苦消失，短气大减。

此方加姜黄 30g，又服 10 剂，服药期间少进油腻之品，亦安然无恙。经 B 超复查，胆囊未见结石，唯胆囊壁欠光滑而已。半年后随访，偶有轻微胸胁痛、心悸，服初诊方 3~5 剂便可安然。

治疗胆心综合征的常用方是四逆散合柴胡陷胸汤、丹参饮加减，药用柴胡、白芍、枳实（壳）、甘草、黄芩、法夏、瓜蒌仁、黄连、桔梗、丹参、郁金、姜黄、乌梅等。

以方药来推测病机，胆心综合征的主要病机是肝胆郁滞，痰热内蕴，心络瘀阻，一般属于实证。

但本例却呈现一派虚弱之象，如胸胁隐痛、心悸、短气、头昏、舌嫩红、脉弦细等。——辨证为胆郁及心，气阴两虚。治法为利胆舒心，益气养阴，用四逆散合生脉散加味，药性平和，缓缓奏效。这就是常中之变。

本例的病机既为胆郁及心，气阴两虚，并无寒象，在益气养阴的基础上稍佐辛温入血的桂枝，为的是温通心气，畅达血行，协同四逆散发挥更好的利胆舒心作用。

观《伤寒论》四逆散方后注："悸者，加桂枝五分。"悸者，心病也。或谓四逆散证与少阴病完全无涉者，是不读方后之注也。

刘某　女，56 岁，1987 年 3 月 16 日初诊。

患者 12 年前曾患过急性黄疸型肝炎，经治疗已痊愈。之后偶尔肝区隐痛，胃脘满闷，服疏肝和胃方药数剂，便可暂安。唯半年前因情怀不畅，加之操劳过度，致胸胁隐痛，胃脘满闷，小腹灼热膜胀加重。曾屡用小柴胡汤、丹栀逍遥散、半苓汤、滋水清肝饮等方药加减，服药 60 余剂，均少效验。患者自忖得了不治之症，终日惶惧。但经 B 超、X 光、胃镜等检查，均未发现病灶。

刻诊：午后胸胁隐痛，胃脘满闷，小腹灼热膜胀，嗳气频作，入夜加重；伴双目干涩，夜梦纷纭，口干苦，大便干燥；舌淡红苔薄黄欠润，脉弦细。

本例患者，其胸胁隐痛、小腹灼热入夜加重，伴双目干涩，夜梦纷纭，口干苦等，显然属于肝肾阴虚。而其胃脘满闷、嗳气频作、小腹膜胀等，则又属于肝郁气滞。

这两组主观性症状，患者的感受一样苦不堪言；经反复询问，连她本人都分辨不清楚孰主孰次，医者就更难强为之区分了。此乃肝肾阴虚合并肝气郁滞之证。

治宜滋养肝肾，疏肝行气。予一贯煎合四逆散加味。

当归 10g　生地 12g　枸杞 12g　北沙参 12g　麦冬 15g　金铃炭 6g　柴胡 10g　白芍 12g　枳壳 10g　生甘草 5g　炒枣仁 10g

3 剂。

并告之其病可治，亟宜移情易性，乐观开朗。

二诊：胁隐痛、胃脘满闷、小腹灼热膜胀减轻；但胸部隐痛未减，便仍干燥。上方加百合 30g、草决明 20g、肉苁蓉 20g，枳实易枳壳。3 剂。

三诊：胸部隐痛及诸症均明显减轻，大便畅，舌淡红苔薄白，脉弦细，上方去金铃炭，加白蒺藜 10g，服至自觉症状消失为止。

3 个月后患者介绍其亲戚来诊，言上方续服 8 剂后，一切自觉症状均消失。

一贯煎以大队阴柔药物滋养肝肾，少佐一味金铃子疏肝行气，使之补而不滞；四逆散则属阳刚之剂，专司疏肝行气。故而两方合用必有顾忌。

若其证是以肝肾阴虚为主，使用一贯煎时合用四逆散，则有耗气伤阴之弊；若其证是以肝郁气滞为主，使用四逆散时合用一贯煎，则有滋腻碍气之弊。

临床上到底有没有肝肾阴虚与肝郁气滞两种病机共存，且都是主要病机的病证？我指的不是肝肾阴虚兼肝郁气滞，也不是肝郁气滞兼肝肾阴虚，而是两种病机共存并列，分不出孰主孰次的情形。

治疗这种并列的病证，若单用一贯煎（或酌加数味滋肾填精之品），其滋养肝肾犹可，但方中仅少佐一味金铃子疏肝行气，力薄势单，能希冀其除满闷消䐜胀吗？

或问：据《柳州医话》记载，一贯煎的功效是滋阴疏肝，主治肝肾阴虚，气滞不运，胸脘胁痛，吞酸吐苦，疝气瘕聚等症。看来本方是滋养肝肾与疏肝行气两擅其长的，合用四逆散，似有蛇足之嫌。

答曰：深究一下阴虚气滞的机制和证候特征，或许有助于回答这一疑问。何谓"肝肾阴虚，气滞不运"？《内经》上说："阴虚则无气。"就是说阴液亏虚，不能化气；气少，则难以推动血行而濡润脏腑经脉，故而产生胸脘胁痛。这种疼痛并不剧烈，不过为隐痛或绵绵作痛而已。

《柳州医话》所谓的"气滞"，当责之气少；气少，又当责之肝肾阴虚。因此治疗这种"气滞"，只能在滋养肝肾阴液的基础上，少佐行气而不伤阴之品，俾其补而不碍运。若唯事滋阴，而不少佐行气之品，便成"呆补"了。

本例患者的一派气滞症状，可否归咎于气少呢？从其胃脘满闷，嗳气频作,小腹膜胀而极端难受来看,显然是合并有肝郁气滞的病机。而肝郁气滞,绝不是气少,而是气多、气盛。由此还不难理解:前面说的气少,乃是生理之气少;而本例之气多而盛,则是病理之气多而盛。如果这种解释不谬,则合用四逆散就不是蛇足了。

或问:患者服初诊方3剂后,胁隐痛、胃脘满闷、小腹灼热膜胀等均减轻,但胸部隐痛未减,大便仍干燥。原以为在二诊方中应加用麻仁丸及活血通络药物,不意仅加入百合、草决明、肉苁蓉,枳壳改用枳实之后,胸痛即缓,大便亦畅,是何道理?

答曰:肝病出现胸部隐痛,乃因肝的经脉上贯膈而注肺。但治肝不效,当考虑肺金同病。本例肝肾虚火灼肺,肺燥络伤而隐痛;肺热下移大肠,肠燥津乏,故大便干燥。

乃加百合清润肺络,加草决明、肉苁蓉合枳实润肠通便。经验证明,凡胸部隐痛之属虚火灼肺、肺燥络伤者,重用百合多能很快止痛;而肠燥津乏之便秘,重用草决明、肉苁蓉,少佐枳实以润肠通便,多无通而复秘之虞,这是优于麻子仁丸之处。

或问:本例虽然合并有肝郁气滞的病机,但肝肾阴虚之象十分显著,因此合用四逆散还是有点偏燥,难道不可以改用较为平和的疏肝气药物吗?

答曰:四逆散由柴胡、白芍、枳实、甘草4味药组成,哪一味是偏燥的药物呢?即使担心柴胡"劫肝阴",但方中寓有芍药甘草汤酸甘化阴以济之。可见本方"偏燥"之说,是一种误解。

一贯煎中的金铃子,性寒,味极苦而劣,颇难下咽,宜少用暂用,切不可多用久用。魏柳州虽创制了本方,但细观其医案,不用金铃子,而改用白蒺藜,大概也属于一种反思吧。

丁光迪

疏通升降固常法，辨别异同仔细参

丁光迪（1918~2003），南京中医药大学教授，著名中医学家

谢某 女，28 岁，营业员。

初诊 1987 年 10 月：因工作疲劳，并多烦恼，心情不畅，时感胁痛，两胁左右，无明显分别。经检查，各项指标均在正常范围，但症状依然存在。经过中西医治疗，时轻时重，不能向愈。诊时面颧色赤，自诉有灼热感。并且头昏乏力，懒不欲动，睡眠不实，纳谷乏味，时欲太息。两手脉细，按之弦；舌红，苔薄白。分析病情，属于肝郁气滞，络脉不和。治当疏泄肝胃，兼以和络。升降汤（自拟方）主之。

柴胡 5g　炒枳壳 7g　炙甘草 4g　广郁金 10g　青橘叶 10g　厚朴花 5g　佛手花 10g　炙枇杷叶包, 10g　丹皮 10g　黑山栀 10g　炒谷麦芽各 10g

5 剂。

二诊：上次就诊时，曾着意劝导，并得家属配合，药后自感适宜，症状有了改善。检查没有病灶，自己亦放心了。胁痛见轻，并得熟寐，纳谷亦见转香。原议出入再进。前方去橘叶、厚朴花；加女贞子 10g，墨旱莲 10g（5 剂）。后经调理而安。

胁痛病证，临床较多见，症状简明，而病情却较复杂，可以出现于多种疾病，因此，治疗方法亦是多种多样的。但扼其要领，亦确

有理可寻。胁位胸膺两旁，为一身的左右两侧。《素问·阴阳应象大论》云："左右者，阴阳之道路也"。左升右降，金木生成，则一身的生化正常，气机泰和，是为平人。如果有所怫逆，则升降乖常，生化不行，气机为之痞塞。而肝脉布于胁肋，肺主一身之气，该升的不升，该降的不降，肝肺气血俱为之病，为胀为痛，即由此而生。而且肝为刚脏，病多阳胜，易于化火生热；肺脏娇嫩，又易气逆，致胃亦失降，更增其痹阻升逆之势，这是最常见的病理变化。余制升降汤一方，即从此变化机制，围绕临床所见，以为配伍的。药用柴胡、枳壳、甘草，升降气机，升清泄浊，调和阴阳二气。伍以丹皮、山栀，柔肝泄热，亦是截断化火生风的病源。郁金善通结气，辛香轻扬，疏气而不伐气；枇杷叶气薄微辛，能下气去肺热而和胃。合而用之，自能气行而肝肺亦清肃，胀痛随之而解。全方主旨，以疏通为主，偏柔制刚，偏清又避苦，治肝而顾及肺胃。方后加减诸法，亦是遵循左右气血的分证，邪正虚实考虑的，其间并及情志变化的影响，堪称周至。

加减运用：痛在右胁，加旋覆花、制香附各10g，辛通下气；痛在左胁，加川楝子、炒延胡各10g，疏肝和络；痛时偏侧为剧，有掣引感，加独活10g，苡仁15g，解痉缓急。胁痛时有反复，每随情绪刺激而发作，加佛手花或佛手片、青橘叶各10g，疏气解郁；若见焦虑不安，失眠，加小麦、炒枣仁（杵）各10g，宁心安神。胁痛反复，并见口燥便坚，胸腹痞滞，加杏仁泥、桃仁泥各10g，理气润降。胁痛兼见血虚证，加当归、白芍或柏子仁、细生地各10g，交替运用，养血柔肝。此方亦能治肝胆道疾病，如为胆囊炎症，右胁痛、大便溏泄的，去丹皮、枇杷叶；加川芎7g，焦神曲、黄芩各10g，胆胃同治，清化湿热；如果舌红苔白腻，湿郁生热，改用黄连4g，黄芩10g，炮姜4g，苦辛宣泄。病为慢性肝炎，或肝炎后遗症，胁痛、纳呆、大便时溏的，原方加砂仁末（后入）4g，炒白术、茯苓各 10g，醒胃健脾。如肝炎尚有活动及乙肝患者，加虎杖 30g，茵陈 10g，或与土茯苓 30g，秦艽 10g 交替用，清热利湿。肝胆失于疏降，而见恶心干呕、纳呆化迟的，加姜半夏、焦枳实各 10g，炒竹茹 5g，泄胆和胃。

陈某 男，31 岁，干部。

初诊 1991 年 2 月 22 日：因工作劳累，情绪拂逆，自感腹里拘急，两胁肋作胀作痛，欲得叹息，但气至胸脘，又欲嗳不得，自感气塞。纳谷无味，二便不爽。神识默然，间又躁怒，常欲独卧，已经 3 个月，治疗尚无好转。据家属讲，病人个性本较开朗，工作亦很积极，因人际关系比较复杂，不善处理，蒙受委屈，不能解脱，遂见精神抑郁，又无从发泄，而致此病。开始疑为肝胆道疾病，检查无明显异常。又经精神神经病院检查，亦无明确诊断。诊其气色，尚属正常，惟神情抑郁，不欲多言。舌苔薄白，质红尖赤；两脉弦而滞涩。分析病情，郁怒伤肝，气脉失和。所见症状，既有疏泄失常，又有伤阴化火趋势，因为怒易气逆，气郁又易化火之故。法当升降气机，清肝和络。升降汤加味。

柴胡 5g　炒枳壳 7g　炙甘草 7g　广郁金 10g　佛手花 10g　丹皮 10g
黑山栀 10g　泽泻 10g　全瓜蒌杵, 10g　川连 3g　橘叶 10g　橘络 10g
鲜枇杷叶去毛, 包, 10g

10 剂。

动员家属多做劝解工作。

二诊：药后胸腹略舒，并得转气，大小便亦见爽利。小有见效，无事更张，前方去瓜蒌、川连，继进 7 剂。

三诊：得嗳与矢气，快然如衰，胁肋拘急胀痛均减，神疲欲寐。此为肝气条达，阴阳升降复常的佳兆。舌转红欠润；脉弦细略数。阴伤之象又著，盖气滞络脉失润所致。再为顾阴和络。

柴胡 5g　炒白芍 15g　炙甘草 7g　广郁金 10g　旋覆花包, 10g　橘叶 10g　橘络 10g　黑山栀 10g　丹皮 10g　柏子仁 10g　炒麦冬 15g　桃仁泥 10g　谷麦芽各 10g

7剂。

四诊：胸腹胁肋宽舒，胀痛全除，纳香寐安。随着精神状况的改变，亦感到自作多情，幼稚可笑。脉细舌嫩，调理善后。

柴胡 3g　炒白芍 15g　炙甘草 5g　炒麦冬 15g　柏子仁 10g　丹皮 10g　黑山栀 10g　橘叶 10g　玫瑰花 2g

5剂。

诸证平善，此后即停药。

升降汤是自拟方，专治胁痛病，原方只柴胡、炒枳壳、炙甘草、广郁金、丹皮、黑山栀、枇杷叶七味，着意调和肝胆肺胃气机的，可以随着各种病因加味而治。

此证郁怒伤肝，气失条达，为拘急，为胀痛，病情本较易认，问题是情怀失畅，拘执不化，药石无情，故难见功。处理时注意动之以情，辅之以药，双管齐下，而用药又力求清灵，升降气机，清肝解郁。因为郁怒伤肝，不得发泄，是最易化火伤阴的。在理气之时，少犯香燥，恐其反而耗气；清肝之时，亦避苦泄，因苦味亦能化火。先和其气，以疏解郁结，亦制其火；再调其营，以柔制刚，亦安其络。最后气调络和，获得满意疗效。

陈某　男，63岁，南京市组件三厂干部。

青壮年时参加地质队工作，绝大部分时间是野外作业，跋山涉水，患了两足丹毒，已经30余年，抓痒流滋水不愈。因饮食生活不正常，又患慢性胆囊炎，亦已10多年。回城以后，此病仍时常发作，发时胁肋疼痛，不能转侧，胃部作胀，食入胀加。大便时溏，甚时发热。每治疗，中药效果最佳，曾为诊治，用疏肝和胃，开化湿积方法，五至七剂，病即缓解，珍存处方，作为保健良品，亦已多年了。这次又发病，来势颇剧，脘胁胀痛，不能饮食，坐卧不适，不能入寐。诊其脉，弦而滑；舌苔厚腻而板。仍属肝胃不和，湿浊阻滞之象。治以疏理气机，开化湿浊。方从四逆散、平胃散合方加味。

柴胡 10g　炒枳壳 10g　姜川朴 7g　苍术 10g　陈皮 7g　石菖蒲 10g　茯苓 10g　黄柏 10g　黄芩 15g　赤芍 15g　丹皮 10g　姜黄 12g　金钱草 30g

5 剂。

二诊：药后即觉脘腹开通，嗳气与矢气频仍，胁肋亦舒，痛、胀几平。能进饮食，寐亦稍可。舌苔板腻见松，但尚厚。湿浊已有化机，效拟再进。原方 5 剂。

药后胁肋脘部胀痛全除，胃纳睡眠亦可，病即缓解。

王某　男，44 岁，省商业厅干部。

初诊 1972 年 5 月：患者先有十二指肠球部溃疡，并胃下垂，经胃次全切除术。数年后，又发现胆结石病，频频发作，再次手术治疗，切除胆囊。但经年以后，又出现右胁上腹部胀痛，时作恶心欲吐。医院检查，诊为肝胆管残余结石，不能再行手术了，建议中医药治疗。

诊时右胁上腹部胀痛，甚时绞痛，时常发作。恶心欲吐，胃不欲纳，谷入胀加。嗳气矢气多；但均不畅。大便失调，或结或溏；便溏时胀痛见缓，便结则纳差痛加。烦躁寐差，并见低热。舌苔厚腻，中后罩焦灰色，舌质呆滞；脉弦右滑。分析病情，属于湿积阻滞，升降乖常，病在胆胃，腑气失于通降所致。治以理气化浊，利胆和胃为法。方用黄连温胆汤合硝金散。

姜川连 4g　制半夏 10g　茯苓 10g　陈皮 5g　青皮 5g　姜川朴 5g　焦枳实 10g　石菖蒲 10g　矾郁金 10g　炒川楝子 10g　醋炒玄胡 10g　金钱草 30g　姜竹茹 10g

5剂。

另：火硝4g，炙鸡金粉4g，分2次，开水或药汁调服，连服5日。

二诊：药后上腹部胀痛显著减轻，恶心亦减。效议再进，无事更张。（原方5剂）

三诊：烦躁睡眠均有改善，知饥欲纳。舌苔已化松薄，罩焦灰苔已退。但上腹部总感不适，大便亦解而不爽。此证当为湿浊略化，而腑气未畅。再为原议出入治之。原方去川朴、菖蒲、竹茹；加全瓜蒌（杵）15g。5剂。

四诊：药后嗳气矢气均畅达，大便亦通顺，上腹部变随之舒适，胃纳亦香，这是通降复常，胃气有权的佳象。但舌色转红，并觉口干鼻干，动则易汗，出现气阴两虚之象。又当减少理气之药，参以护阴，上方去青皮、枳实、瓜蒌、火硝；加北沙参15g，川石斛15g。10剂。

五诊：病情向愈，自觉症状全除，精神亦振。但舌苔中后尚较厚，不过是松浮苔，毋用过虑。因患者畏汤药，即用火硝、炙鸡内金粉，每日各2g，金钱草15g，煎汤调服。作为善后调理。坚持半年余，一直平善。中间亦曾有过小反复，即用第一次方出入，服几帖汤药，很快亦平。

上述火硝炙鸡内金粉，用金钱草煎汤调服，名硝金散。硝石能利胆化石，鸡内金能助运化谷，金钱草能请利湿热，三物相伍，能利胆而排石，这是自拟方。法从《金匮要略·黄疸病篇》硝石矾石散而来。对胆石病有很好疗效，尤其多服利胆化石大黄制剂，出现胃寒泛清水的病例，疗效更佳。现在这种病是越来越多了，我亦患此病，亦服过此药，对改善症状，可以说是确有把握的。服此药而至今尚健在的，亦有其例，尚未见到服此药而引发癌变的。但自药学家提出，火硝是致癌物质，不能应用以后，用者服者均已止步，噤若寒蝉（此下医案，均是过去的事，读者注意）。但弃之实在可惜。大家知道，砒霜是要毒死人的，而上海同道，却用此治好了白血病，轰动世界。最近南京八一医院又首创用砒霜治愈原发性晚期肝癌。在中医历史上，用石药、毒药治病，可以说是常事，特别《备急千金要方》《千金翼方》《外台秘要》等记载用这类药的方剂很多。《内经》上还专门列出规矩，"大毒治病，十去其六；常毒治病，十去其七"（《素问·五常政大论》）云云。我们有同志道，能否在这些地方研究一下，虽云有风险，但肯定有惊人的成果在等待着你去摘取。上海的同道，已经在这方面为我们打开大门了，希能紧紧跟进，为研究中医中药，做点有意义的实事。

姚某 女，40岁，中学教师。

初诊1971年3月：确诊慢性胆囊炎伴泥沙型胆石病已经2年余。经常右胁胀痛，放射右肩背。自感右胁内灼热，背部烘热。恶心口苦，胃纳乏味，尤其不能吃油腻或油炸过的食物，否则亦能引起胁痛，胃中板滞不适，泛泛欲吐。时见突然寒热，平时下午亦有低热。大便时泄时秘；便秘则胀痛低热加甚。就诊时正值发病，胁痛口苦，大便四日未解；脘腹痞闷。面黄肌瘦，睡眠很差。

去年开始，月经常见推迟，经量亦少，经前乳胀腹痛。其脉弦细略数；舌尖赤，苔黄腻根厚。

曾经屡用抗生素、亮菌甲素片，利胆化石药等，一时有效，而病情反复依然。分析其证，还属湿热中阻，胆胃两病。所以胁痛作胀，出现寒热错杂症状，盖由感染，湿热阻滞气机使然。恶心欲吐，口苦纳差，大便秘结，亦是胆胃失于通降，浊气反而上逆的现象。从其脉象、舌苔变化，充分证明病机的分析。治以疏泄和降为法。大柴胡汤合硝金散。

柴胡10g　赤芍10g　焦枳实10g　黄芩10g　大黄后下，10g　姜川朴5g　姜半夏10g　陈皮5g　矾郁金10g　炒川楝子10g　醋炒延胡10g

六一散包，30g　金钱草 30g

3 剂。

另：火硝 4g，炙鸡金粉 4g，分 2 次调服，连服 3 天。

二诊：此证是胆胃病，"六腑以通为用"。治以疏泄和降方法，其效之快，真是如响斯应。药后肠鸣矢气，连连得大便，两三天已解八九次，大便先干后稀，几成泄泻。自感从脘胁至腹部畅舒适，痛胀全去，很有点破涕为笑的味儿。清淘大便，看到很多小粞米大小的褐色结石。因药效较佳，原方减轻大黄，又服 3 剂。

三诊：舌苔化为薄黄腻，脉转细滑。脘胁舒适，寒热全除，知饥欲纳，效议出入。原方去川朴、川楝子、延胡；柴、枳、大黄，用量减半。（5 剂）

四诊：大便又不通，脘胁亦感作胀，并有低热，病情似有反复。再与第一次方 3 剂。

五诊：大便又通畅，诸症亦减。从大便中又清淘出很多小结石。再与三诊方 5 剂。

六诊：病情又有变化，右胁板滞，钝痛，欲得温按。胃不欲纳，口泛清水，大便虽通，量少不爽。时当初夏，反而形寒。脉转细，苔变薄滑。分析病情，当是屡用苦寒，损伤中阳了。阳虚则阴寒自生，所以出现上述诸症。这里，一方面胆胃湿浊未净，另二方面又见中阳受损，成为寒热虚实错杂病情。腑宜通，脏宜藏，通塞两碍却又宜兼顾，出现棘手病情。即于前法复入温脾汤意，邪正寒热两顾，观效再商。

柴胡 10g　桂枝 10g　赤芍 10g　焦枳实 5g　黄芩 10g　大黄 5g　陈皮 5g　茯苓 10g　六一散包，15g　金钱草 30g　制附块 15g　干姜 5g　党参 10g

5 剂。

七诊：药后病情得到改善，大便通畅，脘胁亦舒，知饥欲纳，形寒泛清水等证均除。脉见细滑，苔布薄白。湿浊得化，中阳来复了，殊为佳机。从大便中又淘出不少小结石。原方小其制，调理得安。此后并坚持服用硝金散两个多月，观察很长时间；无大反复，精神形体恢复很好。

此例反复较多一关键都在一个"通"字上。如何通法，很值得研究。这种变化，是个活教材，如能细细琢磨，定有临床却何应变的启发。

韩某　女，40岁，家庭妇女。

初诊 1976 年 8 月：患者于 1973 年夏，因胆结石病剧发，手术治疗，切除胆囊。过了年余，胁痛脘胀又发作，而且愈发愈剧，每发一次，都得医院急诊才平。医院复查，诊为肝胆管残留结石。不能再做手术。

这次发病，进食猪油拌面，迅即脘胁胀痛，痞闷拒按，欲嗳不得，欲吐不吐，已经两三天，不能进饮食，少纳即更加痛胀。口干唇焦，时寒时热，身热而又肢凉，烦躁不寐。大便不通，小水赤涩。面容憔悴。脉来弦滑有力；苔厚腻而背，舌色呆滞。

分析病情，此属积阻气滞，胆胃两病。伤食者必恶食；食与石俱阻，当然气机不通，为胀为痛了。胆胃为腑，失于通降，所以上为痞闷，欲嗳欲吐，下为二便秘涩，甚至身热而肢凉，这是一身之浊气，都痹窒不通，反而上逆了。脉息舌苔，亦证实这一点。急为行气通腑，疏泄胆胃。以平胃散合大柴胡汤。

苍术 10g　姜川朴 10g　陈皮 5g　柴胡 10g　黄芩 10g　焦枳实 10g　赤芍 10g　姜半夏 10g　生大黄 后下，10g　焦楂曲各 10g　矾郁金 10g　六一散 包，30g　金钱草 30g

3 剂。

注意服药法，每一煎药汁，都要分 3 次缓缓服，重药轻投，亦防止寒热格拒，反增吐逆。

二诊：据述服第一剂药，仅略得肠鸣矢气，服至两三帖药，才得大便畅行，小便亦利，黄而气臭，脘胁胀痛，亦随之麻。寒热亦退，并得安寐。但尚不贪食，舌苔并有化燥之象。效议出入再进。原方去苍术、大黄；枳、朴用量减半；加川连 3g，元明粉 5g，冲服。（3 剂）

三诊：大便续通，量多，嗳与失气俱畅，脘腹觉舒，胃稍欲纳。脉转缓滑，舌苔化松。病势大定，议为廓清。上方去楂、曲、元明粉；加炒竹茹 5g。5 剂。

四诊：诸症均平，精神亦振，脉滑，苔薄白。余邪已退。患者畏汤药，即改用硝金散，调理月余，平善无反复。

单某 男，38 岁，曙光机械厂工人。

初诊 1977 年 7 月：以往有胃痛病史。前天突然右胁上腹部酸痛，呕吐发热，出现黄疸，在医院急诊室观察检查，诊断为胆石病伴胆囊炎急性发作，急需手术治疗。患者有顾虑，转中医为治。

诊时上腹部阵发剧痛，并且拒按。胸痞欲得太息，恶心呕吐，发热（38.7℃）心烦，有汗不解，面目发黄（黄疸指数 35 单位）。腹胀，大便不通。口苦嗌干，不能饮食，食入作胀作吐。脉弦滑而数；舌赤，苔黄腻罩灰。分析病情，为湿浊阻碍气机，少阳阳明合病，兼有暑秽湿浊，属于阳黄。湿浊中阻，气机郁滞，所以为胀为痛，烦躁不寐。湿热郁蒸，熏发于外，所以面目发黄，寒热往来，有汗不解。胆胃之气俱逆，失于通降，所以恶心呕吐，大便不通，亦相拉而致。其脉弦滑而数，苔黄腻罩灰，均反映为邪实有余之症。治以理气化湿，通腑泄热法。方从茵陈蒿汤与大柴胡汤相伍，参以辟秽泄浊。

柴胡 10g　茵陈 30g　六一散包,30g　金钱草 30g　黄芩 15g　大黄后下,10g　姜川连 3g　赤芍 15g　枸橘李 10g　广郁金 10g　姜半夏

10g　竹茹 10g　鲜姜汁冲，5 滴

2 剂。

另：玉枢丹 2 支，每剂药前，先用开水调服 1 支。

二诊：药后大便畅通，胁下脘腹胀痛顿减，恶心呕吐亦平，并得微微汗出，发热亦退（37.6℃）。从几次大便清淘中，看到大小结石许多，大的如小食豆大褐黄色结石三块，小的如小粒米大无数。舌苔罩灰色亦化。药病相当，效议再进。原方去玉枢丹、姜汁、竹茹；大黄减半；加赤苓 15g。3 剂。

三诊：胀痛全平，寒热全退，黄疸亦退大半。大便顺畅，小便增多，知饥欲食。脉见缓，苔转薄腻。病势大定，廓清余邪，以防反复。上方再去大黄、枸橘李、赤苓；加白术 10g，茯苓 10g，炒枳壳 7g。3 剂。

四诊：黄疸全退，小便亦清，纳便复常。但因天气炎热，汗出较多，神疲乏力，舌红少苔，有暑伤气阴之象。转为调理巩固。

青蒿 10g　黄芩 10g　六一散包，15g　茯苓 10g　柴胡 10g　炒枳壳 7g　白芍 10g　北沙参 15g　川石斛 15g　生扁豆 15g　糯稻根须 20g

5 剂。

此后即停汤药，改服硝金散，观察至 9 月份，一直平善。

胡国俊

胁痛四法，温润疏培

胡国俊（1946~　），安徽中医学院第一附属医院主任医师

肝胆疾患为常见的病证之一，因囿于肝为将军之官，其性刚暴，胆寄相火，以通为补，及肝病传脾之说。凡遇肝胆之疾，动辄喜投平肝、泻肝、清胆、利胆等克伐之剂，冀肝胆之疾消解于清泻克伐方中，故无效偾事者多矣。因肝木应时于春，为气化发生之始，若植物之萌芽，岂可随意克伐？且根植地下，土为其母，木之荣茂全赖脾土之滋沃，肝之疏条亦需脾胃之补养。张景岳"木非土不生"，赵献可有"木借土生"之说，张锡纯曰："欲治肝者，原当升脾降胃，培养中宫，俾中宫气化敦厚，以听肝木之自理。"然施治之法绝非一方所能统疗，因中土有阴阳寒热之异，肝胆有虚实气血之别，治能求其所主而施伏其所因之法，则有异曲同工之妙。

一、温中煦木法

李某　女，53岁，1974年8月12日诊。发作性右胁疼痛3年余，伴厌食油荤、嗳气泛恶、神疲力乏等症。经胆囊造影确诊为"慢性胆囊炎"。虽经消炎解痉，利胆理气之中西诸药，收效甚微。来诊时正值胁痛又起，形体虚浮，精神困顿，面色淡白，巩膜黄染；终日洒淅恶寒，肢冷不温，纳差脘痞；喜唾清涎，大便溏薄，日两三次，舌淡

润边有齿痕，苔薄白，脉沉弦。此中阳亏虚，脾土失运，阴寒凝滞，木少温煦，胆腑失疏条通达之能。亟拟温中运土以煦甲木之寒凝。拟附子理中合吴茱萸汤化裁，以期土暖木煦。

附子 6g　党参 15g　吴茱萸 6g　干姜 9g　桂枝 10g　炒白术 15g　炙甘草 6g　红枣 4 枚

3 剂后形寒止，胁痛减，纳谷大增。又予原方 5 剂，诸症暂安。因其中阳素虚，嘱其常服附子理中丸，以造就一个阳春中土。可知温中之法，俾甲木禀少阳之性，中清之腑，温而清净，疏利有节，胆汁不滞矣。

二、润土濡木法

丁某　男，45 岁，1976 年 4 月 17 日诊。胆石症手术后，右胁疼痛依然。某医当即予益胆丸并书疏肝利胆排石之剂，嘱其长服，谓有利泥沙结石之继续排泄。岂知半年来仍一日数发，轻则隐隐作痛，重则翻转床笫。此次大痛又发三日。患者形瘦如削，痛苦面容，捧腹侧身而行，呻吟不已。右胁绞痛向肩背放射，食少频哕，口干欲饮，小便短赤，大便秘结常三五日一次，舌红少苔乏津，脉弦细数。此阳明阴亏，戊土燥灼，甲木失濡，柔体板结，气机郁滞，胆腑失降，胆汁不通也。疏肝理气愈耗气伤阴，排石利胆更败伤脾胃。亟予大剂清润滋沃中土之品，俾胆得濡软，疏泄条达有节，痛有向愈之望。

方拟沙参麦冬汤加减：

生地 30g　南沙参 30g　麦冬 15g　玉竹 30g　石斛 15g　潼蒺藜　白蒺藜各 15g　生白芍 15g　甘草 6g　天花粉 20g　瓜蒌仁 30g　生谷芽 30g

5 剂。

二诊时，痛止纳馨，二便自调。又予原方继服半月，诸症霍然。每来年余虽有再发，但服上方数剂即安。如此数剂润土濡木之方，换来年余之舒适，不亦快事？

此与李某虽皆为胆病治中之法，但彼为温中煦木，此为润土濡木。一温一清，一燥一润，同中有异，寒热判别也。设若两法易投，非雪上加霜，即火中添油也，辨治时尤当慎审。

三、疏土达木法

李某 男，42 岁，1984 年 6 月 11 日诊。嗜酒之体，湿热壅盛可知，近来又罹乙肝病毒，遂感身困乏力，四肢倦怠，中脘右胁支撑胀满，目黄面晦，苔黄脉滑数等肝经湿热壅滞症状。曾投苦寒清解肝经热毒之剂两个月，疾无进退，反增食欲锐减，神疲嗜卧之症。来诊时身重如裹，口黏无味，大便时溏时结，舌红苔黄腻，脉濡滑。此湿热壅中，郁闭气机，肝气无以宣达，胆腑为之壅遏，与土之壅结，木气无以伸展同理。治当疏导中土以达木郁。

黄连 4g　干姜 2g　藿梗 10g　法半夏 10g　枳实 10g　蚕沙 10g　苍术 6g　川朴 10g　大腹皮 20g　槟榔 10g　荷梗二尺　草果 6g　建曲 20g

7 剂。药后虽大便日解两三次，反觉中脘舒松，胁肋宽适，予前方去草果再服 7 剂。1 周后身轻神健，脘胁泰然，纳谷馨香，目黄已退，乙肝表面抗原显然下降。因湿热久羁，脾阴暗耗，后拟六神散合三仁汤化裁，以养脾阴与化湿热同步，冀脾健肝荣也。

四、培土荣木法

张某 男，38 岁，1973 年 9 月 18 日诊。慢肝三载，虽屡进清热利湿，疏肝理气及保肝西药，其效不显。半年来肝脏肿大，肋缘下二横指，质中、腹部膨隆，腹水征（＋），可叩及移动性浊音。肝功能异常，A/G 倒置，患者形容憔悴，面晦少华，神情倦怠，四肢消瘦，少气懒言，纳谷不甘，溲少便稀，舌淡，脉虚细弦。久服逐水理气消瘀之品，以期肿消症除，殊不知不足之中气愈益伤残，水湿无以化，精微不能生，借土而生之木从何华荣？如不改弦易辙，再事苦寒攻伐，将有土败木谢之危。亟拟健脾益气，和胃渗湿为法，缓缓培运中州，以荣失养肝本。

黄芪 50g　党参 15g　白术 15g　山药 20g　扁豆 10g　苡米 30g　茯苓 20g　炙甘草 6g　藿香 10g　干姜 3g　防风 6g　陈皮 10g　鸡内金 6g

1 个月后纳谷增，二便调，腹水消退，精力充沛。后予原方为散，每服 10g，每日 2 次，坚持半年后，诸症悉减，肝功能正常，肝大回缩，体力恢复。

肝病治脾虽为常法，因证有虚实，故治有消培也，案例 3 为土壅木郁之机，案例 4 呈土虚木衰之理，故一以疏导消滞以达木，一则培益填补以荣木。总宜肝体得充而肝用复常，其生发疏泄条达有节，水湿、热毒、气滞、血瘀诸郁遏之邪自可逐日消减。消补迥异，故虚实应详辨，勿犯虚虚实实之戒。

张子琳

胀痛理气，刺痛化瘀，隐痛柔肝

张子琳（1894~1983），山西省名中医

疏肝理气治胀痛

肝气郁结之胁痛，症见胁肋胀痛，胀甚于痛，痛胀多因情志变动而增减，胸闷不舒，时有太息，食欲衰退，苔薄白，脉象弦。治法当疏肝理气，张老常以柴胡疏肝散加味治之。方用：醋柴胡6克，川芎6g，白芍9g，枳壳6g，香附6g，炙甘草4.5g，郁金6g，青皮6g，陈皮6g，苏梗9g。

如胁肋掣痛，烦热口干，大小便不畅通，舌红苔黄，脉象弦数者，证属气郁化火，宜用清肝汤（白芍、当归、川芎、丹皮、栀子、柴胡）治之。（按：清肝汤见《类证治裁》卷六）

如因悲哀恼怒，郁伤肝气，引起胁肋疼痛，筋脉拘急，腰脚重滞者，宜用枳壳煮散。方为：枳壳120g（先煮过），细辛、桔梗、防风、川芎各60g，葛根45g，甘草30g。研粗末，每取12g，水1杯，加生姜2片，红枣2枚同煎，水剩七分时，去滓，食前温服。

枳壳煮散出自《普济本事方》卷七。主治悲哀烦恼，肝气致郁之两胁拘急疼痛，腰脚重滞，四肢不举，渐至脊膂挛急等症。方中枳壳

能通三焦之气，故为君药。细辛、桔梗、川芎之辛能散肝郁。悲则气敛，防风、葛根等风药乃用以疏散也。

王某 男，20 岁。五台县农民。

1972 年 2 月 22 日初诊：

左胁疼痛不舒已半月余，神情抑郁，面色黧黑，饮食减少，恶心，呕逆，胃脘嘈杂，咽部自觉有黏痰，并障碍不适，头前额胀痛，全身疲软无力，大便干而不畅，小便如常，舌苔白腻，脉象沉弦。此乃肝气不舒，横逆犯胃之证。治宜疏肝理气，消导和胃，方用逍遥散加减。

当归 10g　柴胡 5g　白芍 10g　香附 10g　茯苓 10g　半夏 10g　陈皮 10g　炙甘草 5g　苏梗 6g　厚朴 6g　鸡内金 6g　麦芽 6g　神曲 6g

水煎服。

3 月 1 日二诊：服上方 4 剂后，左胁痛明显减轻，饮食增加，但尚未复原，大便通调，每日早晨仍觉前额痛，余无不适，脉象缓和。仍遵原意，处方：

当归 10g　白芍 10g　茯苓 10g　半夏 10g　陈皮 10g　炙甘草 5g　厚朴 6g　鸡内金 6g　神曲 6g　谷芽 6g　佩兰叶 6g　炒莱菔子 5g　苏梗 10g　怀山药 10g　莲子 10g

水煎服。

3 月 5 日三诊：服上方 2 剂后，胁痛愈，其余诸症亦安，只觉进食不多，脉沉弱。以健脾理气，消导开胃善后。

怀山药 12g　莲子 10g　茯苓 10g　白术 10g　炙甘草 5g　陈皮 6g　鸡内金 10g　神曲 10g　谷芽 10g　炒苡仁 12g　厚朴 6g　槟榔 6g

水煎服。

《灵枢·五邪》曰："邪在肝，则两胁中痛。"肝脉布于胁肋，肝为将军之官，喜条达而恶抑郁。如果七情郁结，肝失条达，肝气入络，痹阻不通，则成胁痛。本案患者，神情抑郁，左胁疼痛，亦因于此。肝气横逆，最易犯土，脾胃受损，故饮食减少，恶心、呕逆等症作矣。药用当归、白芍养血柔肝，柴胡、香附、苏梗疏肝理气，茯苓、半夏、陈皮、厚朴、神曲、鸡内金等健脾理气，消导开胃，共奏疏肝理气之功。肝气条达，则胁痛缓解，胃气调和，则诸症自平。

活血化瘀消刺痛

瘀血停着之胁痛，症见胁痛定处不移，痛若针刺，入夜加剧，胁肋间或有硬块触痛，舌质紫暗，脉沉涩。治法当散瘀活络，养血疏气。方用东垣复元活血汤加味：柴胡 15g，瓜蒌根 9g，当归 9g，红花 6g，甘草 6g，炮甲珠 6g，酒军 4.5g，桃仁（去皮尖）50 粒。共研成粗末，每次取 15g，水、酒各半煎服。方中大黄、桃仁、红花、甲珠破瘀行血，当归活血祛瘀，瓜蒌根润燥消瘀，甘草和中，使破瘀药不伤好血，柴胡引诸药直达胁下，酒能活血通经。

若系努伤而致之气血两损，肝络瘀痹胁痛，宜辛温通络，用旋覆花汤（旋覆花、新绛、青葱管）加归须、小茴、延胡索等治之。

若系单纯胁痛，别无它症，其痛在左者，为肝经受邪，宜用川芎、枳壳、甘草治之；其痛在右者，乃肝移病于肺，宜用片姜黄、枳壳、桂心、甘草治之。此二方俱出《严氏济生续集》，为临床之效方。治胁痛，其痛不分左右者，可用大瓜蒌 1 枚，连皮捣烂，加粉草 6g，红花 1.5g，水煎服，疗效甚速。此方，瓜蒌滑而润下，能治胁之痛；甘草缓中润燥；红花流通血脉。全方主柔肝润肺，尤宜于肝邪移于肺之右胁疼痛。

李某 女，44 岁，太原市某厂干部。

1977 年 6 月 6 日初诊：

右胁部疼痛已 3 年多，近来疼痛增重，拒按。食欲减，消化迟钝，进脂肪性食物则恶心呕吐，胁痛剧烈，辗转不安。平时口苦口干，肩背困，大便干，小便如常。西医检查，肝功能正常，诊为慢性胆囊炎。但经长期治疗，效果不明显。某医院建议手术切除胆囊，患者不愿手术，决定用中医中药治疗，前来就诊。诊其舌苔黄，脉沉弦。此为肝胆气滞血瘀兼肝胃不和，治宜疏肝和胃，活血行气。处方：

当归 10g　白芍 12g　柴胡 6g　郁金 10g　丹参 12g　香附 10g　川楝子 10g　羌活 6g　川断 12g　桑寄生 15g　陈皮 6g　茯苓 10g　半夏 10g　炙甘草 5g　神曲 6g

水煎服。

7 月 10 日二诊：上方服 10 剂，食欲好转，不恶心，右胁疼痛未大发作，肩背困减轻，余无不适，脉沉。效不更方，原方继服。

8 月 11 日三诊：上方又服 10 剂，右胁部不痛，肩背部不困，诸症悉平，脉沉弦，嘱其原方再服 5 剂，间日服一剂，以善其后。并告以今后要少食油腻厚味，多吃清淡蔬菜，心情舒畅，则可保无虞。

本例胁痛，西医诊断为慢性胆囊炎，该病症状不典型，易于误诊，即使诊断明确，也不易彻底治愈。张老认为，按其脉症，一般可分为肝胃不和、气滞血瘀、肝胆实热等类，予以辨证施治。本案胁痛 3 年，拒按此乃肝气郁结，久而气滞血凝，瘀血入络所致。古人说：暴痛在经，久痛在络。食欲衰减，呕吐恶心，乃肝气犯胃故。方用当归、白芍、郁金、丹参活血化瘀以通络；柴胡、香附、川楝子疏肝理气以止痛；陈皮、半夏、茯苓、甘草健脾理气以和胃；羌活入太阳膀胱经，伍川断、寄生善治肩背困痛，乃张老的习惯用法。诸药合用共奏活血化瘀，理气和胃之功，收效较为满意。

养阴柔肝止隐痛

血不养肝，即肝阴不足之胁痛，症见胁肋隐隐作痛，其痛悠悠不休，得食稍缓，心烦，口干，时觉烦热，头晕目眩，舌赤少苔，脉虚弱或细数。治当养阴柔肝，方用一贯煎加味：辽沙参 9g，麦门冬 9g，当归 9g，生地 15~30g，枸杞子 9~15g，川楝子 5g，柴胡（鳖血炒）4.5g，制香附 6g。本方能使肾水濡润肝木，肝气得疏，肝火渐息，而痛自平。

此外陆以湉治胁痛，脉虚而得食稍缓者，用北沙参、石斛、归须、白芍、木瓜、甘草、茯苓、鳖血炒柴胡、橘红治之，2 剂即痛止。以后用逍遥散加人参、石斛、木瓜调理，以善其后；赵养葵《医贯》治木郁之法，先用逍遥散，继用六味地黄汤加柴胡、芍药以滋肾水，俾水能生木，木得濡润而愈矣。张老认为临证治疗肝病后期，肝阴不足，肝区隐痛，头晕体衰，精神不振的患者，遵上法处置，效果非常显著。

熊继柏

大法疏肝，清利化瘀治胁痛

熊继柏（1942~　），湖南中医药大学教授

乙肝胁痛

周某　男，37岁，长沙市人。门诊病例。

初诊（2005年1月5日）：患右胁持续隐痛，口苦，兼目睛微黄，尿黄，2个月不愈。并出现厌油腻食物，到外院查乙肝表面抗原阳性，转氨酶升高，已行治疗效果不显。舌苔薄黄，脉弦细数。肝火胁痛。疏肝止痛。丹栀逍遥散合金铃子散加味。

丹皮 15g　栀子 15g　当归 10g　赤芍 10g　茯苓 15g　炒白术 10g　柴胡 10g　甘草 6g　川楝子 10g　延胡索 10g　板蓝根 15g　虎杖 20g　茵陈 30g

10剂，水煎服。

二诊（2005年1月14日）：胁痛略缓，目中尚有赤缕黄染，舌苔薄黄，脉数。上方改延胡索15g，去板蓝根。10剂，水煎服。

三诊（2005年8月3日）：胁痛减轻，查转氨酶已正常。按前方丹栀逍遥散再进15剂。

按：《灵枢·五邪》云："邪在肝，则两胁中痛。"右胁隐痛首当责于肝胆。然此证口苦、目赤，且脉象弦数，显系肝火为患。又因其目黄，故取丹栀逍遥散加茵陈、虎杖之类，一以疏肝清热，一以除湿退

黄。并加入金铃子散理气血以止痛，不仅胁痛止，且转氨酶升高等象亦随之而愈。

外伤胁痛

韦某 女，72 岁，长沙市人。门诊病例。

初诊（2006 年 3 月 1 日）：诉上个月外出不慎摔倒，右胁部撞在石头上，当时疼痛不显。过数日，右胁肋疼痛，转侧不利。近一个月来，右胁下疼痛逐渐加重，伴心慌，心悸。询及大便正常，舌紫，舌苔薄白腻，脉细。

外伤损络，瘀滞胁肋。活血化瘀，疏肝通络。复元活血汤加味。

当归 10g　赤芍 6g　柴胡 10g　天花粉 10g　炮山甲 15g　桃仁 10g
红花 3g　田七粉 30g　西洋参片 10g　丹参 30g　白芥子 20g　枳实 10g
法半夏 10g　炙甘草 10g

10 剂，水煎服。

二诊（2006 年 3 月 12 日）：诉胁痛已减，仍心慌，心悸，大便稍秘，舌苔薄白，脉细。拟复元活血汤加味再进 10 剂。

当归 10g　炮山甲 15g　桃仁 8g　红花 3g　炙甘草 10g　酒大黄 2g
党参 15g　丹参 30g　炒枣仁 30g　柏子仁 10g　炙远志 10g　田七粉 30g
延胡索 10g

10 剂，水煎服。

三诊（2006 年 3 月 24 日）：诉胁痛已止，但胸闷，心慌，心悸，少寐，舌苔薄白，脉细。改拟十味温胆汤治之。

西洋参片 10g　丹参 30g　炒枣仁 30g　炙远志 10g　柏子仁 10g　陈皮 10g　法半夏 6g　茯神 15g　枳实 10g　竹节 10g　炙甘草 10g　田七片 30g

15 剂，水煎服。

按：《医宗金鉴·正骨心法要旨》云："伤损之证肿痛者，乃瘀血凝结作痛也。"本案患者右胁肋部受伤，而后局部疼痛，显属瘀滞。然患者伴有心慌、心悸、舌苔白腻等症，且其年事已高，当属心气虚而夹痰浊之证。故始以复元活血汤活血化瘀，止其胁痛，急则治其标也；后以十味温胆汤养心气，化痰浊，缓则治其本也。

胆火胁痛

李某 女，60岁，湖南长沙市退休工人。门诊病例。

初诊（2007年3月11日）：诉反复右胁胀痛十余年，加重7天，伴口苦，时有呕逆，大便秘结。诊见舌红，苔薄黄，脉弦略数。胆火气滞。泻热清胆，理气止痛。大柴胡汤合金铃子散加减。

柴胡 10g　黄芩 10g　法半夏 10g　白芍 10g　生大黄 5g　枳实 15g
延胡索 10g　川楝子 10g　鸡内金 20g　广木香 6g

10剂，水煎服。

二诊（2007年3月25日）：诉服上方5剂后胁痛即止，然昨日又再发右胁胀痛，兼胃中灼热胀满，心烦欲呕，大便秘结。诊见舌红，苔薄黄，脉弦数。证仍属胆热犯胃，继用上方加栀子厚朴汤以清热消胀除烦。

柴胡 10g　黄芩 10g　法半夏 10g　白芍 10g　生大黄 3g　枳实 15g
延胡索 15g　川楝子 10g　鸡内金 15g　广木香 6g　栀子 10g　厚朴 20g

10剂，水煎服。

三诊（2007年4月15日）：诉胁痛已止，胃胀、心烦及便秘均大减。诊见舌红，苔薄腻黄，脉弦。继用上方10剂以善后收功。

按：此案之要点在于，辨清胁痛、呕逆、便秘乃少阳、阳明合病之大柴胡汤证，胃胀、心烦乃栀子厚朴汤证，则方证对应，病无不去。

脘痞胁痛

严某 男，53岁，长沙市人。门诊病例。

初诊（2009年3月15日）：因患"乙肝"，前段服治胆囊病药后，肝功能受损，现总胆红素 20μmol/L，谷丙转氨酶 146.6U/L，现胁脘痞闷，胀痛，疲乏，纳差，苔黄腻，脉细略数。湿热内阻。清热利湿，理气止痛。甘露消毒丹合金铃子散。

茵陈 30g　藿香 10g　丹皮 10g　平贝母 20g　栀子 10g　白蔻仁 6g　滑石 15g　石菖蒲 15g　黄芩 10g　连翘 15g　炒山楂 20g　鸡内金 20g　川楝子 10g　延胡索 10g

20剂，水煎服。

二诊（2009年4月3日）：胁脘痞痛稍减，畏风寒，苔薄黄，脉弦细。继原方加减：

茵陈 20g　藿香 10g　丹皮 10g　平贝母 10g　栀子 10g　白蔻仁 5g　滑石 15g　石菖蒲 10g　黄芩 10g　连翘 15g　山楂 20g　炒麦芽 10g

20剂，水煎服。

三诊（2009年5月24日）：右胁胀痛、脘痞显著减少，舌苔薄黄，脉细。再以前方加减：

茵陈 20g　藿香 10g　薏苡仁 20g　平贝母 10g　薄荷 6g　白蔻仁 5g　通草 6g　滑石 15g　石菖蒲 10g　黄芩 15g　连翘 15g　甘草 6g

20剂，水煎服。

四诊（2009年7月3日）：诸症悉解，化验单表明谷丙转氨酶指数正常，舌苔薄黄，脉细。上方10剂，水煎服，巩固疗效。

按：本案因患"乙肝"，《灵枢·五邪》云："邪在肝，则两胁中痛。"观诸症，既有湿热内阻之征，又有肝郁气滞之象，故拟甘露消毒丹，清热利湿、宣气化浊，合用金铃子散，理气止痛，使湿热去，经络畅通，脘胁痞闷胀痛得止。

跋

余有幸受教于经方家洪哲明先生，耳提面命，启迪良多。并常向陈玉峰、马志诸先生请益，始悟及古今临床家经验乃中医学术之精粹，舍此实难登堂入室。

自1979年滥竽编辑之职，一直致力于老中医经验之研究整理。以编纂出版《吉林省名老中医经验选编》为开端，继之编纂出版《当代名医临证精华》丛书，并对整理方法进行总结，撰写出版了《老中医经验整理方法的探讨》一书。1999年编纂出版《古今名医临证金鉴》，寝馈于斯，孜孜以求，已30余年矣……登门请益，开我茅塞；鱼素往复，亦如亲炙，展阅名师佳构：一花一世界，千叶千如来；真知灼见，振聋发聩；灵机妙绪，启人心扉……确不乏枕中之秘，囊底之珍，快何如之！

《古今名医临证金鉴》出版后为诸多中医前辈所嘉许垂青，得到了临床界朋友们的肯定和关爱，一些朋友说：真的是与丛书相伴，步入临床的，对于提高临床功力，功莫大焉！其中的不少人已成为医坛翘楚，中流砥柱，得到他们的高度评价，于心甚慰！

《古今名医临证金鉴》出版已16年了，一直无暇修订。且古代医家经验之选辑，乃仓促之举，疏欠砥砺，故作重订以臻于完善，方不负同道之厚望。这次修订，由原来22卷重订至36卷，妇、儿、外、五官科等卷，重订均以病名为卷，新增之内容，以古代、近代医家经验为主。囿于篇幅之限，现代医家经验增补尚少。

蒙国内名宿鼎力支持，惠赐大作，直令丛书琳琅满目，美不胜收。重订之际，一些老先生已仙逝，音容宛在，手泽犹存，不尽萦思，心香一瓣，遥祭诸老。

感谢老先生的高足们，探蠹得珠，筚路蓝缕，传承衣钵，弘扬法乳，诸君奠基，于丛书篇成厥功伟矣！

著名中医学家国医大师朱良春先生为丛书作序，奖掖有加，倦倦于中医事业之振兴，意切情殷，余五内俱感！

《古今名医临证金鉴》丛书是1998年应余之挚友吴少祯先生之嘱编纂完成的，八年前少祯社长即要求我尽快修订，出版家之高屋建瓴，选题谋划，构架设计，功不可没。中国医药科技出版社范志霞主任，主持丛书之编辑加工，核正疏漏，指摘瑕疵，并鼓励我把自己对中医学术发展的一些思考，写成长序，于兹谨致谢忱！

我的夫人徐杰编审，抄校核勘，工作繁巨，感谢她帮助我完成重订工作！

尝见一联"徐灵胎目尽五千年，叶天士学经十七师"，与杜甫诗句"别裁伪体亲风雅，转益多师是汝师"异曲同工，指导中医治学切中肯綮。

文章千古事，得失寸心知。相信《重订古今名医临证金鉴》不会辜负朋友们的厚望。

单书健
二〇一六年孟夏于不悔书屋